普通高等教育医学类系列教材

药 学 导 论

主　编　陈子林
副主编　吴传斌　向　明　何祥久　胡昌华　边晓丽
编　委　（按姓氏笔画排序）
　　　　丁玉峰（华中科技大学）
　　　　边晓丽（西安交通大学）
　　　　权桂兰（中山大学）
　　　　向　明（华中科技大学）
　　　　李伟杰（华中科技大学）
　　　　肖玉秀（武汉大学）
　　　　吴传斌（中山大学）
　　　　何祥久（广东药科大学）
　　　　陈子林（武汉大学）
　　　　胡昌华（西南大学）
　　　　徐月红（中山大学）
　　　　黄　莹（中山大学）
　　　　潘　昕（中山大学）

科 学 出 版 社
北 京

内 容 简 介

本书是一本药学类专业通识教材，以高中毕业生的知识背景为基础，介绍药学类专业主要二级学科方向的基本概念、基本内容及前沿发展动态，旨在帮助刚考入大学的药学院本科生了解药学各学科的基本内容及前沿发展动态，提升大学生对药学类专业学习的兴趣，尽早立志学好药学专业，提前规划未来职业发展方向。

本书内容涵盖药学类各二级学科重点专业方向，包括：绪论、药物化学、药理学、药剂学、药物分析学、生物技术药物学、中药与天然药物学、临床药学及药事管理学等内容。每章按照：基本概念及发展简史、学科主要内容、前沿动态及发展方向及学习指导等几个方面线索进行编写。

本书主要读者对象是药学类专业本科生，同时也希望能为从事药学类专业管理工作者、指导学生填报高考志愿的教师与家长提供参考。

图书在版编目（CIP）数据

药学导论 / 陈子林主编.—北京：科学出版社，2017.8
ISBN 978-7-03-053944-1

Ⅰ.①药… Ⅱ.①陈… Ⅲ.①药物学-高等学校-教材 Ⅳ.①R9

中国版本图书馆 CIP 数据核字（2017）第 163749 号

责任编辑：朱 华 / 责任校对：桂伟利
责任印制：赵 博 / 封面设计：范 唯

科学出版社 出版
北京东黄城根北街 16 号
邮政编码：100717
http://www.sciencep.com
三河市宏图印务有限公司 印刷
科学出版社发行 各地新华书店经销
*
2017 年 8 月第 一 版 开本：787×1092 1/16
2022 年 11 月第八次印刷 印张：12 1/2
字数：288 000
定价：49.80 元
（如有印装质量问题，我社负责调换）

前　言

高等教育与经济发展之间存在着相互依存、相互制约与相互促进的关系。近年来，随着国家医药产业的快速发展，我国药学类专业高等学校办学点不断增加，招生人数亦不断扩大，药学高等教育对促进医药产业的发展和升级、助力我国进入医药大国和医药强国的作用越来越明显。

目前，高等院校药学类专业培养方案及课程体系的设置是一、二年级通常开设通识及基础课，药学相关的专业基础课及专业课则通常设置于三、四年级，这种课程体系不利于刚入学新生了解药学学科特点，提前规划今后的发展方向，因此许多高校都在尝试为新生开设药学导论或药学概论课程。

本书为本科药学类专业药学导论教材，以高中毕业生的知识背景为基础，全面介绍药学类专业各主要二级学科和研究方向的发展简史、基本内容及前沿动态，包括：绪论、药物化学、药理学、药剂学、药物分析学、生物技术药物学、中药与天然药物学、临床药学及药事管理学等章节，旨在帮助新入学大学本科学生了解药学及其分支学科基本内容及未来发展趋势，启发与提升大学生学习药学专业的兴趣，帮助学生规划未来的职业发展方向；同时也希望能为从事药学类专业管理工作者、指导学生填报高考志愿的教师与家长提供参考。

本书在编写过程中，得到了武汉大学本科生院、医学部、药学院以及参编单位专家和科学出版社的大力支持，武汉大学药学院部分老师也参加了部分书稿审读工作。在此，谨向关心和支持本书编写出版的领导、专家、朋友和编辑致以衷心的感谢！

编书是一件艰难的事。编委们召开多次会议讨论与修改、几易其稿，力图把最好的作品奉献给药学专业的师生及读者，但由于编者的学识水平有限，疏漏和不妥之处在所难免，恳请读者不吝赐教！

陈子林

2016 年 12 月

目 录

第一章 绪 论

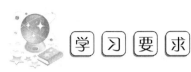

1. 掌握：药学基本概念。
2. 熟悉：药学学科特点及与其他学科之间关系。
3. 了解：药学发展简史及未来发展方向。

第一节 药学基本概念

药物、药品及药学

药物泛指用于预防、治疗、诊断人的疾病，有目的地调节人的生理功能的物质。《中华人民共和国药品管理法》（2015 年修正）第一百零一条把药品定义为：用于预防、治疗、诊断人的疾病，有目的地调节人的生理功能并规定有适应证或者功能主治、用法和用量的物质，包括中药材、中药饮片、中成药、化学原料药及其制剂、抗生素、生化药品、放射性药品、血清、疫苗、血液制品和诊断药品等。药品是特殊商品，其生产、销售必须经过国家食品药品监督管理总局（China Food and Drug Administration，CFDA）批准，在此之前一般称之为药物。药物不一定经过审批，也不一定是商品。对于一般消费者来说，药物与药品没有太大的区别，经常混在一起讲。

药品有很多分类方法。如我国实行药品注册及分类管理制度，在药品注册及审批时，可以根据药物来源分为中药与天然药物、化学药物和生物药物，还可以根据药物的创新性分为新药和仿制药；在药品分类管理时，根据药品品种、规格、适应证、剂量及给药途径不同，对药品分别按处方药与非处方药管理。按照我国基本药物制度，药品也可以分为基本药物及非基本药物。

中药与天然药物：中药是指在中医理论指导下用于预防、诊断、治疗疾病或调节人体功能的药物。中药主要起源于中国，多数为植物药，也有动物药、矿物药及部分化学、生物制品类药物。少数中药来源于外国，如西洋参。中药按加工工艺分为中药材和中成药。中药材一般指药材原植、动、矿物除去非药用部位的商品药材。中成药是中药材为原料，经制剂加工制成各种不同剂型的中药制品，包括丸、散、膏、丹各种剂型。天然药物是指在现代医药理论指导下使用的天然药用物质及其制剂。其来源包括植物、动物和矿物，一般不包括来源于基因修饰动植物的物质、经微生物发酵或经化学等修饰的物质。

化学药物：即通常所说的西药，是从天然矿物、动植物中提取的有效成分，以及经过化学合成或生物合成而制得的药物。化学药物包括有机化学药物、无机化学药物、生物合成的抗菌药物和半合成抗菌药物。本类药物一般具有明确的化学结构式，分子质量较小，使用剂量精确。

生物药物：是指运用生物学、医学、生物化学等的研究成果，综合利用物理学、化学、生物化学、生物技术和药学等学科的原理和方法，利用生物体、生物组织、细胞、体液等制造的一类用于预防、治疗和诊断的制品。生物药物包括生物技术药物和原生物制药。

处方药与非处方药：处方药必须凭执业医师或执业助理医师处方才可调配、购买和使用；

非处方药（英文常缩写为 OTC，即 over the counter drugs）不需要凭执业医师或执业助理医师处方即可自行判断、购买和使用。根据药品的安全性，非处方药分为甲、乙两类。甲类必须在药店出售；乙类除药店外，还可在药监部门批准的宾馆、商店等商业企业中零售。

新药与仿制药：根据《中华人民共和国药品管理法》（简称《药品管理法》）及 2007 年 10 月 1 日开始执行的新《药品注册管理办法》，新药是指未曾在中国境内外上市销售的药品；仿制药是指国家食品药品监督管理总局已批准上市的已有国家标准的药品。基本药物：是世界卫生组织（World Health Organization，WHO）于 20 世纪 70 年代提出的概念，是最重要的、基本的、不可缺少的、满足人民所必需的药品。目前多个国家都制定了本国的《基本药物目录》。在我国，基本药物是指适应基本医疗卫生需求，剂型适宜，价格合理，能够保障供应，公众可公平获得的药品。

药学是以现代化学、生命科学和医学等相关学科为基础，研究药物的发现、开发、使用、质量控制及流通管理等的综合学科，是研究药物、揭示药物与人体或者药物与各种病原生物体相互作用与规律的科学。药学的服务对象是人，研究对象是药物，需要解决的核心问题是疾病，最终目的是维护人类的生命和健康。

药学的主要任务包括：研究和发现新药，阐明药物作用机制，研制新型制剂和技术，制订药品质量标准、控制药品质量，开拓医药市场，规范药品管理，合理使用药物等。

第二节　药学的学科体系及与相关学科的关系

一、药学的学科体系

药学学科经过几百年的发展，到今天已经形成了一个庞大的学科体系。按照国务院学位委员会、国家教育部印发的《学位授予和人才培养学科目录（2011 年）》，药学学科属于医学学科门类中的一级学科，包括药物化学、药理学、药剂学、药物分析学、生药学、微生物与生化制药学共 6 个二级学科。另外，药事管理学、临床药学及中药和天然药物学也是药学大学科中的重要学科。药学各分支学科之间的发展和综合交叉又衍生出更多新的分支学科。每个学科都有其自身的相关理论、研究方法和研究特点，各分支学科之间相互联系、相互依存、相互促进，共同解决实际综合问题，有力地推动着药学学科的进步。各分支学科具体内容详见后续章节。

二、药学与相关学科的关系

药物的作用有一定的化学物质基础，其作用对象是生物体，最终目的是治疗疾病，药学与化学、生物、医学学科联系最为紧密；随着科学的发展，药学学科与物理、数学、人文科学、工程科学等学科的合作也日益增多。多学科的相互融合、相互渗透是科学技术发展的普遍规律，药学也在科学的整体化中不断寻求自身的发展。

1. 药学与化学的关系　疾病的产生根本上是由于生物系统中分子机制发生了故障，都有一定的化学物质作为基础，而药物能治疗疾病也主要是由于其中含有活性的物质能够调节体内的化学反应。药学最早是从化学中分离出来的学科，化学科学一直是新药研发及制药行业创建不可或缺的一部分，化学药物的出现就是由于染料化学和其他化学工业的发展。例如，磺胺药是现代医学中常用的一类抗菌消炎药，其品种繁多，但最早的磺胺药却是染料中的一员。另外，药学研究中药物合成路径的选择、反应机制的确定、药物结构的确证等问题，常需应用化学的基本原理和方法。掌握了化学知识，我们不仅可以了解物质的化学性质并加以利用，同样还能通过化学方法来分析疾病的产生原因及创新药物。因此，药学专业的学生必须有一定的化学基础。我国高等药学教育中普遍开设了无机化学、分析化学、有机化学、物理化学等化学类课程，为药学的后续课程及专业需要建立必要的化学理论和实验基础。

2. 药学与生物学的关系 人体所有的生命活动是系统性的和网络性的，许多疾病是基于多基因、多蛋白质及其之间的相互作用而发生的，药物的作用也离不开生物大分子之间的相互配合。建立在分子生物学基础上的现代生物学技术在医药领域中的应用，为传统的药学研究提供了新方法、新思路，促使了药学科学从过去的以无生命体系为主要研究对象转向研究生命体系，药学研究模式也从以化学为主体迅速向以生命科学与化学相结合的新型模式转变，药学与生物学结合日益紧密。例如，分子生物学研究揭示了基因、蛋白、信号通路及大分子结构，使人们开始从偶然的发现新药进入到合理设计药物的新阶段；许多新药的产生是基于生命科学研究所揭示的药物作用靶点，如受体、酶、离子通道、基因等，再参考其内源性底物的化学结构特征进行分子设计的结果。进入 21 世纪，以基因工程、细胞工程、酶工程和发酵工程为主体的药物生物技术突飞猛进，使医药工业产生了巨大的变化，生物药物已成为最具竞争力的药物品种，是未来医药产业发展的重要方向。因此，顺应国际药学的发展趋势，使药学及相关专业学生掌握生物学科基本知识，能在分子水平上认识药物分子和生物大分子的结构以及它们之间的相互作用机制，对于学生自身发展，乃至我国药学学科及医药产业发展都至关重要。药学类专业开设的生物学课程包括生物化学、分子生物学、微生物学等。

3. 药学与医学的关系 药学与医学，是构成医药学理论体系的两大方面，二者互为依存。没有药学，医学则失去其防治作用的物质基础；没有医学，药学则失去作用对象。古语有云"医药不分家"，药学与医学有着紧密的联系，也有话说"有医无药医无用，有药无医药不灵"，这更是反映了医药之间唇齿相依、命运与共的关系。从生物活性基础看，药物的作用对象是人体，通过影响机体的代谢过程进而影响生理和病理等状况的改变，而呈现治疗作用。因此，药学研究所提供的药物及使用规律，都是为防治人体的疾患，应该以临床应用作为指导和最终目标。药物在批准上市前必须经过Ⅰ～Ⅲ期临床试验，在此阶段有很多新研发的药物，因为临床效果不好或毒副作用大而不能上市。通过审批的药物可正式上市销售，供医生和患者选择。但是很多国家还设立了Ⅳ期临床研究，即对已上市新药的临床监测期，主要关注药物在大范围人群应用后的疗效和不良反应监测，如果在这一阶段被发现之前研究中没有发现的严重不良反应，药物还会被监管部门强制要求下架。从药品审批的过程，可以看到医学在药学研发中的地位。

另一方面，现今的医学模式已由以单纯疾病的治疗扩展到预防、保健、治疗、康复相结合，进而转变为以人为中心的生物-心理-社会医学模式。顺应医学模式的转变，药学也由原来为临床上提供药品和保证药品质量的化学模式扩展，转变为以人为中心、重视药学服务和药学实践的药学模式。药学专业人员要具有医学知识，才能提高药学服务水平。药学类专业的课程体系中通常开设人体解剖学、生理及病理学、基础医学等相关课程。

4. 药学与数学、物理学的关系 数学是重要的基础科学，马克思曾说：一种科学只有在成功地运用数学时，才算达到了真正完善的地步。当今，由于与计算机技术的结合，数学已渗透到人类社会的一切领域，药学也不例外，数学方法在药学学科中的应用比比皆是。例如，采用正交实验法、均匀设计等数理统计的方法对实验进行设计；通过建立模拟数学模型来定量研究药物体内过程的速度规律；运用统计学方法比较同一种药物用于不同患者产生的疗效；利用计算机辅助设计（CAD）进行新药设计等。

与数学类似，物理学也是药学的基础，渗透到药学的方方面面。物理学为药物研究提供了理论基础及现代化的实验手段。例如，根据药物的物理特性，采用蒸馏、离心、结晶等方法对药物进行提纯；以流体力学为基础，研究液体药物的生产、传输、流变等问题；利用电磁场理论，研究者发明了磁控靶向药物传递系统。通过局部给药或全身血液循环，该系统能在外加磁场力的作用下，随血液流动，将药物选择性地输送到特定靶位。此外，物理学的发展还为药学研究提供了先进的仪器设备。例如，药物分析的各种方法及仪器，如各种光谱分析、质谱分析、核磁共振、原子吸收等，是以物理学中的光学、电磁学、原子核物理为基础的。目前，物理学在药学应用中的深度和广度正在进一步拓展，推动了药学的快速发展。

5. 药学与其他相关学科的关系 药学的学科特点具有综合性。从自然科学分类方面，药学兼具理科、工科和医学性质，同时药学又兼有社会科学的特点。药学的众多分支，如制药工程、社会药学、药物经济学、药事管理学、药物信息学、药物流行病学及药学心理与伦理学等，是分别从不同角度研究药学问题的科学，是在与工程学、社会学、管理学、经济学、信息学、心理学等学科的交叉中产生的。另外，药学的发展及应用要求药学专业学生不但要有专业知识，还要具有较为全面的知识结构，不仅能进行严谨的逻辑思维，而且要能进行开放的形象思维、直觉、顿悟和灵感。例如，现代企业要求药学从业人员能对药物生产工艺、流程、管理销售等不同方面提出独到的见解和改革措施；一些涉外企业还要求相关人员不仅具有一定的外语能力，还能了解相关国家风土人情、入乡随俗。这就要求药学专业学生在掌握好本专业的知识的基础上，对历史、文学、哲学、艺术等有一定程度的了解和掌握，还应掌握一门以上的外语。

综上所述，药学是一门多学科交叉的科学，学好药学必须学习医学、生物学及化学相关学科知识。药学专业的核心课程包括：无机及分析化学、无机及分析化学实验、有机化学、有机化学实验、物理化学、物理化学实验、生物化学、生物化学实验、分子生物学、分子生物学实验、药物化学、药物化学实验、药剂学、药剂学实验、药物分析学、药物分析实验、药理学、药理学实验等。

第三节 药学发展简史、现状及未来

一、药学发展简史

药学是在人类的生产生活实践及与疾病作斗争的漫长岁月中逐渐形成的，其发展大致经历了四个阶段。

从远古开始到 19 世纪末可以划为药学发展第一阶段，在这一阶段里，人们发现并逐渐掌握了部分天然药物的使用。远古时期，人们采摘植物和捕猎动物作为食物，在此过程中，人们发现有些动植物会使人呕吐、腹泻、昏迷甚至死亡，但也有些动植物能够使身上的病痛得到缓解或是痊愈。经过反复尝试，总结经验和教训，人们逐步开始有意识地利用一些动植物来治疗疾病和机体不适。人们发明了文字及书写工具之后，开始用文字记载这些经验知识，如苏美尔的泥板书、埃及的《埃伯斯纸草书》、古印度的《吠陀》及中国的《诗经》和《山海经》。

早期医药通常与神学巫术联系在一起，古希腊医生希波克拉底（Hippocrates）首次主张要将医药学从神学中独立出来，医药不应混杂巫术。他的著作中提到了数百种药物，在他的著作《养身方》中甚至还提到了多种食物的药用功能。古罗马帝国时期，古罗马继承了古希腊的医药成果，并进一步发扬发展，创造了古罗马医药文化，古罗马的药物学家底奥斯考里德（Dioscoriaes）编著了《药物学》一书，该书被认为是数个世纪以来药物学的主要著作。古罗马杰出的医学家盖伦（Galen）与我国医圣张仲景同时代，他的许多著作对后世的医学和药学发展影响很大。例如，他发明了浸出法制备植物制剂，后来以这种方法制备的药剂被称为"盖伦制剂"，现今采用物理方法制备的酊剂、浸膏、流浸膏等还能看到盖伦制剂的影子。古罗马文化因战乱被摧毁后，阿拉伯的医药继承了古希腊和古罗马的医药文化，同时广泛吸收了中国、印度和波斯等国的药物知识，逐步建立了自己的医药体系。阿维森纳（Avicenna）是古代阿拉伯医学的代表，他的主要著作《医典》总结了阿拉伯医学丰富的临床经验及当时亚洲、非洲和欧洲的大部分药物知识，是药物学的经典著作，至今仍有参考价值。

中医药学是我国独特的医药文化，迄今为止，已有数千年的历史。《神农本草经》是我国

第一部有史料明确记载的本草著作，约出现在公元元年，全书共 3 卷，收载药物包括动物、植物、矿物 3 类，共 365 种，该书总结了我国汉朝以前的医药经验，为后人用药及编著本草著作奠定了基础。从魏晋南北朝到唐宋时期是我国古代药物大发展时期，在此时期出现了许多著名的医药学家及药学专著。南北朝时期的陶弘景结合当时的医药经验对《神农本草经》进行了整理补充，并增加了 365 种药物，编写了《本草经集注》一书。唐代的《新修本草》是我国也是世界药学史上的第一部药典，它是由唐朝政府于公元 657～659 年组织编纂的。明朝杰出医药学家李时珍（公元 1518～1593 年）编著的《本草纲目》全面整理和总结了 16 世纪以前我国的药物知识，全书共 190 多万字，载有药物 1892 种，收集医方 11 096 个，附插图 1160 幅，分为 16 部、60 类，是我国药学史上最伟大的著作，大大地促进了我国医药的发展；此外，从 17 世纪起，《本草纲目》陆续被译成日、德、英、法、俄五国文字，在世界范围内广泛流传，也促进了东亚和欧洲各国药学的发展。

19 世纪以前，药物的发现充满偶然性，人们虽然发现许多具有治疗效果的植物、动物、矿物等，但对其中真正起作用的物质却全然不知。从 19 世纪开始，有人尝试用化学中的一些分离方法（浸泡、浓缩、结晶等），从当时常用的药用植物中，得到一些纯品的结晶。例如，1805 年从阿片中分离出镇痛药吗啡，1819 年从茶叶中提取出中枢兴奋药咖啡因，1823 年从金鸡纳树皮中提取抗疟药奎宁，1833 年从颠茄和洋金花中提取解痉药阿托品。这些药物成为了近代药物科学的开创先锋。

药学发展的第二阶段始于 19 世纪末药物合成的兴起，这一阶段是天然有效成分与化学药物并举的时代。19 世纪末随着煤焦油、染料等有机化学工业的蓬勃兴起，有机化学合成技术日渐成熟，许多重要的化学药物被成功合成。加之实验药理学的崛起，可以用动物代替人进行新药筛选和药理学研究，化学药物开始风靡，药物发展由此迈入了第二阶段。1906 年德国科学家埃尔利希（Ehrlich）合成了治疗梅毒的"606"（砷矾纳明）。1911 年合成得到性质稳定的乙酰胆碱衍生物醋甲胆碱、卡巴胆碱、乌拉胆碱，并用作类副交感神经功能药物。1932 年德国化学家合成了第一个磺胺药物——百浪多息，百浪多息是第一个对全身细菌性感染真正有效的化学药物。人们进一步研究发现，百浪多息在人体内可以分解代谢为对氨基苯磺酰胺（即磺胺），继而合成了磺胺的类似物，开发出一系列磺胺类药物。在此过程中，药物化学逐渐形成一门独立的学科，化学与医学的结合更加紧密。

20 世纪 40～60 年代是药物发展的第三阶段，这一阶段是新药发现的黄金时期。进入 20 世纪 40 年代后，人们对药物结构与生物活性之间的关系有了更进一步的理解，逐渐形成了构效关系的概念。在合成药物大量涌现的同时，生物化学和生物技术也取得了重大进展，糖代谢、蛋白质代谢、能量代谢等基本动态变化过程相继得到阐述，人们不再只是依靠偶然发现和从天然化合物中寻找等途径来发现新药，而是根据对生物体内代谢过程和疾病病因的认识，合理地设计合成新药。在这一时期，人们成功制得了许多维生素制剂、一系列激素、抗生素和众多化学治疗药物。抗肿瘤药物的研制就在此阶段得到迅速发展，1946 年发现了氮芥的抗癌作用，20 世纪 50 年代研制出了一大批生物烷化剂和抗代谢抗肿瘤药，60～70 年代开发出了长春新碱、三尖杉酯碱、喜树碱等生物碱类和丝裂霉素、博来霉素、柔红霉素等抗生素类抗癌药物。这一阶段出现的众多合成药物中，许多是目前仍正在使用的重要药物。这一时期人们还实现了一些天然有效成分的全合成，如 1949 年确证氯霉素化学结构并全合成成功，1950 年全合成吗啡成功，1959 年全合成得到了四环素。

20 世纪 70 年代以后，药学发展步入了第四阶段——生物药学阶段。20 世纪下半叶，生命科学和生物技术领域取得了许多重大的科研成果。随着分子生物学、遗传学、免疫学、基因组学的发展，一些与疾病相关的酶、激素、神经传递物质的受体和底物逐步被揭示，人们对于疾病的发生机制有了更为深入地了解，药物发现与开发的思路和策略也因此发生改变，逐渐形成了一种崭新的药物研究模式。科学家们开始尝试先从分子和细胞水平理解疾病发生、发展的机制，然后针对药物作用的靶标，科学合理地寻找、设计和合成新药。药物发现与研究由此进入了一个革命性的新时代。随着基因重组药物、基因药物和单克隆抗体的快速发展，生物大分子被广泛地应用于临床，生物药物获得极大地扩充。1972 年美国科学家研制出了第一个基因工程药物——生长激素释放抑制素。1978 年人胰岛素在大肠杆菌中表达成功，并在 1983 年实现了工业化生产。1986 年人干扰素也投入工业化生产，此后利用 DNA 重组技术生产的药物大量涌现。至 20 世纪末，工业化生产的基因工程药物已经有几十种。

在 20 世纪的 100 年间，为了有效地控制各类感染性和非感染性疾病，药物治疗出现了从磺胺药、抗生素的发现与使用，到 β 肾上腺素拮抗剂、H_2 受体拮抗剂的发现，再到生物工程制药的崛起与蓬勃发展的几次重要转折和跨越。新型治疗药物的不断发现，不仅挽救了无数人的生命，也大大促进了药学学科的发展。进入 21 世纪，随着现代科学技术和医学的发展，尤其是生命科学和生物技术及相关学科和领域前沿不断出现新成就与新突破，药学已从最初的以化学为基础的学科，逐渐发展为与生物、医学、数学、物理、社会科学、工学等的渗透和融合越来越强的应用型交叉综合学科，呈现学科交叉渗透最为广泛、新技术的应用最为快捷、社会化发展的潜力最大、经济效益最为明显等特征，其快速发展使得医药产业一直处于良好的发展状态。当前，药学学科的重要性日益凸显，已经成为现代医药科学中至关重要的一门学科，并随着人类对健康的高度关注，和对新的、高质量的药物及药学服务的不断追求有了越来越大的发展空间。

二、药学研究现状

1. 疾病治疗领域　人的一生难免会生病，药物是防治疾病的重要工具之一。在 20 世纪初，威胁人类健康的主要疾病是急性和慢性传染病，人类历史上曾有过多次流行病的肆虐，而各种新药的不断问世使得这些疾病的致死率大大降低。经过长期研究，科学家早已发现根治天花、麻疹和黄热病等疾病的方法，目前人类已经完全消灭天花病毒。然而，随着社会的进步，人类疾病谱发生了变化，如人为因素造成生态环境破坏使艾滋病、埃博拉出血热病、莱姆病等新的传染病种类开始出现，数量之多令人惊异；随着经济的发展，生活习惯改变及老龄化社会的到来，人类疾病谱发生变化，恶性肿瘤、糖尿病、神经退行性疾病及心脑血管疾病等成为了高发病，构成了对人类健康的巨大威胁。为了顺应疾病谱的变化，新药研发重点也发生了变化。近年各国新药研究开发的重点与热点集中在抗肿瘤药、心血管病药、抗感染药和神经精神系统药，它们排列在上市新药的前列；此外糖尿病药物的研发也受到关注。由于阿尔茨海默病、帕金森病等神经退行性疾病的复杂性，人类对这些疾病的认识还有限，相关药物的开发耗时耗力，而且只是轻微改善疗效或安全性的药物已经无法得到药监和支付部门的认同，因此，此类疾病的治疗药物研发进展缓慢。

2. 药物来源及结构　创新药物研发是医药产业的灵魂。发现作用机制明确、结构新颖的先导化合物是现代新药研究的核心。基于先导化合物提供的结构模式，以定量构效关系和三维构效关系理论为指导，根据靶点结构或药效团，通过人工或计算机辅助进行结构设计和优化，经结构修饰、类似物的合成及系统的活性筛选是当前合成新药研究的重要部分。从合成化合物中进行广泛药理筛选是获得先导化合物的重要来源，但命中率较低；对传统药用植物的天然活性成分进行药理筛选以发现先导化合物或新药的命中率比合成化合物高，是目前的重要研究方向。近些年来，为扩大多样性分子的来源，特殊生态环境下生长的生物（如高盐、高压、高原生物等）、有毒植物、低等植物、真菌、动物和微生物发酵产物等也开始引起研究者注意，为进行新药开发提供了广阔的发展前景。例如，海洋生物中已发现有多肽类、大环内酯类、萜类、聚醚类等 2000 多种生物活性物质，许多具有免疫、抗炎、抗肿瘤、抗病毒及作用于心血管系统和神经系统的生物活性物质先后被分离、提纯，其中部分先导化合物已进入临床前研究，一些海洋新药已进入临床研究。

自 1982 年第一个新生物技术药物——低精蛋白胰岛素上市以来，生物医药作为新兴产业已成为制药业中发展最快、活力最强和技术含量最高的领域。随着生物技术及分子生物学的快速发展，人们对基因、蛋白、信号通路及大分子结构的日益了解，以基因重组多肽、蛋白质药物、生物技术疫苗、单克隆抗体、基因药物及基因治疗、细胞及干细胞治疗等为代表的生物技术药物成为当今新药研发的新宠。据统计，美国正式投放市场的生物工程药物达 40 余种，进入临床试验的有 300 多种。我国生物技术的研究开发起步较晚，但发展迅速，与国外的差距正在逐步缩小。

尽管生物技术药物近些年增长保持稳定，但至今尚未撼动以化学药物为主的传统药物的主导地位，主要原因有生物技术药物的研发难度大，另外在质量、疗效和安全性（特别是免疫原性）方面还存在问题，其新药数目不多，再加上费用昂贵，难以成为医药消费的主流。

3. 药物作用机制研究 药物作用机制研究是药物研发的重要组成部分，是科技工作者去探索药物可以作用的环节，回答药物"为什么"会有效或有毒的过程。药物是通过结合并调节特定的蛋白或核酸靶标的活性而发挥其治疗作用，开展药物作用机制研究，在分子水平上理解药物是如何发挥作用的，找到药物作用的靶标分子，就能根据其特点开发和设计药物，对于新药研发具有重要意义。当前，随着分子生物学、遗传学及分析技术的发展，尤其是基因组学、生物信息学、蛋白质组学、质谱联用技术、探针技术等的发展，酶、受体、蛋白的三维空间结构不断地被阐明，大量潜在的药物靶标被发现，部分已经被成功用于创新药开发，如利用 HMG CoA 还原酶作为药物靶标导致了一系列他汀类降脂药物的发现，产生了巨大的经济效益。

传统基于"一药一靶"的策略虽然发现了许多选择性地作用于特殊靶点的药物，但由于生命和疾病是一个非常复杂的生理和病理过程，其中涉及多基因、多通路、多途径的分子功能网络相互作用的过程，单一靶标药物对疾病的疗效往往难以达到目的，因此网络药理学应运而生。网络药理学是基于"疾病-基因-靶点-药物"多层次、多角度的相互作用网络为理念，从系统生物学和生物网络平衡的角度阐释疾病的发生发展过程，从改善或恢复生物网络平衡的整体观角度认识药物与机体的相互作用并指导新药发现。网络药理学为药物作用机制探讨和新药研发提供了全新的角度，开启了针对疾病相关的"分子群"寻找组合式药物靶标进行药物研究和开发的新模式，是药物作用机制探讨和新药研发的重要手段。目前基于网络药理学的研究来寻找、优化或确认药物靶点，系统地预测和揭示药物的作用机制，分析药物毒副作用产生的可能性，从而评价药物作用的有效性和安全性等方面的研究已开始引起关注。中医药是人类医疗卫生事业的一个巨大宝库，解释中药药效及其作用一直是学者们关注的焦点，网络药理学为解析中药复杂体系，阐述中医药理论的科学内涵提供了理论依据，为中药现代化研究发展指明了方向，将是中医药国际化发展有力的臂助。

4. 药物制剂研究 药物剂型在提高药物的生物利用度，使其发挥最佳疗效方面具有重要作用。传统的片剂、注射剂、胶囊剂与气雾剂等不能有效发挥药物活性，随着学科之间的相互渗透，各种新辅料、新材料的不断出现，计算机及生产自动化的不断升级，囊括包衣技术、固体分散技术、微囊化技术及液固压缩技术等药物制剂新技术的涌现，研究者在制剂创新方面的探索不断加深。在临床用药中，虽然传统制剂给药形式仍然占主导地位，但其科技含量、质量和功能不断增加。比如，片剂中各种异形片包括薄膜衣片、微型片及心形片、环形片等的开发，不仅在片形、色泽、大小等外观上更容易为患者接受和使用，而且在溶出度、含量均匀度和生物利用度等方面都得到了很大的提高与发展。此外，基于多种剂型、多种用药新途径和新方法考虑开发的新制剂，如软胶囊、鼻腔给药制剂、雾化吸入剂、透皮吸收剂、缓释制剂和微乳制剂等大大提高了药效，减低了毒副作用，也改善了患者用药顺应性。

新型药物制剂的开发和生产，不仅要考虑药物在体外的溶出与释放，以及药物在体内吸收、分布、排泄过程中的变化，还要根据患者、病因、器官组织细胞的生理特点解决剂型与病变细胞亲和性的问题，因此药物剂型和制剂研究逐渐进入向系统工程制品发展的药物递送系统（drug delivery system，DDS）时代。以精确的速率、预定的时间、特定的部位为研发目标的给药系统已成为研究热点，其中定位结肠、脑、肝等器官或肿瘤等病灶的靶向给药系统、自调式等智能给药系统、注射用控释制剂、透皮给药系统、基于新型纳米技术和新型生物技术的DDS等是发展的主流。由单一功能向多功能转化的纳米给药系统、大分子药物DDS、基因转导系统、新型口服缓释及控释系统、其他途径的无损伤性给药系统等是未来DDS的发展方向。

5. 药物分析技术及方法 分离分析技术在药学研究中的重要性毋庸置疑。分析化学的各种技术创新推动了药物分析的迅猛发展，现代药物分析方法中，化学分析、紫外及红外光谱、荧光光谱、化学发光、气相及液相色谱、热力学分析等技术已成为药品质量控制中的常规手段，红外光谱、质谱、核磁共振、X射线晶体衍射及SDS-PAGE等技术为药物研究中的结构和纯度鉴定提供了有力的技术手段。随着药学各学科的发展及人们对健康的关注，新的问题不断提出，如对复杂生物材料中的药物和代谢物分析，质量控制标准及药物毒理研究中对药物中微量杂质的分离与鉴定，生物技术药物和中药的药物代谢动力学研究、手性药物研究、中药中天然活性成分的鉴定及含量分析、晶型研究、制药过程质量控制等大大提高了对药物分析检测技术的要求。

为适应药物科学研究和医药工业发展的新形势，在采用常规分析方法对药品进行质量控制的同时，近些年来一些药物分析的新技术不断被开发并应用。例如，能够在短时间内对大量候选化合物进行筛选的高通量筛选分析技术的出现，大大加快了新药的研发速率；各种新型电离技术的发展，使质谱技术成为最有前途的分析手段之一，各种色谱-质谱联用技术在体内代谢物分析、中药组分离分析、多肽蛋白类药物的结构分析及定量、药物中特殊杂质检测等研究中承担越来越重要的角色；对大量的现代化测试仪器而产生的海量数据进行分析的需求，催生了化学计量学的产生，化学计量学在药物各组分无损含量测定或同时测定、复杂体系重叠分析化学信号的解析、色谱实验条件优化、中药鉴别等方面的研究已经引起了药学研究者的关注。

当前的药物分析技术与方法，已经从单纯化学分析到与药理学，分子生物学及计算机技术相结合的多学科综合分析；从单一分析技术的应用到多种技术的联用；从小分子药物的结构分析到多肽、蛋白及基因药物的序列、阵列分析；从简单的体外样品分析到复杂样品中微量成分的分析；从简单的数值运算进行数据处理到信息化、仪器智能化分析等方向发展，这些变化为加速新药研究、保证药品质量和用药安全提供了重要保障。

6. 药事管理学 药学科学的发展使药品生产的品种及数量快速增长，在此情况下，国家制定相应的法规及规范，规范管理和引导药品的研发、生产、流通及使用等，以有效控制药品质量、保障药品供应，防止药物滥用并做到合理用药。为了研究药物管理中面临的各种问题，药事管理学作为一门学科得到了发展。1984年《中华人民共和国药品管理法》颁布及1985年7月1日的正式实施，标志着我国药事管理进入法制化管理的阶段，药事管理学科的发展也逐渐得到政府主管部门的重视。近些年来，我国逐步实施了药品注册管理制度，药品处方药与非处方药管理制度，中央及地方（省、自治区、直辖市）两级医药储备制度，药品生产许可证、药品经营许可证和医疗机构制剂许可证制度，中药品种保护制度，执业药师资格制度，国家基本药物制度等；修正了《药品管理法》，加强了药品监督管理的规章制度建设，形成了以《药品管理法》为核心的药品监督管理体制。我国药事管理是在不断适应新时期广大人民群众对药品安全和建立最严格食品药品监管制度的需求中发展的，为保障药品安全有效、质量可靠，促进医药产业转型升级、加快医药强国之路的建设提供了重要保障。然而，传统的药事管理主要关注了药品本身，而忽视了用药的主体患者。随着我国制药工业的迅速发展及人们对医疗卫生日益增长的需求，药事管理除了建立科学、高效、透明的药品安全管理体系外，另一项重要的工作便是落实以人为本的理念，建立"以患者为中心"的规范化管理，提高药品的安全合理使用，与患者展开有效的沟通与交流，为其提供优质的人性化药学服务。

7. 临床药学　始于 20 世纪 60 年代的临床药学，是药师联系临床探讨药物应用规律，研究和指导合理用药，提高药物治疗质量的应用型技术学科，其内涵是"以患者为中心"。药师深入临床是开展临床药学日常工作的主要形式和内容。一般而言，临床医师重视患者病情及体征的变化而忽略用药宣教，临床药师与医师一起对患者进行药物治疗，参与制订、设计、修正治疗计划，对提高药物治疗水平、保证用药安全、促进疾病好转与治愈具有重要作用。

当今药物新品种不断增多，药物不良反应发生率也大大提高，用药合理化的难度加大，这也表明必须要加强临床药学工作。临床药学事业作为现代化医药事业不可或缺的组成部分，得到了医药界乃至整个社会的广泛认同。在发达国家，特别是美国，临床药学工作已经有了很大的规模，美国已经有了较为完备的临床药师服务制度，药师帮助患者实现了个体化给药方面的服务深入人心。与欧美发达国家相比，我国临床药学起步较晚。长期以来，"以药养医"、"重医轻药"的陈旧观念使我国医院对临床药学的重视不够，药师在知识结构和层次上尚有欠缺，大多数医院的临床药学工作偏重于药学研究、血药浓度监测、一般药品不良反应监测及药学信息收集等层面，药师很少深入临床参与个体化合理用药决策。近十几年来，随着我国医疗体制改革的逐步深入展开，国家卫生行政部门政策和管理上开始重视临床药学工作，临床药学工作也逐渐成为医疗机构和患者的共同需要。积极借鉴国外发展经验，结合我国现阶段国情，明确我国临床药师在医疗保健中的责任、权利与义务，不断完善我国临床药学人才的教育及培养模式，对促进我国临床药学事业与国际药学发展接轨，提高和保障我国医疗单位的医疗水平意义重大。

三、药学的发展趋势

1. 针对重大疾病的药物研究　现代排在人类死亡"疾病谱"最前列的是恶性肿瘤和心脑血管病，因此抗肿瘤药物及心脑血管药物无疑仍是未来创新药研究的重点。抗肿瘤药物中针对乳腺癌、肺癌、前列腺癌、卵巢癌和黑色素瘤等肿瘤的药物，心血管药物领域中抗高血压、抗动脉粥样硬化、抗心力衰竭、抗心律失常等疾病的药物研发仍将是各大制药公司竞相角逐的重要领域。随着全球步入老龄化社会的国家和地区不断增多，神经退行性疾病、糖尿病、痛风、帕金森病等慢性非传染性疾病的发生率迅速提高，相关药物需求量将大幅增加，虽然研发困难，但强大的市场潜力是研发的重要推动力，老年病药物必将成为新药研究的热点。另外其他改善体质、延缓衰老的药物等蕴藏着巨大的科学与商业价值。

此外，抗感染药、抗传染病（病毒及艾滋病等）药物等也将是未来药物研发的热门领域。

2. 创新药物的研发途径　创新药物的研究与开发是推动医药产业发展的不竭动力。化学合成药物是目前最实用的治疗药物，是临床用药的主体，未来数年仍将是新药研究的重要阵地。天然产物在药物发现中的重要地位毋庸置疑，当代的药物有三大特点：专属性更强，更接近病灶，更多地采用天然物质作为药物。现有以天然产物为基源的药物举不胜举，青蒿素类抗疟药就是最典型的例子。对从动植物或微生物中提取分离的活性先导化合物进行结构设计优化和药效学筛选，仍是合成新药研究的重要部分。另外，对新出现的很成功的突破性药物进行较大的分子结构改造或修饰，寻找作用机制相同或相似，并在治疗应用上具有某些优点的新药物实体，这种新药研究工作的投入较少，但仍可产生较好的经济效益。随着发现更安全、更有效的新化学实体（new molecular entities，NME）的成本不断升高、周期增加，风险加大，创新 DDS 的开发也成为创新药物研发的重要途径之一。创新 DDS 可以改善 NME 的理化性质和体内外行为，有效地增效减毒、增强用药安全，极大地提高药品的内在品质，延长 NME 的生命周期，且在产品附加值上更能形成核心竞争力以提高市场份额。因此，对已有产品的新型 DDS 的研究和应用必将继续吸引世界大型制药公司的注意力。

虽然与化学合成药物相比，目前生物技术药物仍处于劣势，但其发展迅速，在全球医药市场的比重持续攀升。生物医药创新能力是生物科技的制高点，是衡量一个国家现代生物技术发展水平的最重要的标志之一，这种情况促使生物技术药物在未来仍会得到特别发展，是最具希望和发展潜力、最具竞争力的药物品种，在癌症、心血管疾病、糖尿病、贫血、自身免疫性疾病、基因缺陷病症和遗传疾病等疾病的治疗中将具有日益重要的地位，也促使全球医药市场的发展重心将逐步向其转移，化学合成药物的霸主地位逐渐削弱。

我国虽然是一个药学大国，传统中医药博大精深、源远流长，但长期以来由于国家扶持力度不够及人才缺乏等原因，造成我国药学发展缓慢，医药行业的发展以仿制药物为主，缺少基础研究和创新药物的原动力。近些年来，随着医疗体制改革正全面推进，医疗保险业不断地发展和完善，我国药学科学研究取得了一定成就，但和世界上其他一些发达国家相比较，发展水平还较低，创新能力明显不足。当前，国家对医药事业给予了高度的重视，将医药列为战略性新兴产业和中国制造 2025 的重点发展领域，我国药学学科迎来了新的发展机遇。加大药学学科投入，提高效率，积极推进我国从跟踪仿制向自主创新的战略转变，不断提高医药工业的国际竞争力，将加快我国从制药大国向制药强国的转变。

3. 药学研究新技术 创新药物研究的关键环节之一是新药的发现，而先导化合物的发现与优化速度缓慢是制约新药发现速度的重要因素。构建化学结构是新药发现的前提，组合化学及点击化学的出现，为在较短时间内合成出大量的不同结构的化合物、建立分子库、发展分子多样性提供了思路。依赖数量庞大的化合物库，采用自动化的操作系统，对各种细胞外和细胞内的分子靶点进行筛选，以从中发现有某种预期活性化合物的高通量筛选（high-throughput screening，HTS）技术实现了药物筛选的规模化，提高了合理设计分子的效率、药物发现的概率及发现新药的质量。计算机辅助药物设计是通过计算机的模拟、运算来预测小分子与受体生物大分子之间的作用，包括分子对接、药效团识别、定量构效关系等技术。与 HTS 技术相比，计算机辅助药物设计采用虚拟筛选的方法，不仅可以富集活性化合物，还可以降低筛选成本，提高药物筛选的可行性。随着生物信息学、计算机技术和大数据技术等的发展，计算机辅助药物设计已经成为药物发现的重要方法。大量分子生物学技术的出现，尤其是基因组学、生物信息学、蛋白质组学、质谱联用技术及生物大分子相互作用分析技术等不但有助于发现一类新型微量内源性物质，如活性蛋白、细胞因子等药物，也推动了从纷繁复杂的细胞内生物大分子中发现特异性的药物作用靶标分子的进程。组合化学技术、计算机辅助药物技术、HTS 技术及生物技术已经成为当代新药发现的重要技术，为合成新药研究提供了更多的成功机会。

随着药学学科的不断发展，人们对新药发现、药品质量及临床用药安全的日益重视，分析样品正变得越来越复杂。复杂样品通常组分种类多、含量差别大、已知信息少，如用于药物代谢物分析所采集的血样、中药提取物或需要分析微量杂质的药物。测定复杂样品中的微量组分时，样品常需经过适当的采集和处理，再选择高灵敏度、高选择性的分析方法。在传统化学分析、光谱、色谱等技术基础上，发展新的样品前处理、智能多模式高效微分离技术及色谱与其他技术的联用分析技术已成为药学前沿最活跃的领域之一。由于样品组分复杂，在实际分离中即使采用高效分离手段，组分间的交叉重叠仍不可避免，因此发展先进的算法和计算机拟合技术，进行多维分析信号与信息的综合处理，为完成复杂样品的分析任务提供重要保障。

4. 促进合理用药 合理用药的概念最早是由 WHO 提出，是指安全、有效、经济、适当地使用药物。根据 WHO 及美国卫生管理科学中心制定的合理用药生物医学标准要求，合理用药应包括：药物正确无误；用药指证适宜；疗效、安全性、使用途径、价格对患者适宜；用药对象适宜；调配无误；剂量、用法、疗程妥当；患者依从性良好。当前，世界各国特别是发展中国家的医疗机构普遍存在着不合理用药问题，主要表现有药物选用及给药方案制定不当，用药剂量、间隔时间不当，联合用药不当，无适应证用药，对药物的不良反应重视不够等。造成这种现象的原因有医药科技的快速发展，药品种类越来越多，各种新药如雨后春笋般涌现，医药知识呈爆炸式增加，不仅是患者，甚至是许多医生、药师都缺乏对药物知识的了解；医疗管理制度存在缺陷；医疗行业的市场化不断深入，部分从业人员的逐利意识增加；另外，缺乏对合理用药概念的理解也是一个重要影响因素。

药物是疾病治疗最有效的手段之一，但是只有合理地使用药物才能达到治疗疾病、维护健康的目的。各种不合理用药现象不仅会影响医疗安全和质量，也会造成药品资源的极大浪费，医疗费用急速增长，增加患者的负担，严重的甚至会威胁医疗行业的整体形象与可持续发展。要加强合理用药，不仅需要制定并推行和完善国家基本药物制度，加强医院药物信息化管理，强化从业人员合理用药观念及药理知识培训，更重要的是，加强药学教育，培养高素质的临床药师并使他们成为治疗团队的成员，形成医师、药师相互学习，知识互补的基本工作模式；提高执业药师在零售药房药店中为患者提供药学专业技术服务的水平，使药师作为患者合理用药的监护者，将最大限度地维护患者利益。

第四节　药学教育及就业

1. 我国药学教育的基本状况　据教育部药学类专业教学指导委员会（简称教指委）不完全统计数据，我国现有药学本科教育办学专业有药学、药物制剂、临床药学、药事管理、海洋药学、药物分析、药物化学、中药学、中药资源与开发、中草药栽培与鉴定、中药制药、藏药学、蒙药学、制药工程及生物制药等专业，全国这些专业总办学点约 800 余个，招生规模超过 6 万余人（2015 年统计），其中药学专业办学点全国约 200 个，招生人数约 2 万余人。

我国药学学科研究生办学规模，据教指委 2014 年统计数据：药学一级学科博士点有 30 家，药学二级学科博士点有 13 家，共招生博士生约 1000 余人；药学一级学科硕士点 88 家，二级学科硕士点 36 家，共招收学生约 6700 余人，药学专业学位硕士点 69 家，共招收学生 1100 余人（2014 年统计）。

2. 药学专业培养目标及模式　根据教指委发布的药学类专业质量标准，药学类专业培养目标是：培养人格健全、全面发展，较系统地掌握药学学科基础知识、基本理论和基本技能，具备较强创新意识和实践能力，能够从事药物研发、生产、流通、管理、质量控制和药学服务等方面工作的专门技术人才。

我国高等药学教育办学点多，各高校办学条件及定位也不一样，因此，培养模式与定位也不相同。目前人才培养模式基本上可以分为三种模式：①"创新药物研究性人才"：培养目标是能够从事药学基础科学研究和创新药物研制的药学专门人才，研究性大学通常采用这种定位。②"制药工业技术应用型人才"：制药工程等相关专业培养目标是能够在医药企业从事生产、流通、质量控制及经营管理的药学人才，通常制药工程及生物技术制药等相关专业采用这种模式与定位。③药学服务性人才：其培养目标是能够在医疗机构从事临床药学和能在社会药店服务民众健康的药学人才。通常临床药学专业及非研究性大学药学专业采取这种定位与培养模式。

3. 课程体系　药学专业的主干学科包括药学、化学、生物学及基础医学。药学专业的主要课程体系包括化学基础课程、生物学及基础医学三大模块。化学基础课程体系主要包括无机化学、分析化学、有机化学及物理化学及相关实验课程；生物学与基础医学课程体系包括生物化学、微生物学与免疫学、人体解剖生理学及临床医学概论等理论和实验课程。药学专业基础课程体系包括药物化学、药剂学、药理学、药物分析学、天然药物化学和生药学等理论与实验课程。另外，根据各学校定位及人才培养特点，通常还包括一些通识课程及实习实践课程以提高药学人才的综合素质及创新、创业能力。

4. 药学专业就业走向　药学是一个朝阳产业，我国是世界第二大医药经济体，中国的医药工业和医疗卫生体系的发展需要大量的高质量药学专门人才，因此，药学专业学生就业前景光明、就业渠道广泛，就业去向包括出国深造、国内科研院所及高校升学进一步深造和就业。就业领域包括高校、科研院所、医院、医药企业、政府管理部门等。

武汉大学药学院 2012～2016 年五年间本科毕业生走向统计数据如表 1-1 所示，其中出国深造比例为 5.19%～13.33%，平均值为 8.16%，国内攻读研究生比例为 46.75%～57.78%，平均值为 52.49%，就业比例为 28.89%～48.06%。2012～2016 年，毕业生出国率整体呈上升趋势，2015 年达历史最高，比例为 13.33%；研究生升学率稳步上升，最高达 57.78%，且 5 年中，4 年超过 50%，可见保研、考研是毕业生的主要选择，每年选择就业的学生平均为 39.35%。数据表明，毕业生去向符合武汉大学作为研究性大学培养创新药学研究性人才目标与定位。

表 1-1 武汉大学药学院 2012～2016 年本科毕业生走向统计

走向 年份	总人数	出国		国内读研		就业	
		人数	比例	人数	比例	人数	比例
2012 年	77	4	5.19%	36	46.75%	37	48.06%
2013 年	86	5	5.81%	44	51.16%	37	43.02%
2014 年	76	5	6.58%	42	55.26%	29	38.16%
2015 年	90	12	13.33%	52	57.78%	26	28.89%
2016 年	101	10	9.90%	52	51.49%	39	38.61%
平均			8.16%		52.49%		39.35%

第五节　如何学好药学

如前所述，药学是一门综合性的交叉学科，其不仅包括药学基本专业知识，还涉及数学、物理、化学、生物学及医学等学科的基础知识。药学专业本科阶段的课程也主要围绕药学及相关学科开设。要学好药学知识，必须注意以下几个方面。

1. 充分认识药学的重要性 药学是医疗保健事业的一个重要组成部分，是人类战胜疾病的重要手段，在人类漫长的生存、繁衍中起着极为重要的作用。现代生活中，由于工业化、城市化的发展，人类在发展自身的同时，不可避免地改变着人类赖以生存的自然环境和社会环境，使疾病的发生日新月异，人类对药物的需求永无止境。药学学科就是在研究疾病的产生和发展规律的基础上，寻求以药物诊断、预防和治疗疾病的最佳方法与途径，在保护人类健康方面起着重要的作用。

另一方面，药学学科对社会的经济发展也有巨大的促进作用。医药产业关系全民健康，市场需求巨大，在各国都是重要产业，与经济发展具有密切的关系，其发展能够推动经济的发展。当前国内外制药行业均保持了持续高速增长的势头，被人们称为"永远的朝阳产业"。数据显示，2006～2013 年间，全球医药市场规模由 6 910 亿美元上升至 9 676 亿美元，年平均增长率为 4.93%。随着我国经济的迅速发展，人们生活水平显著提高，近年来，我国的制药行业也飞速发展，其中医药行业产值增长速度一直高于国内生产总值的增长速度，其在国民经济发展中具有十分重要的地位。因此，学好药学，能够为我国医药事业发展作出重要贡献。

2. 学好专业基础课及专业课 药学专业知识具有交叉综合特性，如药剂学这门课程涉及数学、化学、物理学、生物化学、微生物学及化工原理和机械设备等多个方面的知识。药学专业的学生在学习专业课程之前，需要一定的其他学科相关的知识。药学专业的化学、生物、医学等方面的基础课就是根据专业学习的需要和学科发展的趋势，以及该课程在药学中的作用而设置的。这些基础课程的知识为专业课程的学习奠定基础，如有机化学是药物化学、天然药物化学、药物分析等的先导课程；无机及分析化学、仪器分析是药物分析的先导课程；生物化学是药理学、药物设计及生物制药等课程的先导课程。因此，要学好药学，需要打下坚实的理论基础，学好专业基础课，在此基础上展开专业课程的学习。

对于大多数大学生来说，专业与今后的职业发展密切相关。药学专业要求毕业生不仅掌握药学领域的基本知识，还应具备新药研发、药物制备、质量控制评价及指导合理用药等方面的技能和能力。药学专业的学生就业方向广，可以在大学、研究所和药厂从事药物研发工作；在药品检验所从事药物质量鉴定及相应的药品管理工作；在医院药剂科、药房和药厂等从事制剂、质检或临床药学等工作；在医药贸易公司或制药企业从事药品销售等，这些工作都要求有扎实的药学专业知识。学好专业知识，是增强自身的社会竞争力的最重要前提。大学阶段是累积专业知识的黄金时期，因此，大学生应充分利用便捷的师资力量和良好的学习环境，学好专业课程，加强专业知识储备，这样才能在激烈的竞争中把握机会，让自己的事业更加顺畅。

3. 重视药学实践 药学是一门创新性、实践性、应用性很强的学科。实践教学是药学专业的重要组成部分，是增强学生的感性认识，将所学的理论知识与实际相结合，加深对理论知识的理解的重要途径；另外，实践教学中，学生是主体，具有能动性，不仅能增加学生的学习兴趣，还能培养他们的实践技能，发现问题、分析问题与解决问题的能力。因此，药学专业基础课及专业课中都有相应的实验课程开设，如有机化学实验、生物化学实验、药理学实验、药物分析实验等；有的学校还会开设设计性实验、综合性实验等课程及开展野外实习。另外学生还可以根据实际情况在教师的指导下进行业余科研。药学专业学生应在认真学习理论课程基础上，重视在实验课程、实习、实训等实践教学过程中的学习，掌握科学研究的正确方法，不断提高自身的综合素质和科学素养。

4. 培养文献检索的能力，关注医药行业前沿动态 现代医药产业是高技术、高投入、高风险、高回报的技术和知识密集型产业。药物研究开发过程中不仅需要了解化学实体及其合成工艺，还应掌握相关药物的药理、药效、行政保护、专利和市场销售情况等信息。另外，随着科技的发展，特别是生命科学与信息科学的发展，药物的研究将融合众多的前沿学科，出现了新的手段和技术。及时掌握药学学科或相关学科领域的最新动态，为新药研发注入新的原动力，提高药物研发的效率，使之转化为经济、科技的优势，是占领新世纪科技和国际经济竞争的战略制高点的重要环节。因此，药学从业者要有扎实的基础和获取科研信息的能力，以及对新知识和新信息敏锐的洞察力，这就需要大量的文献信息和知识的积累。文献检索是从文献中获取知识和情报的方法学，是了解学科发展态势、拓宽学术视野、跟踪国内外科研热点、掌握同行科研动态的重要信息来源。因此药学科研工作者应培养文献检索的能力，熟悉药学及其相关学科数据库的使用方法和技巧，能快速准确地检索到需要的信息，并加以合理利用，为新药研发及药学研究提供服务。

5. 提高综合素质 药学是一门特殊的学科，与人类健康和生命安全、社会公众利益密切相关。药学专业学生未来职业面对的患者与药品同样具有特殊性，其专业素质关系到日后能否适应药学行业的发展和社会需求，关系到人民群众健康、生命保障等问题。我国医药界曾发生的"葛兰素史克"、"制药企业大肆非法排污""夺命刺五加"及"齐二药"等重大医药违规事件，究其原因是药品生产、销售的从业人员在高额利益诱惑面前职业道德的严重缺失，置人民的生命财产于不顾而导致的。药学专业学生在加强专业知识学习，提高业务素质的同时，还应注意提高自身人文素质、诚信品质和敬业精神，树立正确的价值观，能够从人文、社会的角度了解药学的目的和价值，正确处理个人利益与集体利益的关系、德与术的关系，增强社会责任感，更好地为患者服务。

思 考 题

1. 简述药学学科特点及其与其他学科之间的关系。
2. 简述药学发展简史中的几个重要阶段，并列举 1～2 种标志性药物。
3. 简述药学学科的现状及发展方向。

（陈子林）

第二章 药物化学

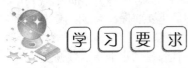

学习要求

1. 掌握：药物化学的定义及药物化学的研究内容。
2. 熟悉：药物化学的发展历史及药物化学的课程基础。
3. 了解：药物化学在药学研究中的地位和作用，药物化学前沿发展动态及发展方向。

第一节 药物化学的相关概念及研究内容

一、药物化学的定义

药物化学（Medicinal chemistry）是一门多学科交叉型综合性学科，是药学领域中的重要学科之一。国内外药物化学教科书及各种专著中，对药物化学所下的定义往往不尽相同。国际纯粹与应用化学联合会（International Union of Pure and Applied Chemistry，IUPAC）给药物化学的定义是：Medicinal chemistry is a chemistry-based discipline，also involving aspects of biological，medical and pharmaceutical sciences. It is concerned with the invention，discovery，design，identification and preparation of biologically active compounds，the study of their metabolism，the interpretation of their mode of action at the molecular level and the construction of structure-activity relationships. 药物化学是一门发现与开发新药、设计和合成化学药物、阐明药物化学性质、研究药物分子与机体生物大分子之间相互作用规律，以及药物的化学结构与生物活性（如药理活性、毒性等）之间的关系等多方面的综合性学科。简言之，药物化学是一门发现和设计新的生物活性物质并将其发展成药物的学科。药物化学是利用化学的理论与方法发现、确证和开发药物，并在分子水平上研究药物在体内作用方式和作用机制的一门科学。药物化学中的新药（new drug）是指新剂型和新配方之外的，在结构、作用性质或治疗学上具有新颖性的新化学实体（new chemical entities，NCEs）。

二、药物化学的研究内容

药物化学是以药物及与其相关联的物质为主要研究对象。药物是指用来预防、治疗和诊断疾病或用来调节机体某种生理功能的化学制品。人类在与大自然共存的过程中，不仅发展出了各种预防、治疗、诊断各种疾病的药物，还开发了提高生活水平、改善生活质量的药物。药物根据来源和性质不同分为天然药物（及中药）、化学药物和生物药物（生物制品），临床上使用的药物主要是化学药物，也是药物化学研究的主要对象。化学药物包括无机的矿物质、合成的有机化合物、从天然药物中分离得到的有效成分或单体、或者通过发酵方法得到的抗生素和半合成的抗生素。药物能够到达生物体内并与体内生物大分子靶点结合而产生相应的生物学反应（药效学），因此，化学药物是以化合物作为其物质基础，以药物发挥的功效作为其应用基础。总之，药物是一类既具有药物功效，又有确切化学结构的化学物质。药物与体内生物大分子靶点结合而产生某种生物学反应即药效，对治疗作用来说是必需的和有益的，但临床上应用的大多数药物如果服用剂量高于规定剂量均会产生潜在的毒性，从毒性的角度说是有害的，即所谓的是药三分毒。

药物化学的研究内容，既包括对已知药理作用并在临床上应用的药物的研究，也包括新药创制的研究。其主要研究内容包括：各种活性分子和先导化合物的类似物的设计和化学合成；药物的合成路线和制备工艺；药物的理化性质与化学结构的关系；药物的化学结构与生物活性关系；生物活性分子（配体）和药物分子与受体的相互作用；药物的体内转运和代谢途径；药物作用的分子机制；计算机辅助的药物分子设计及与剂型改进有关的化学问题等，可概括为如图 2-1 所示。

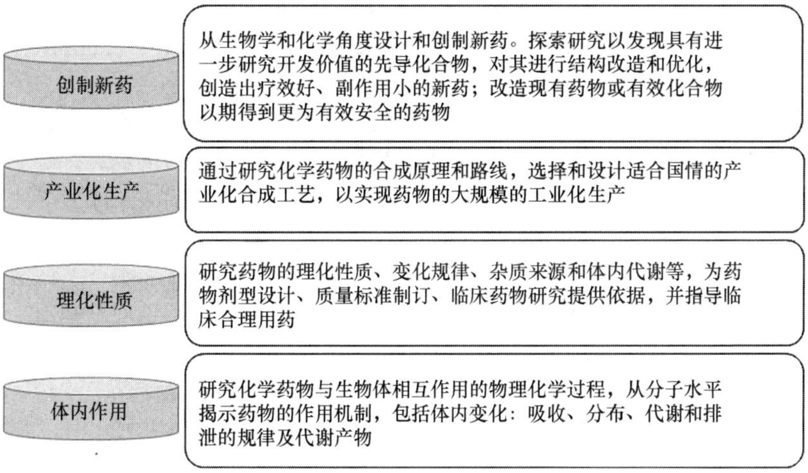

创制新药	从生物学和化学角度设计和创制新药。探索研究以发现具有进一步研究开发价值的先导化合物，对其进行结构改造和优化，创造出疗效好、副作用小的新药；改造现有药物或有效化合物以期得到更为有效安全的药物
产业化生产	通过研究化学药物的合成原理和路线，选择和设计适合国情的产业化合成工艺，以实现药物的大规模的工业化生产
理化性质	研究药物的理化性质、变化规律、杂质来源和体内代谢等，为药物剂型设计、质量标准制订、临床药物研究提供依据，并指导临床合理用药
体内作用	研究化学药物与生物体相互作用的物理化学过程，从分子水平揭示药物的作用机制，包括体内变化：吸收、分布、代谢和排泄的规律及代谢产物

图 2-1　药物化学的主要研究内容

药物化学的研究对象是化学物质，而药物的作用对象则是有机人体，因此药物化学是化学学科和生命科学学科相互渗透的一门综合性学科，是建立在化学学科的基础上，涉及生物学、医学等各个学科的内容，是连接化学与生命科学并使其融合为一体的交叉性学科。随着现代科学技术的快速发展，特别是近年来生命科学、信息学、计算机科学技术及分子生物学等学科的快速发展，新兴学科的不断涌现，多学科的发展促进交叉融汇，使药物化学的研究内容和范围得以不断充实和扩展，使它成为一门极具生气的朝阳学科。随着药物化学学科在近 30 年的迅速发展，它的研究内容和范畴也在不断扩充，现代药物化学的根本任务或目标是：应用各种相关的新知识、新技术为新药研究开发探索新的途径、方法和理论指导；创制更多更好的高效、低毒和可控的新药；同时也为原料药的生产提供经济、合理、环保的合成路线和工艺。总之，研究开发新药和有效地利用或改造现有药物，不断提供新品种，促进医药工业的发展、为保障人类健康服务。药物化学已演变成以发现新药为主要内容的研究体系。

第二节　药物化学的发展简史

药物化学是在药物的发现发展过程中形成并发展起来的，发现新药始终是药物化学的核心内容，因此，药物的发展历史就是药物化学的发展史。

药物是人类为了繁衍生息而与疾病抗争和对自然界进行改造的过程中发现和发展起来的，任何学科的形成和发展，都与当时的科学技术水平及相关学科的发展水平密不可分。药物化学的发展过程与药物的发现发展、化学、生物学、医学等学科的发展密切相关。药物化学学科的研究对象和内容随不同历史时期而变迁。药物的发展历史过程可大致分为以下几个阶段，如图 2-2 所示。

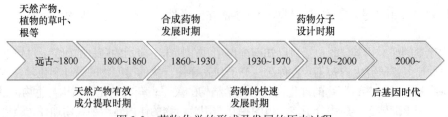

图 2-2　药物化学的形成及发展的历史过程

1. 古代药物　人类最早的药物主要是天然植物的草、叶、根、茎、皮等，也有动物的甲壳、脏器和分泌物等。人类在"饥不择食"的时代，过着采集的生活，通过广泛尝试存在于生活环境中的植物，一些令人产生舒适感的植物或者有明确治疗效果的植物，就被作为药物使用，而产生毒性作用的植物则被用来打猎、战争或其他特别用途。经过长期反复的实践，这些植物的作用就得到肯定，而相应的物质就成了以后人们来解除某种疾患痛苦的药物。最早的药物来自中国、印度、美洲中部玛雅和古地中海。例如，在中国有神农尝百草的传说，"神农尝百草，日遇七十二毒，得荼而解之"的《神农本草经》及《本草纲目》是经长期经验总结的我国古代药物学代表著作。《神农本草经》是我国最早的药学专著，在东汉末年便有了，全书收载药物365 种，较系统地总结了汉代以前的药学成就，为中药学的发展奠定了理论基础。本书几经修改与补充，发展成了当代药学著作《中华本草》。该书共 34 卷，前 30 卷为中药（包括总论 1卷，药物 26 卷，附篇 1 卷，索引 2 卷），后 4 卷为民族药专卷（包括藏药、蒙药、维药、傣药各 1 卷），共收载药物 8980 味。明代医药学家李时珍所编著的《本草纲目》中，也收载了 1892种药物。

在与东方神农大约相同时期，西方也同样利用植物作为药物，如古埃及的 Ebers 药书就记载了柳树皮的浸液可治疗风湿痛，古代南美洲发现有麻醉作用的可可，古希腊发现有镇痛作用的阿片和莨菪。最初的"基本理论"是一种信号说：如果一种植物看起来像身体的某部分，那么就被认为是自然界专门为此而设计，就可能是用来治疗某方面的疾病。例如，兜藓（lungwort），疗肺草属植物（图 2-3），由于其叶的形状像肺，因而在古代被认为是自然界暗示可用于治疗肺病，事实上并没有必然的联系。

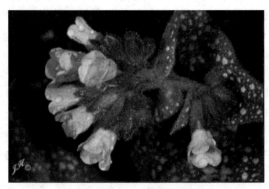

图 2-3　兜藓

2. 天然产物有效成分提取阶段　19 世纪，随着化学学科和医学的发展，人类已不满足应用天然植物治疗疾病，而是从药用植物中分离出具有治疗作用的单一活性成分，并确定其化学结构，或对这些成分进行结构改造并人工合成化合物，或是从微生物发酵产物中分离活性成分，并运用动物模型进行药理筛选。

1803 年，德国化学家 Friedrich Wilhelm Adam Sertürner（图 2-4）在研究鸦片如何诱发睡眠

时从鸦片中分离提取出主要成分，并命名为 morphine（吗啡）。然后，用家养的几条小狗及自己做了生物学功能试验，实验结果于 1805 年公开发表。直到 1817 年他才通过在氨水中重结晶的方法得到了一种白色晶体，即吗啡纯品。尽管其化学结构在超过一个世纪之后才被确定，但这并不妨碍吗啡作为一种药物投入使用。1826 年默克化学公司将吗啡作为药物开始商业化生产。直到 1925 年，英国化学家 Robert Robinson 确定了吗啡的结构式（图 2-4）。1952 年人们才成功地全合成了吗啡。此后，化学家们通过结构改造和构效关系的研究，开发了一系列结构简单、合成简便、疗效更好、各具特色的类似物用于镇痛。

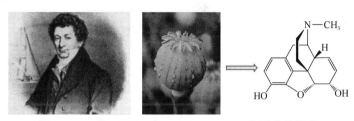

图 2-4　Friedrich Wilhelm Adam Sertürner 与吗啡的发现

　　Friedrich Wilhelm Adam Sertürner 对鸦片主要成分的研究标志着一个新学科——药物化学的诞生，同时也标志着药物研究开发新时代的来临。随后一个接着一个的生物碱被分离出来，如 Pelletier 在 1816 年从土根中分离出抗寄生虫病的依米丁（emetine）；1820 年，咖啡因（caffeine）、奎宁（quinine）和秋水仙碱（colchicine）等均以纯品用于临床；1860 年，从毒扁豆中分离出拟胆碱药毒扁豆碱（physostigmine）等。这些活性成分的分离和鉴定，说明天然药物中所含的化学物质是产生治疗作用的物质基础，不仅为临床应用提供了准确适用的药品，而且也为现代药物化学的发展建立了良好的开端。

　　3. 合成药物发展时期　19 世纪中期以后，化学工业，特别是染料化工、煤化工等的发展，为人们提供了更多的化学物质和原料，人们对众多的有机合成物及化学中间体产物等进行药理活性研究。同时有机合成技术的发展，使人们用简单的化工原料来合成药物成为可能。例如，从合成化合物中发现了水合氯醛的镇静作用和氯仿及乙醚的麻醉用途，这些药品的成功应用，促进了制药工业的发展。制药工业开始大量地合成和制备化学药物是在 19 世纪末和 20 世纪初期，人们开始合成一些简单的化学药物，如水杨酸和阿司匹林、苯佐卡因、安替比林、非那西丁等，并且进行大规模的工业化生产。药物化学的研究由天然产物的研究转入人工合成品的研究。

　　1839 年 Paria 从柳树皮浸液中分离得到有效成分水杨苷（salicin），并进一步得到水杨酸（salicylic acid）（后来证明水杨苷在体内水解成水杨醇和葡萄糖，水杨醇经体内氧化成水杨酸而发挥解热镇痛作用）。1860 年 Kolbe 等从苯酚钠制备了水杨酸并投入商业应用。1876 年 Buss 把水杨酸钠作为解热镇痛药用于临床。1899 年 Hoffmann 研究了它的详细药效性质后，其药用价值才被世人所重视。1897 年，德国化学家 Felix Hoffmann 在试图寻找药物来减轻他父亲的关节疼痛的过程中，发现了乙酰水杨酸即阿司匹林（aspirin）（图 2-5）。1899 年，阿司匹林作为解热镇痛药上市，1909 年 Bayer 公司开发出了阿司匹林的水溶性片剂，1915 年阿司匹林的片剂已经作为非处方药销售。100 多年来，随着新用途的不断发现，特别是其对心血管疾病的预防作用，阿司匹林已经成为了使用最为广泛的药物，也成为人类到目前为止仍在使用的最为神奇的药物之一！

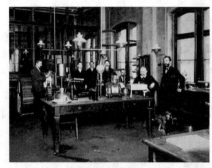

图 2-5　早期实验室（1897 年），水杨酸及阿司匹林的结构

　　阿司匹林也是人类历史上第一个用化学方法对天然化合物进行改造而得到的药物。阿司匹林的成功上市，标志着药物化学的研究开始由原来的天然产物提取分离，又增加了新的研究内容——半合成研究。现代药物化学从此得到了迅速的发展。

　　在此期间，生物学和医学的发展对药物化学起到一定的促进作用。1868 年 Brown 和 Frase 观察到四甲基季铵盐和四乙基季铵盐对神经节阻断作用的差异，第一次提出了化学结构与生理活性有一定的联系；Ehrlich 在用染料治疗原虫性疾病和用有机砷化合物治疗梅毒时，提出了化学治疗（chemotherapy）的概念；1878 年 Langley 首次提出受体（receptor）的概念。由于化学学科和医学的快速发展，促进了药物化学的发展，这时药物化学逐渐从药物学中分离出来形成一门独立的学科。1909 年，美国化学会建立药物化学分会，名称为 Pharmaceutical Chemistry。

　　4. 药物的快速发展时期　继阿司匹林之后，20 世纪初期及以后，特别是在 20 世纪 20～30 年代，涌现出了大量药物，其中包括麻醉药、镇静药、镇痛药、解热镇痛药。这些药物实际上都与人们的主观感觉有关，以人类本身的体验作为药效的根据。在化学方面，人们通过对复杂的天然化合物进行结构修饰以寻找天然化合物的结构简化类似物。例如，通过对可卡因（cocaine）的结构简化和寻找有效的结构片段，发展出一系列结构更为简单的局部麻醉药，如普鲁卡因（procaine）就是最典型的成功例子，这种研究模式至今仍是新药研究的一种手段。

可卡因　　　　　　　　　　　　　　　　　　　普鲁卡因

　　随着天然药物和合成药物数量的增加和广泛应用，对药物化学结构的研究促使人们开始思考在药物分子中，哪些组成或基团是产生药效的必要基团，而具有类似结构的化合物是否也有效。药物化学研究的中心转向由多数产生同样药理作用的化合物中寻找产生效应的共同基本骨架。在这些思想指导下，人们开始探索产生药效的必需结构即药效基团（pharmacophore）、作用机制（action mode）、受体结构、化学结构与药效之间的关系即构效关系（structure-activity relationship，SAR）等。在此基础上总结和应用了药物化学的一些基本原理，如同系原理、电子等排原理和拼合原理等。利用这些原理改变基本结构上的取代基团或扩大基本结构的范围，从而得到较多的有效药物。除了从可卡因的结构出发寻找药效基团，最终得到普鲁卡因，成功的例子还有抗组胺药、巴比妥类药等。

　　20 世纪 30～40 年代是药物化学发展史上最为重要的一个阶段。20 世纪 30 年代的中期，在从化学染料中寻找抗菌药的过程中，德国 Domagk 等发现百浪多息（prontosil）在体内对链球菌和葡萄球菌有抑制作用，通过代谢研究找到了磺胺类抗菌药物的先导结构磺胺，并在磺胺结构的基础上陆续合成了一系列磺胺类（sulfonamides）药物（图 2-6）。

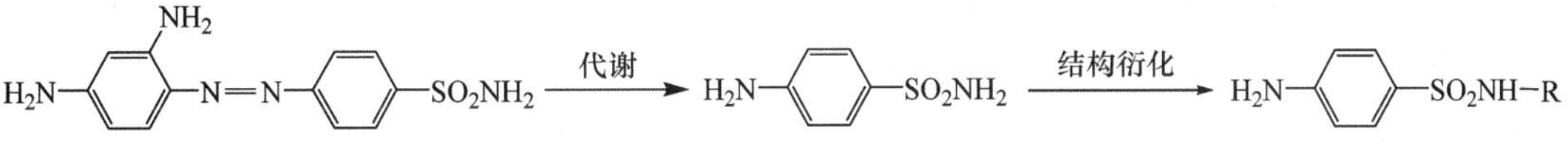

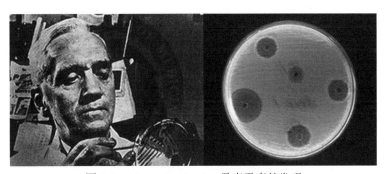

图 2-6 百浪多息、磺胺的结构式和磺胺类药物的结构通式

磺胺的发现不仅为人类对细菌感染性疾病的治疗提供了很好的药物，还给了人们一个重要的启示：某些药物进入体内后可经化学代谢产生新的化学物质而发挥活性。因此可以从药物体内代谢产物中寻找新药。1940 年 Wood 和 Fildes 在对磺胺类药物作用机制的研究中发现，磺胺类药物和细菌生长所需的对氨基苯甲酸结构相似，可以竞争性抑制细菌生长过程中重要的酶，使细菌不能生长繁殖，从而建立了"代谢拮抗"学说。这一学说不仅能够阐明了一些药物的作用机制，而且开拓了寻找新药的新途径。随后设计和发现了一些抗肿瘤药、抗病毒药、抗疟疾药、利尿药和抗菌防腐剂等。

微生物学的发展，也进一步推动了药物化学的发展。1929 年英国细菌学家 Alexander Fleming 在实验中偶然发现了人类第一个抗生素——青霉素（penicillin G，图 2-7）。青霉素的发现开辟了抗生素药物的新纪元。20 世纪 40 年代青霉素抗菌活性得到进一步证实，并首次应用于临床，成为第一个用于临床的抗生素药物。由于青霉素结构独特，抗菌活性强，在治疗学上带来了一次革命。

图 2-7 Alexander Fleming 及青霉素的发现

数十年来，青霉素拯救了无数肺炎、脑膜炎、脓肿、败血症患者的生命，其医用价值至今仍是不可估量的。青霉素的出现促使人们开始从真菌和其他微生物的代谢物中分离和寻找其他抗生素，同时开展了半合成抗生素的研究。随着四环素、链霉素、氯霉素、红霉素等类型的抗生素相继问世，特别是链霉素的发现，使得当时认为是不治之症的结核病得以攻克，这正是药物化学对人类的重要贡献之一。抗生素和半合成抗生素目前已成为临床应用的主要抗感染药物。

随着生命科学研究的深入，人们逐渐认识到体内存在的微量生物活性物质在体内扮演着重要角色，对调节机体和维持生命起到非常重要的作用。20 世纪 30 年代内源性活性物质的研究取得了进展，如利用性器官和孕妇尿作为原料提取制得甾体性激素，50 年代发现皮质激素（cortical hormones）具有广泛的抗炎和免疫抑制作用，对这些活性物质的结构修饰和改造得到一系列活性独特的药物。甾体激素类抗炎药及性激素类药物都是从上述内源性甾体激素衍生而来。20 世纪 50 年代新药发现数量的速度较之前有所下降，但 1952 年发现治疗精神分裂症的氯丙嗪（chlorpromazine）后，使中枢神经系统疾病的治疗有突破性进展。总之，20 世纪 30～60 年代这一时期，有大量的药物相继出现，因此这一阶段被称为药物发现的"黄金阶段"。

在上述药物发现发展过程中，药物化学学科的研究内容也在随之发生变化。20 世纪的上叶和中叶，药物化学是化学大学科中从事药物研发的一门应用性学科，也是药学大学科中进行药物的化学研究的最重要学科。它是一门医学、药学与化学的交叉学科。在这一时期，药物化学应用植物化学、有机化学和分析化学的理论、方法和技术，研究天然的和合成药物的物理化学性质、制备方法和工艺以及药物质量控制的定性定量检测方法。20 世纪 50 年代，药物化学已成为医学、药理学、生物化学等学科紧密结合的一门交叉学科，原来作为药物化学主要研究对象的药物合成和药物分析后来也分别发展成为"药物合成化学"和"药物分析"两个独立的分支学科，而药物的作用机制和药物设计理论和方法则成为了药物化学研究的热点。1920 年，美国化学会将药物化学分会改名为 Medicinal Products 分会，1948 年后正式采用 Medicinal Chemistry 一词作为分会的名称并沿用至今，也反映了药物化学学科研究对象和内容的变迁。

5. 药物分子设计时期　20 世纪 60 年代后随着细胞及分子生物学研究取得的重要成果，人们对机体的代谢过程和身体的调节系统疾病的病理过程有了更多的认识和了解，对蛋白质、酶、受体、离子通道的性能和作用有了更深入的研究，在此基础上，药物研究进入了基于靶标的药物设计和研究，并相继成功研究开发了多个系列新型的酶抑制剂、受体调控剂和离子通道调控剂类药物。例如，在非甾体抗炎药的环氧合酶抑制机制被阐明后，在 20 世纪 60 年代得到一系列环氧合酶抑制剂类的非甾体抗炎药；β 肾上腺素受体阻断剂盐酸普萘洛尔（propranolol）于 1964 年上市，α 和 β 肾上腺素受体及其亚型拮抗剂成为治疗心血管疾病的常用药物；20 世纪 70 年代发现维拉帕米（verapamil）对血管平滑肌钙通道具有拮抗作用，从而导致一系列钙拮抗剂的出现，特别是在对二氢吡啶类钙拮抗剂进行了比较深入的研究后，发现了一批各具药理特点的钙拮抗剂类抗高血压药物，如硝苯地平（nifedipine）于 1979 年上市；对钠离子和钾离子通道调控剂的研究，为寻找抗高血压药物、抗心绞痛药物和抗心律失常药物开辟了新途径；继卡托普利（captopril）于 1981 年上市后，一系列血管紧张素转换酶抑制剂成为治疗高血压、心力衰竭的重要药物；而羟甲戊二酰辅酶 A 还原酶抑制剂他汀类（statins）药物的出现，成为降血脂、防治动脉硬化的首选药物；作用于组胺 H_2 受体的抗溃疡药物等也相继问世。

20 世纪 70～90 年代是全世界科学飞速发展的年代。与药物化学相关的众多学科，诸如生物化学、分子生物学、分子遗传学、基因学和生物技术等生命科学的进展，为新药研究提供了理论依据和技术支撑。生物信息学的建立、各种信息数据库的出现及生物芯片的研制、组合化学和计算机辅助设计向药物化学的融入，极大地加快了新化合物的设计、合成和评价速度。一系列全新药物和所谓的重磅炸弹式新药先后上市，天然药物中青蒿素类抗疟疾药、喜树碱和紫杉醇类抗癌药物的发现，使原来已沉寂多年的天然药物的研究从先导化合物的结构多样性和作用机制的新颖性角度，再次成为研究热点。

随着新药研究和发展的加快，所合成的新化合物数量的增加，人们更加注重对构效关系的总结和研究，希望从中找出某些规律性，来指导新的药物的设计和现有药物的改进。20 世纪 60 年代对构效关系的研究，开始从简单的定性研究走上定量研究。在此基础上发展起来的定量构效关系（quantitative structure-activity relationship，QSAR），是将化合物的结构信息、理化参数与生物活性进行分析计算，建立合理的数学模型，研究构-效之间的量变规律，为药物设计及先导化合物的优化提供理论依据和指导。20 世纪六七十年代，这些模型所用的参数大多是由化合物二维结构测得，称为二维定量构效关系（2D-QSAR）。2D-QSAR 的研究和应用加快了新药研究的步伐。例如，在 20 世纪 70 年代后期的喹诺酮类抗菌药物的研究中，结合 2D-QSAR 的方法，发现了诺氟沙星（即氟哌酸）（norfloxacin），进一步研究与开发了一系列的含氟喹诺酮类（quinolones）抗菌药物。

随着生命科学和计算机科学的发展，分子力学和量子化学向药学学科的渗透，X 衍射和核磁共振技术的发展，数据库、分子图形学的应用，为研究药物与生物大分子作用的三维结构、药效构象、以及两者的作用模式、构效关系提供了理论依据和先进手段，在此基础上发展起来了三维定量构效关系（3D-QSAR），促进了计算机辅助药物设计（computer aided drug design，CADD）的发展，使药物设计更加趋于合理化。

20 世纪 80 年代以后，有机合成技术的发展加快了新化合物分子的合成速度，在固相合成方法基础上发展起来的组合化学（combinatorial chemistry）技术，可以在同一时间合成大量不同取代基的化合物，建立分子多样性的化合物库，结合高通量筛选（high through-put screening，HTS）技术，进行大范围、快速高效的活性筛选，加快了新药设计和发现的速度。

总之，20 世纪的后 30 年是药物化学学科发展的成熟期。随着医学、化学、生物化学、药理学、物理学、计算机科学技术和各种新的实验技术和方法的出现和发展，药物化学成了诸多相关学科交叉渗透的领域，已由早期对各类药物的分散描述发展为有完整的理论体系，以发现新先导物和创制新药为根本目标的药学学科的一门主导性的二级学科。

第三节　药物发现与新药研究

一、新药的研究与开发历程

新药的研究与开发是药物化学学科的重要和主要任务之一。药物化学作为药物研究的龙头学科，在新药研究中具有举足轻重的地位。新药创制过程是一个投资巨大的复杂的系统工程，也是一个耗时漫长而艰巨的过程。据世界范围统计，从启动研究到药物上市，平均时间估计为 12～14 年，平均耗资约 8 亿美元。在进行动物实验的化合物中，大约一万个中只有 10 个能进入临床试验，而仅有 1 个药物上市。新药研究与开发的成功率很低，原因之一是要求新研制的药物比临床应用的药物药效更好，并在药效学、药代动力学和毒理学等多方面的生物学性质优于已有的药物。新药的研究与开发历程分为新药发现和新药开发两大阶段，如图 2-8 所示。

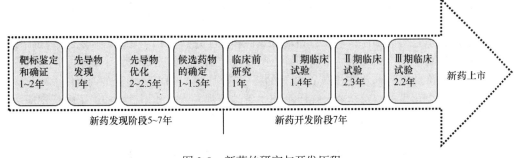

图 2-8　新药的研究与开发历程

1. 新药发现阶段　此阶段的主要内容包括：生物靶点的选择、检测系统的确定、先导化合物的发现与优化，得到候选化合物后经临床前的开发研究得到临床前药物。新药创制，首先应确定防治的疾病目标，并选定药物作用的靶点。由于病理过程由多个环节构成，当某个环节或靶点被干预或切断，则可能达到治疗的目的，因此，生物靶点的选定是研制新药的关键。20世纪的药物研究集中于细胞膜上的酶和受体为靶点，21 世纪研究的热点集中于在细胞内起关键作用的核酸与多糖为靶标，随着人类基因组计划的完成和分子生物学方法的应用，越来越多的药物靶点被认知，一些新颖的、重要的酶和受体成为研制独特作用机制的药物靶点。作用靶点选定后，需要建立生物学模型和体外评价方法，建立药理实验的基本动物模型等，以筛选和评价化合物的活性。一般首先采用离体方法，在分子水平、细胞水平，或离体器官进行活性评价，在此基础上进一步采用动物的病理模型进行体内试验。

对于一个新药研发项目而言，关键任务是要找到一个可供研究的先导化合物（lead compound），从先导化合物出发，经过进一步的结构改造、优化，最终得到活性高、副作用小的全新结构——新药。药物分子设计大体可分成两个阶段，即先导化合物的发现（lead discovery）和先导化合物的优化（lead optimization）。先导化合物简称为先导物，是通过各种途径或方法得到的具有某种生物活性的化学结构。先导物未必是可实用的优良药物，可能由于药效不强，特异性不高，药代动力学性质不理想，或者毒性较大等缺点，不能直接药用，但作为新的结构类型和线索物质，进一步对其进行结构修饰和改造，即先导物的优化，却是非常重要。针对先导化合物的活性、选择性、药物动力学性质及毒副作用，有选择地确定优化目标，通过结构变换或修饰，以使生物学性质臻于完善，达到安全、有效和可控的目的。

经过对先导物的优化得到候选药物，进一步扩大范围对其进行临床前的药学研究，药学研究包括药物化学、制剂学及质量标准的研究。药物化学部分包括对候选药物化学结构的确证、物理化学性质（溶解度、稳定性、脂溶性、晶形等）的研究、合成工艺路线研究等。结合药理学及毒理学研究结果，进行综合评价，判断候选药物是否可以成为（investigating drug，IND）。在药学研究中，安全性评估是核心，包括在实验室条件下进行的各种毒性试验，如单次给药的毒性试验、反复给药的毒性试验、生殖毒性试验、致突变试验、致癌试验，以及与评价药品安全性有关的其他毒性试验。只有表现为安全、有效的候选药物才可能进入临床试验。还包括专利申请、市场竞争等评估之后，并向药管部门申请临床研究。

2. 新药开发阶段 新药发现阶段的药效学评价等研究均为动物实验结果，而人类与动物的药效学和药动学反应存在差异，动物病理模型与人类疾病也有较大差异，对动物有效、耐受性良好的药物，在人体中的情况不一定能够重现，甚至有时会相反，因此，药物必须经过四期临床试验和新药的生物等效性试验才能完成对研究中药物的评估，以判断是否可以作为新药上市而被应用于临床。新药的临床研究必须严格遵守 GCP（新药临床试验管理规定）规范进行，以保证临床研究的合理性、科学性、准确性和可靠性。

Ⅰ期临床试验是初步的临床药理学人体安全评价试验，主要在健康人体中进行（20～100人），目的是观察人体对于新药的耐受程度、安全性及药物代谢动力学，提供给药方案。Ⅱ期临床试验是随机双盲对照临床试验，对新药有效性和安全性作出初步评价，确定药物在临床上的实用价值，如对何种疾病有限、有效剂量范围及最佳给药方案。Ⅲ期临床试验是扩大的临床试验，进一步评价药物的有效性和安全性。通常三期临床试验结束后确定是否可以上市。Ⅳ期临床试验是新药上市后的跟踪检察，在广泛使用条件下观察疗效和不良反应，了解长期应用后的最佳剂量、给药方案和不良反应，对药物进行全面正确的评价。安全性评价贯穿临床试验各个阶段。

在药物的研究与开发过程中涉及多种学科与领域，包括分子生物学、分子药理学、药物化学、药理学、毒理学、药剂学、制药工艺学等，多学科多环节之间的统筹协调与合理安排，才能使新药的研究和开发顺利进行，获得安全、有效、可控的药品，为人类健康服务。

二、先导化合物的发现

药物研究的目的就是寻找高效低毒、结构新颖的新化合物并将其开发为新药。而药物对机体的作用，表现为药效与毒性，本质上是药物（小）分子与生物大分子在三维空间中的物理和化学过程，其根本与药物的化学结构有关。有效、安全和可控是药物的基本属性，在一定意义上，这些属性是由药物的化学结构所决定的，显然，发现和构建药物的化学结构是创制新药的起始点和主要组成部分，药物分子设计则是实现新药创制的主要途径和手段。

不同历史时期药物发现的方法和途径随所在阶段的相关学科的发展水平而不同。如前所述，药物的发现，首先要找到一个先导化合物，从先导化合物出发，经过进一步的结构改造、优化和设计，最终得到安全有效的新药。为了减少盲目性，降低消耗，缩短周期，多年来，药物化学家在药物发现（drug discovery）过程中积累了丰富的经验。先导化合物的发现途径可归纳为图 2-9 所示。

1. 从天然产物提取物中发现 从天然产物中提取有效单体并进行相应的结构改造，是药物开发的一个重要手段，目前约有一半的临床用药是天然产物及其衍生物。

自然界的生物多样性决定了天然产物的分子多样性，而多样性的天然产物，为先导化合物提供了重要来源。在药物发现的早期阶段，利用天然活性物质几乎是唯一的治疗手段。时至今日，从动植物和微生物体内分离鉴定具有活性的物质，仍然是先导物甚至是药物的主要来源。植物、动物、微生物及海洋生物等在进化过程和物竞天择的竞争环境中，为了自身的生存和种群的繁衍，保留了各式各样的次级代谢物质，因此自然界富含大量潜在的先导化合物。天然生物活性成分往往有新颖的结构类型，而新型结构常常有独特的药理活性。

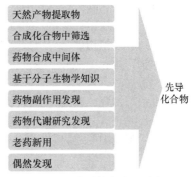

图 2-9 先导物的发现途径

植物来源：草本植物、灌木和树木长期以来或直接使用或作为先导物的来源。例如，具有止痛作用的吗啡来自于罂粟；抗疟疾药物奎宁来源于金鸡纳树的树皮；从紫杉中提取得到的抗癌物紫杉醇；这些化合物自身有效，作为先导结构，被衍化为性能更优良的药物。

例如，青蒿素（Artemisinine，Qing Hao Su）是我国诺贝尔奖获得者屠呦呦等药学工作者自黄花蒿（*Artemisia annua*）分离出的倍半萜类化合物（图 2-10），具有强效抗疟疾作用。由于青蒿素生物利用度低，经结构优化得到生物利用度更好的蒿甲醚和琥珀酸单酯钠青蒿琥酯，临床用于治疗各种疟疾。

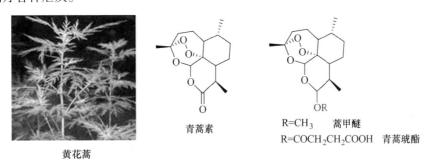

黄花蒿

青蒿素

R=CH₃ 蒿甲醚
R=COCH₂CH₂COOH 青蒿琥酯

图 2-10 黄花蒿、青蒿素及其衍生物

抗糖尿病药物二甲双胍（metformin）是从豆科植物山羊豆（*Galega officinalis*）中发现的先导结构山羊豆碱（galegine）衍化而来的。1927 年的一项研究发现，给兔和狗注射较高剂量的山羊豆碱，能使他们出现类似低血糖的症状，随后进行的人体试验验证了这一结论。之后合成了一系列的胍类衍生物，研究发现双胍类化合物的降糖作用比胍类更强，安全性也更好，从众多的双胍化合物中得到苯乙双胍（phenformin）及二甲双胍，前者由于副作用已较少使用，而二甲双胍尽管降血糖机制还不十分确切，并不妨碍其成为治疗糖尿病的一线药物在全球被广泛使用。除了降血糖，二甲双胍的其他作用也相继被发现，如保护心血管、预防肿瘤、减肥、减缓衰老等。

山羊豆碱   二甲双胍   苯乙双胍

世界上存在着大量不同的植物物种。民间的药物和记录通常给出了何种植物最有可能含有先导化合物的线索；世界上的植物群仍然为发现新型的先导化合物提供了巨大的潜在资源，因此研究每一种植物都是一项很杰出的工作。

动物来源：动物来源的先导结构的研究相对较少，但也有非常成功的范例。作为动物自我保护的毒液和毒素预示着它们在体内可与某些重要的分子靶点产生强烈的相互作用。例如，金环蛇毒可与乙酰胆碱受体结合，蜂毒明肽可阻断钙通道和激活钾通道等，因此，毒液和毒素为设计与那些靶点分子相互作用的药物提供了有用的先导化合物。例如，抗高血压药物卡托普利是由蛇的毒液中发现的多肽替普罗泰演化而得到的。

Glu-Trp-Pro-Arg-Pro-Gln-Ile-Pro-Pro

替普罗泰　　　　　　　　　　卡托普利

微生物来源：微生物代谢产物已成为像青霉素、链霉素、四环素等抗生素的常见来源，也成为半合成青霉素和头孢菌素的抗菌药物的先导结构，由此得到的大量抗菌药物在药物发展过程中发挥了重要作用。自然界存在的微生物种类繁多，微生物代谢产物极其复杂，是发现与研制新药的丰富来源。除了抗细菌，目前已有应用的包括抗肿瘤、抗真菌、抗病毒及作用于心血管和免疫系统等。例如，从青霉菌 *Penicillium citrinum* 和从 *Aspergillus terreus* 的培养液中分别得到的美伐他汀（mevastatin）和麦维诺林（mevinolin），可以选择性地抑制内源性胆固醇合成的关键酶而具有降胆固醇作用，并以此为先导结构衍生出目前广泛应用的他汀类降血脂药物。

R=H　　美伐他汀
R=CH$_3$　麦维诺林

2. 从合成化合物中筛选先导结构　　从众多的化合物中挑选出具有某种生物活性的先导物的过程即筛选，筛选是发现先导结构的重要和主要方法。一般选择与病理状态类似的试验模型进行筛选，应用较多的是体外试验（*in vitro*），包括酶抑制法、细胞试验、离体器官试验等。通常先采用特定的药理学模型对大量化合物进行具有针对性的大规模筛选，即随机筛选，其是半个世纪以来被广泛采用的行之有效的筛选方法，可较快地发现有效化合物。近 20 年来，美国国家癌症研究所等为发现抗癌药物进行了大规模的筛选，每年对数万种化合物进行体内外抗肿瘤、抗细菌和抗病毒试验。高通量筛选方法的应用，为随机筛选节省了大量的费用和时间。对于少数结构复杂的独特化合物还可进行广泛的药理学评价，即彻底筛选，通过多系统的药理学研究（中枢神经系统、心血管系统、消化系统、抗菌、抗病毒等），以确定其是否具有令人感兴趣的药理学活性。

高通量筛选（high through-put screening，HTS）是将机器人工程与体外试验小型化和受体化相结合而产生的一种快速筛选技术，可以将多种生物学靶标（30～50 个不同的生化评价方法）同时用于数千种化合物进行筛选，自 20 世纪 80 年代应用于药物筛选以来，已有许多成功的例子。为了适应高通量筛选所需的大量化合物数目，有机化学家发展了组合化学技术来高效构建大规模化合物库，已使化合物的数量已由 20 世纪初的 55 万种提高到现在的近 2700 万种，与高通筛选相结合，使新药的筛选能力大大提高，已成为当今药物筛选的主要方法。

寻找新型化学结构的方法还可以利用计算机搜索化学数据库，即虚拟筛选，通过比较已知药物与某一受体的结合和确定常见药效团而完成（即键合活性所需的原子和官能团）。如果所确定化合物在结构上与那些正在应用于此领域的药物不同，它们有可能被测试是否具有某一活性，如果有活性，即可成为新型先导化合物。图 2-11 表示了在后基因时代药物筛选的途径。

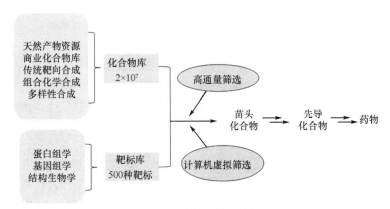

图 2-11　药物的筛选途径

3. 药物合成中间体作为先导物　合成天然活性物质或药物合成的中间体，它们化学结构之间往往具有相似性或相关性，或者存在有相同的药效团，这种合成的中间体有时会呈现与终产物相似、相同或更优良的活性。例如，在磺胺类抗菌药磺胺噻二唑的中间体缩胺硫脲，经筛选发现对结核杆菌有强效抑制作用，最终得到抗结核药阿密硫脲（amithiozone）；在合成硫代缩氨脲类化合物时，发现中间体异烟肼（isoniazid）的抗结核作用更强。在对异烟肼的结构进行修饰以设计更强的抗结核药时，发现了异丙烟肼（iproniazid）对单胺氧化酶有抑制活性，继而得到肼类单胺氧化酶抑制剂作为抗抑郁药。

H_3CCOHN—⬡—CH=$NNHCNH_2$（S）

阿密硫脲　　　　异烟肼　　　　异丙烟肼

从北五味子（*Schisandra chinensis* Bei）果实中分离的五味子丙素（schisandrine C）能降低氨基转移酶，具有肝脏保护作用，在合成此类联苯化合物中，发现中间体联苯双酯（bifendate）的保肝作用强于五味子丙素，对其酯键之一进行还原得到活性更强的双环醇（bicyclol，百赛诺），二者都作为保肝药物用于临床。

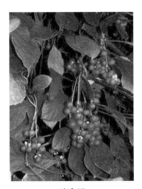

五味子　　　　　　　五味子丙素

联苯双酯　　　　　　　　　双环醇

4. 基于病理学、分子生物学等知识的先导结构的设计　以已知的病理学相关分子生物学等知识为依据，有目的地进行分子设计，即合理药物设计，已成为寻找先导结构的重要方法之一。此类有的放矢地进行药物设计，最理想的是要清楚药物将要作用的靶点。一旦一些生理、病理过程被阐明，就会给药物设计带来全新的机遇。生物化学、分子生物学和分子药理学的迅速发展，特别是基因组学和蛋白组学的发展，为系统地寻找和研究生物活性物质开辟了广阔领域，为药物分子设计提供了新的靶点和先导物。例如，反应产物、代谢中间体和终产物，都可以作为设计药物分子的出发点，对这些调节机体的活性物质在结构上进行改变，或可增强、阻断与拮抗原生理生化过程，对异常的或失衡的机体功能发挥纠正或调节作用。

例如，炎症的重要介质 5-羟色胺的功能被解释后，寻找其受体拮抗剂以治疗各种原因引起的炎症。另一方面，在风湿性关节炎患者的尿中，有高水平的色氨酸的代谢产物，因而，以含吲哚环的化合物为先导结构，在众多取代的吲哚-3-乙酸化合物中，得到了吲哚美辛（indomethacin）作为解热镇痛药和关节炎治疗药。

5-羟色胺　　　　　　　　　吲哚美辛

组胺 H_2 受体对胃溃疡的调节作用被阐明后，以设计合成 H_2 受体拮抗剂为目的进行药物设计筛选，最终得到第一个抗溃疡药物西咪替丁（cimetidine），并由此开始衍生出一大类 H_2 受体拮抗剂抗溃疡药物。

组胺　　　　　　　　　　　西咪替丁

20 世纪 80 年代后期，人们发现一氧化氮（nitric oxide，NO）在体内起到重要作用，是体内的血管内皮舒张因子（EDRF），具有舒张血管作用，在此基础上开展了对一氧化氮供体药物的研究。如硝普钠（sodium nitroprusside）在体内代谢产生一氧化氮而发挥血管扩张作用，可用于其他降血压药物无效的高血压危象、心力衰竭等。硝酸甘油（nitroglycerin）等硝酸酯类药物虽然早已在临床使用，后来发现其作用机制也与释放一氧化氮有关，通过补充内源性一氧化氮的不足，扩张血管，改善心肌缺氧区耗氧量而缓解心绞痛。

$$Na_2[Fe(CN)_5NO]$$

硝普钠　　　　　　　　　　硝酸甘油

5. 由药物副作用发现先导化合物　机体的各种器官或组织细胞含有多种受体、酶或其他生物大分子，理想的药物应只对某个器官或组织（即靶器官或组织）的特定受体或酶发生相互作用，或者只对病原体的某生物大分子起作用，产生特异性。然而，临床应用的药物对靶组织的特异性不高，导致在用药时出现副作用等不良反应，然而，通过对副作用和作用机制的深入研究，并以此作为线索，有可能使其发展为另一类新药的先导化合物。

例如，20 世纪 40 年代大量磺胺类药物进入临床使用，多种药物出现不同的副作用，为磺胺类药物的其他用途提供了线索。用磺胺异丙噻二唑治疗伤寒病，大剂量使用时会造成死亡，研究发现是由于药物刺激胰腺释放胰岛素，引起急性和持久地低血糖而导致死亡，但这并没有引起人们的注意。与此同时，临床发现氨磺丁脲（carbutamide）的降血糖作用更强，才开始将磺胺类作为治疗糖尿病的药物进行研究，合成了 12 000 余种磺胺类化合物，找到了降血糖作用更强的格列吡嗪（glipizide）等，从而发展为一大类磺酰脲类（sulfonylurea）胰岛素释放剂用于抗糖尿病。利尿剂乙酰唑胺（acetozalamide）、氯噻嗪（chlorothiazide）等也是由磺胺类副作用衍生而来。

磺胺异丙噻二唑　　　　　　　　　　　　　　　氨磺丁脲

格列吡嗪

6. 通过药物代谢研究发现先导化合物 药物对于有机体而言被视为外来物，机体为自身的保护和防御对药物进行生物转化即代谢，转变为易溶于水的结构以利于排泄。大多数药物生物转化后其活性降低或失去，即代谢失活。但有的药物经代谢后产生的代谢产物活性提高，即代谢活化。经生物转化作用产生药理作用更强的代谢产物可以作为先导化合物，甚至直接作为新药，已有不少成功的实例。例如，解热镇痛药非那西丁（phenacetin）在体内代谢为对乙酰氨基酚（acetaminophen），活性更强，而且副作用更低。

非那西丁　　　　　　　　　　　　　　　对乙酰氨基酚

抗抑郁药丙米嗪（imipramine）体内经去甲基代谢，其产物地昔帕明（desipramine）保持了抗抑郁活性，且毒性更低。

丙米嗪　　　　　　　　　　　　　　　地昔帕明

7. 老药新用——追加适应证 药物在临床应用过程中有时会发现许多老药具有某些新的药理活性，虽然不是新发现的先导化合物，可以认为是发现原药物的新的作用机制，在新作用机制的基础上研究设计新型先导结构。典型实例是解热镇痛药阿司匹林的新用途不断被发现，因具有抗凝活性而广泛用于心脑血管疾病的预防和治疗。再如，用于治疗重症肌无力的加兰他敏（galantamine），其作用机制是胆碱酯酶抑制剂，当发现胆碱酯酶抑制剂可改善脑功能后，加兰他敏被用于治疗早老性痴呆，现已成为早老性痴呆的一线治疗药物。

加兰他敏

8. 偶然发现　许多药物的发现带有偶然性，如 Fleming 发现青霉素开辟了抗生素治疗的新纪元，这一划时代的成就却完全始自丁偶然的事情。异丙嗪类麻醉药，第一个作为安定药的氯氮䓬等都是偶然发现得到的。再如抗肿瘤药物顺铂的发现，Rosenburg 在研究电流对大肠杆菌生长的作用时，观察到菌体细胞变长，研究证明是铂电极在电流的作用下生成了铂配合物释放到溶液中而影响了大肠杆菌的生长。进而在细菌的培养液中加入顺式的铂配合物就会使细胞变长，再用顺铂（cisplatin）研究对移植性肿瘤试验时表明有强效的细胞毒性，从而开辟了顺铂类化疗药物。可见适时地捕获机遇和仔细地分析研究，是成功的关键。不可否认，偶然发现曾经在药物研究开发的各个时期扮演着重要角色，有时甚至起到极为重要的作用。但总体而言，偶然发现概率低，受人为因素影响较大，现代科学的进步使偶然发现的作用变得越来越小。

顺铂

以上介绍了一些先导物发现和设计的途径和方法，一旦先导化合物被发现，需尽可能多地合成其类似物，通过对大量类似物的活性研究以确定在先导化合物与其靶点结合上及对其活性有重要贡献的官能团，进一步研究构效关系；研究类似物的活性变化及不良反应等结构信息，为进一步的药物开发指明方向。针对先导化合物的不同性质采用药物合成原理对其进行进一步的结构优化，最终得到活性强、毒性低、性质优良的新药，具体的优化方法在后续的药物化学等相关课程中介绍。

第四节　药物化学前沿发展动态及发展方向

药物化学是化学、生物学、医学、计算机科学和药学中其他分支学科的交叉领域，随着其他学科的不断发展和融入，药物化学研究的内容和范围也在不断地变化和扩展。药物化学的发展与众多相关学科的发展密不可分，如根据生化机制设计新化合物的方法现已发展为化学基因组学，它是药物化学与基因组学交叉互动的平台；在分子水平上研究药物作用机制的分子药理学，使药物化学和药理学在活性分子设计和作用机制研究方面融为一体。药物化学是新药研究开发的最重要的支柱学科，当代药物化学的核心内容是设计发现新药，与新药研发相关的学科、方法、技术的发展推动了药物化学的发展。药物靶点的发现与确证、药物筛选技术及化合物来源是新药研发的主要研究内容。

1. 新靶点的发现　随着人类基因组、蛋白质组学、结构生物学和生物芯片等研究的深入，大量与疾病相关的基因被发现，这也给新药的设计提供了更多的靶点分子。人类基因组完成后，药物靶点预计从现有的 500 多个会发展到 5000～10 000 个。新的药物作用靶点一旦被发现，往往会成为一系列新药发现的突破口。由于疾病发病机制的复杂性，一种疾病与多种病理因素相关，治疗一种疾病也常与多种药物靶标有关，而一种药物也常作用于多个靶标。近年来，选择性很高的作用于单靶标药物在临床应用中出现的各种问题，使今后双靶标和多靶标药物又成了新药研发的热门领域。通过干扰与基因表达有关的信号分子的药物也是今后药物化学研究重点之一。基于疾病信号网络通路的药物研究，如与信号转导有关的各种蛋白激酶、细胞因子和趋化因子的调控剂的研究也将是今后新药研究的热门领域，是攻克自身免疫性疾病、神经退行性疾病和肿瘤等重大疾病的重要途径。

2. 药物筛选技术的发展　无论是合成药物还是天然药物，药物的筛选途径都经历了由偶然发现到主动筛选，由盲目性较大的经验式、机遇性的普筛逐渐过渡到定向设计或理性筛选。随着现代科学技术的发展，药物筛选的发展和新技术的出现密切相关。随着细胞生物学、分子生物学和基因组学等学科的发展，出现了一系列新技术和方法。①高通量筛选：是20世纪80年代后期出现的以药物作用靶点为主要对象的细胞和分子水平筛选，具有微量、快速、准确的特点，大大加快了药物筛选的速度。目前，该技术已成为主动药物筛选的主要技术手段。尽管高通量筛选是建立在单个药物作用靶分子的基础上，无法全面反映化合物的生物活性特征，但对创新药物的研究起到不可替代的作用。②高内涵筛选：是在保持活细胞结构与功能完整的前提下，应用高分辨率的荧光数码影像系统，同时检测药物对细胞形态、生长、凋亡、代谢途径、信号转导等多个指标的影响，进行多元化、多功能的筛选。该技术已成功应用于新药筛选中。③计算机模拟药物筛选：随着结构生物学、大分子晶体学和多维核磁技术的发展，利用分子力学、量子化学的计算方法，结合图形学显示系统，研究药物分子与靶标之间的分子相互作用模式，对化合物进行活性虚拟筛选，并指导药物设计，已成为当今药物化学发展的前沿领域。④此外，基因工程技术，如重组受体、转基因动物模型、基因探针、基因芯片技术，通过研究靶标克隆、重组蛋白表达和靶标的突变来建造药物筛选所需的细胞株和实验动物，使新药筛选模型和分子设计更接近疾病的真实情况，在药物筛选中发挥着重要作用。⑤随着新的合成方法学的不断发展，多样性合成生物筛选技术也有待进步，为多样性化合物库提供更快捷、更多样的生物筛选，以实现多样性化合物库的生物功能多样性。

3. 化合物来源　随着高通量筛选技术的应用，传统的有机合成方法已满足不了药物筛选的需求，在固相合成基础上建立的组合化学合成技术可以高效地构建大规模的化合物库。目前化学家通过组合化学技术合成的化合物的数量已由20世纪初的55万种提高到现在的近2700万种。但是，人们发现，组合化学虽然为药物发现提供了大量的可供筛选的化合物，但同时期开发出的新药数量却没有如预想的明显增加。认为可能与组合化合物库缺乏结构多样性有关，组合化学是通过围绕特定的分子骨架进行取代基的修饰，得到的是结构类似的化合物。化合物的分子结构多样性是实现其生物活性多样性的基础。近年来，以构建分子结构多样性为目的的合成方法学研究，如多样性合成、点击化学等取得了一定进展，基于多样性合成已经构建了大量的优质化合物库，包括低分子质量的片段库、大环化合物库、类天然产物库及基于优势结构的化合物库等。这些化合物在生物筛选中有望命中许多传统化合物库"无药可及"的生物靶标，通过其发现的活性分子往往具有结构新颖性。可以预见，多样性合成，尤其是兼顾类药性的多样性合成，将是未来构建优质化合物库的必然趋势。与此同时，新的多样性合成的方法和应用也将不断涌现，为生物靶标和生物筛选提供更多的新型结构，并有望提高化合物库筛选的命中率，加速新药发现的过程，推动药物化学和化学生物学等领域的研究。

在化合物来源方面，天然生物活性物质始终是化学结构多样性先导物的重要而不可替代的源泉。应用现代新分离技术和方法，从天然产物内源性活性化合物和深海细菌中获得微量、活性特异、化学结构独特的先导物，提供更多的药物新资源，仍是药物化学研究的重要方向。

4. 疾病诊疗领域 目前临床上有多类疾病尚缺少有效药物，如恶性肿瘤、心脑血管病、退行性疾病、糖尿病、精神性疾病、自身免疫性、各种遗传性疾病及病毒和耐药性微生物感染的传染病仍是药物化学和新药研发的攻坚领域。随着诊断医学和转化医学（translational medicine）的快速发展，生物标记和诊断试剂的设计和制备将是药物化学的又一新领域。人类功能基因组的不断进展，使许多与疾病相关的蛋白质被鉴定，蛋白质类药物将成为今后新药研究的热点。药物基因组学揭示了药物代谢酶系的多态性及由此引起的药物作用的个体差异，因此个性化用药也将是药物分子设计的新领域。

总之，随着现代医学、化学、分子生物学、分子药理学等学科的新发展和多种合成新方法新技术的不断改进，将使药物化学的药物分子设计、合成及活性筛选建立在日臻完善的新理论、新方法和新技术基础之上，推动药物化学及新药发现向更加科学、高效的方向发展。

第五节　药物化学学习指导

如上所述，药物化学学科涉及化学、生物学、计算机技术等众多学科，因此，学好药物化学的前提是要掌握多门与之相关的基础课程。根据药学相关专业的教学计划，在学习药物化学课程之前，首先要学习相关化学及生物学的基础课程。需要强调的是由于药物化学的学习及研究对象是有机化合物，因此，在化学学科中，有机化学对药物化学而言，是最为重要而且必需的基础课；药物的作用对象是生物大分子，生物化学、生理学等生物学课程也是学好药物化学的必须前提。

药物化学的课程内容在不同的教科书中的分类编排方式不尽相同，但总体内容通常包括"各论"和"总论"两大部分，"各论"是关于现有药物的药物化学，"总论"是关于药物设计及新药研究原理与方法，后者通常被单独开设为"药物设计学"课程进行学习。

一、关于现有药物的药物化学部分

药物化学课程的主要内容是学习现有的已在临床应用的药物的相关内容。药物化学中药物的分类方法包括：根据药物作用于人体的部位分类、根据药理作用不同分类和根据药物化学结构分类。根据药物作用于人体的部位可分为中枢神经系统药物、消化系统药物、心血管药物、呼吸系统药物、内分泌系统药物等，根据药理作用不同可分为镇静催眠药、镇痛药、镇咳药、抗肿瘤药物、抗菌药、抗真菌药、降血糖药等，根据药物化学结构可分为磺胺类药物、甾体类药物等。

①首先了解每一类药物的发展历史；②掌握每一类药物的结构类型、结构特征；③以代表药物为例，根据药物的结构特征，分析理解其理化性质；④根据药物的结构了解其体内代谢过程；⑤根据作用靶标学习其作用机制及不良反应；⑥掌握构效关系；⑦掌握部分药物的制备方法。综上可见，对于现有药物的学习，要以药物的化学结构为核心，无论是结构类型、理化性质、构效关系、代谢及制备均由化学结构所决定，因此，掌握不同类型药物的化学结构是药物化学学习的重点。

二、关于新药设计部分

新药设计是在学习了药物化学的基本内容后，以新药设计与发现为核心内容，重点是学习新药设计的基本原理、方法及相关内容。

思 考 题

1. 药物化学研究的主要内容有哪些?
2. 为什么说青霉素的发现在治疗学上带来了一次革命?
3. 为什么 20 世纪 30～60 年代被称为药物发展的黄金时代?
4. 简述药物发现的主要途径有哪些。
5. 通过不同途径发现的活性化合物为什么通常不能直接作为药物而只能作为先导化合物?

（边晓丽）

第三章 药 理 学

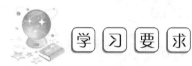

学 习 要 求

1. 掌握：药理学相关概念及意义。
2. 熟悉：药物转运过程、受体及信号转导过程。
3. 了解：药理学发展史及发展动态。

第一节　药理学基本概念和发展简史

药理学（pharmacology）是研究药物影响机体功能及与生物系统相互作用规律的一门学科，也是研究药物预防、诊断和治疗疾病的机制的学科。药理学是医学和药学的一门重要专业课程，是连接基础医学和临床医学的桥梁，更是药学与医学的"纽带"。

药理学是由希腊字 *Pharmakon* 和 *Lo-gia* 两字合并而成；前者是指药物或毒物，而后者是指研究，因此药理学也可定义为研究药物在生物体内的生理或生化变化的一门科学。广义的药理学是指研究药物的生理和生化作用、作用机制、体内的吸收、分布、代谢、排泄、治疗用途、不良反应、剂量与效应的关系等的科学。

药理学的学科任务是改善药物的体内过程，阐明药物的作用机制，提高药物疗效，研究新药、发现药物新用途并为探索细胞生理生化及病理过程提供重要依据。

药物的发展在我国可追溯到公元1世纪的《神农本草经》，其收载药物365种。唐代的《新修本草》，是我国第一部药典，收载药物884种。明代李时珍的《本草纲目》是一本科学巨著，历时27载，全书190万字，共52卷，收载药物1892种、方剂11 000多条、插图1160幅，全世界广为传播，是药物发展史上光辉的一页。

早期西方人发现许多植物能够产生或分泌一些影响动物活动和生理反应的化学物质，这些化学物质激起了人们的好奇心，最后为人所用。古代阿拉伯地区修道院的修行者发现山羊进食咖啡树浆果后彻夜兴奋，由此发现并开始饮用咖啡；毒蘑菇或致命性的颠茄植物（含有颠茄生物碱阿托品和东莨菪碱）常用于投毒，还用于扩瞳；麻黄（麻黄碱）作为一种兴奋剂在中国有着近五千年的使用历史；美洲印第安人在数个世纪中利用箭毒马鞍子制作毒箭以猎取动物为食；人们还用罂粟汁（鸦片）缓解疼痛和治疗腹泻，并发现它的活性成分吗啡及其成瘾性。

在17世纪末的西方国家，人们效仿物理学科的研究方法，利用观察和实验手段逐渐建立起科学的药学研究体系。随着药学研究在疾病研究中价值的凸显，医生们开始将这些方法应用到传统药物的研究与治疗中。因此，药物学（materia medica）开始作为药理学的早期阶段发展起来，主要关注药物制剂和临床使用。然而，由于缺少药物活性物质的纯化方法及药理作用的统计学检验方法，药物的作用机制并未真正掌握。

18世纪末和19世纪初，弗朗西斯·马让迪（Francois Magendie）和他的学生克劳德·伯尔纳（Claude Bernard）开始发展实验生理学（experimental physiology）和药理学的研究方法。18世纪、19世纪及20世纪早期，化学和生理学的进步为研究药物如何在器官和组织水平发挥作用奠定了基础。

在同一时期，所有的生物学领域蓬勃发展。新概念的提出和新技术的引进，有关药理作用、作用靶点和药物受体的研究取得显著性进展。最近半个世纪中，人们又发现许多全新药物和现有药物家族中的新成员。基于过去三个世纪药物研究成果的积累，人类已发现大量的药物作用机制，并且能够分离药物受体、分析受体结构特征并加以克隆。然而，尚有许多孤儿受体（orphan receptors）的配体还未被发现，研究显示此类受体在局部环境中的功能并非孤立，有可能受到其他受体或共调节蛋白的强烈影响。

随后人们相继发现许多陆地和海洋动植物具有天然药用价值，它们含有多种药理活性成分，尤其是对微生物和真核生物有致命作用。然而，药物的发展最终得益于合成有机化学的发展，特别是始于染料的革命。顾名思义，染料是对生物组织具有选择性亲和力的有色化合物。保罗·埃尔利希（Paul Ehrlich）提出假设：组织中存在能和染料作用并固定染料的化学受体，微生物或寄生虫中也存在某种独特受体可特异性结合某些染料，这种选择性对正常组织却不起作用。1907年，埃尔利希发现肿凡纳明，专利称为"酒尔佛散"，暗示化学品将是人类的救星，由此他的事业达到顶峰。在青霉素发现之前，这种含砷化合物和其他有机砷对梅毒治疗有着宝贵价值。在此期间，哈德·杜马克（Gerhard Domagk）发现另一种染料百浪多息（临床第一类有效的磺胺药）对链球菌感染有显著疗效。因此，人类进入了抗菌化疗时代，推动了20世纪中期药理学理论及实验技术的快速发展（图3-1）。

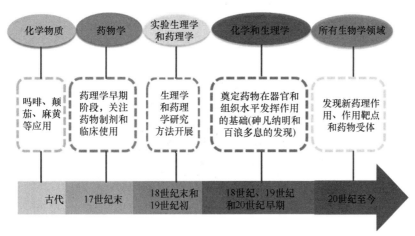

图3-1 药理学发展简史

药理学作为基础医学和临床医学的桥梁学科，又可延伸出许多三级学科，如分子药理学、生化药理学、神经药理学、免疫药理学、遗传药理学、时辰药理学和临床药理学等。这些分支学科分别从不同的层面研究药物，以阐明药物作用特点和应用。分子药理学主要应用分子生物学理论和技术，研究药物的作用靶点和机制；生化药理学是应用数学手段，定量地研究药物的作用规律；神经药理学旨在研究药物与内源性活性物质对神经系统作用及应用；免疫药理学则是研究药物对免疫系统的调控作用及临床应用；遗传药理学主要根据药物基因组学，研究遗传基础对药物代谢和效应个体差异的影响，以期针对不同患者的遗传特性制定最佳治疗方案；时辰药理学则旨在研究药物和生物周期之间的规律；临床药理学则是通过研究药物与人体之间的相互规律，探讨临床用药的安全性、有效性，制定个体化方案，减少药物不良反应等。总之，这些分支学科为药理学的发展和壮大奠定了基础。

第二节 药理学的基本内容

药理学主要研究药物进入体内后机体对药物的处置，以及药物对机体的作用及其机制，前者为药物代谢动力学（pharmacokinetics），后者为药物效应动力学（pharmacodynamics）。

一、药物代谢动力学

药物代谢动力学主要是阐明药物在人体内的动态变化规律和特点，即药物的吸收、分布、代谢（生物转化）和消除的过程（图 3-2），以明确药物到达作用位点的量及产生作用的时间。理解和应用药物代谢动力学的原理可提高药物疗效，减少药物的不良反应。

实际治疗中，药物必须以便捷的给药途径到达期望的作用部位。大多数情况下，药物活性分子具备足够的脂溶性与稳定性。然而，某些情况下，无活性前体化合物更容易被吸收，给药后在体内转化为活性成分。这种前体化学物质被称为前药（prodrug）。将药物直接运送至靶组织只在少数情况出现。例如，抗炎药局部应用到炎症皮肤或黏膜。通常，药物需从身体的某个部位转移到另一个部位发挥作用，如抗癫痫药必须从肠道转移到大脑，这就需要药物从给药部位吸收、运送、分布到靶点，在此期间药物需经渗透通过多种隔室屏障。对于在中枢神经系统发挥作用的口服药物，这些屏障包括肠壁组织和血脑屏障。在药物发挥作用后，机体还必须以适当的速率代谢药物，并有效排泄和清除药物。

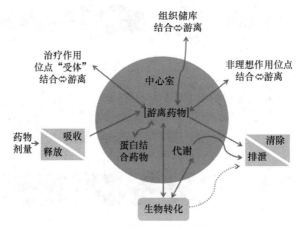

图 3-2　药物代谢动力学过程

（一）药物的扩散

药物主要通过扩散的方式进出细胞或机体，有被动扩散和主动转运两种方式。机体的隔室组织大部分是脂质屏障，也有少量的含水腔室。由于脂质屏障与含水腔室相互独立，药物的脂水分配系数决定了分子如何在水和脂质之间移动。弱酸或弱碱情况下，药物分子从水中转移到脂质或从脂质转移到水中的能力随 pH 的变化而不同。例如，药物经肾脏排泄过程中，几乎所有的药物都通过肾小球滤出。如果药物在肾小管是以脂溶性形式存在，大多数则经被动扩散重吸收进入机体。因此，可采用阻止药物从肾小管中重吸收的方法来加速药物排泄（如药物过量情况下），如调节尿液 pH 使大部分药物以离子态存在，以改变药物在尿液中的浓度。弱酸药物在碱性尿液中排出更快；弱碱物在酸性尿液中排出更快。另外，当其他体液与血液的 pH 不同时，也可导致药物重吸收。这些体液包括胃和小肠内容物、母乳、房水、阴道和前列腺分泌物等。

有些物质如肽、氨基酸和葡萄糖太大或不溶于脂质以致不能经被动扩散转运，需要有特殊载体完成此过程。这些载体转运方式不同于被动扩散，它们通过主动转运或易化扩散转运。这些扩散过程具有选择性、饱和性、可抑制性的特点。许多药物或具有相似结构的肽、氨基酸或糖类可以通过这些载体完成跨膜运输。

细胞还可通过内吞形式摄入某些大分子或不能经渗透实现跨膜转运的颗粒或液体。药物结合到细胞表面上的受体，细胞膜内吞形成运输囊泡进入胞内，然后囊泡破裂将其释放到胞质内。维生素 B_{12} 即以胞吞形式被吸收。同样，红细胞内血红蛋白合成时，铁的摄取也必须依靠转铁蛋白才能完成。胞吐是将胞内物质分泌至胞外的过程。例如，神经细胞将神经递质存储在膜结合囊泡中，除保护神经递质不被代谢外，也有利于将这些大分子的递质分泌至胞外。

（二）药物的吸收和给药途径

吸收是指药物从给药部位进入血液循环的过程和程度。片剂和胶囊等固体制剂必须先溶解后才能释放药物分子，因此临床上应首先考虑固体制剂的生物利用度（bioavailability）。生物利用度是指药物到达作用部位或经体液运输再到作用位点的百分比。例如，药物口服后，经过胃肠道吸收时可能受到以下因素的影响：药物剂型、理化特质、肠道代谢、肠道运输等。随后药物经门脉系统进入肝脏，经肝脏代谢和胆汁循环，其中一部分进入全身循环。因此，一部分药物将会因滞留肠道而不能抵达作用部位或因肝脏代谢而失效。如果这种代谢或排泄能力较强，实际药品的生物利用度将会减少，该过程称为首过效应（first-pass effect）。

药物可经多种给药途径进入体内发挥作用，临床上通常选择最合适的一种给药途径达到治疗目的。

口服给药为最常见的给药途径。其优点是安全、方便、经济，缺点是某些药物吸收受到以下因素的影响：药物物理性质（如低水溶性或膜通透性差）、药物刺激胃黏膜引起呕吐、消化酶或低 pH 破坏、食物或其他药物影响等。其中，胃肠道中的肠道菌群、黏膜或肝药酶代谢等均可能导致药物失活而不能进入体循环，此情况下应考虑改变给药途径。

静脉注射与口服给药相比具有显著优点。某些情况下，必须使用静脉注射确保药物活性。例如，单克隆抗体英夫利昔单抗（infliximab）直接抗肿瘤坏死因子（tumor necrosis factor, TNF）治疗类风湿关节炎。注射给药起效更迅速、作用范围更广、作用效果更易预测，也能使给药剂量更精确。在紧急治疗情况，或患者昏迷、不合作、不能口服给药时必须使用静脉注射。然而，静脉注射也会导致感染、疼痛，同时患者也无法自行给药。

其他还有舌下给药、经皮吸收、直肠给药及非肠道给药，如经静脉、皮下、肌内注射、呼吸道给药、黏膜给药和眼部给药等给药途径。

（三）药物的分布

药物入血后扩散至细胞间质和胞内，这一过程反映了机体生理因素和药物理化特性。在机体方面，心排血量、局部血供、毛细血管通透性及组织体积决定药物转运速率和转运量。起初，药物以较快的速度运送至肝、肾、大脑等较大供血量的器官。之后，药物再运送到肌肉、内脏、皮肤和脂肪，且过程较慢。这种药物在体内组织和血液之间二次分布的平衡过程可能需要数分钟至数小时。另一方面，药物理化特性也影响了其在血液和组织间分布。对于弱酸或弱碱药物，脂溶性和跨膜 pH 梯度是重要的影响因素。然而，一般情况下，组织（pH=7.0）和血液（pH=7.4）之间的 pH 差别很小，故跨膜相关的离子障作用并不明显。此时，决定药物在血液与组织间分配的因素是血浆蛋白和限制游离药物浓度的组织大分子。

许多在血液循环中的药物都会与血浆蛋白结合。酸性药物主要与白蛋白结合；碱性药物主要与酸性糖蛋白结合，也有少量药物会非特异性结合其他血浆蛋白。通常这种结合是可逆的，偶尔也会发生共价结合，如烷化剂。除载体蛋白外，如白蛋白，某些药物还可结合特定激素载体蛋白，如雌激素或睾酮结合性激素球蛋白、甲状腺激素结合甲状腺激素球蛋白等。

许多药物也会积聚在组织，浓度高于细胞外液和血液中的浓度。例如，长期给予抗疟药奎纳克林（quinacrine），肝脏药物浓度可达血液浓度的数千倍。这种积聚可能是主动转运的结果，或更常见于药物的组织结合。药物的组织结合通常伴随着与细胞成分如蛋白质、磷脂或核蛋白结合，结合过程是可逆的。体内很大一部分药物是以这种方式结合。作为一种药物储库，药物与组织结合可延长药物作用时间。然而，有些药物的组织结合和积聚可产生局部毒性，如长期使用氨基糖苷类抗生素庆大霉素将产生肾毒性和前庭神经毒性。

许多脂溶性药物可储存于中性脂肪。对于肥胖者，脂肪含量可达体重 50%，然而在瘦者中，脂肪仅占体重 10%，因此，脂肪可作为脂溶性药物的储库。例如，脂溶性药物巴比妥钠约有70%的给药量分布于脂肪，使血药浓度在体内维持 3 小时以上。此外，相对较低的脂肪血流量有利于脂肪作为稳定的药物储库。然而，对于高度亲脂性药物（如瑞芬太尼和一些受体阻断剂），亲脂程度不能预测它们在肥胖者体内的分布。

（四）药物的代谢（生物转化）

药物主要通过代谢和排泄从体内消除。药物的代谢反应可以分为氧化（oxidation）、还原（reduction）、水解（hydrolysis）和结合（conjugation）四种类型，氧化、还原和水解为 I 相代谢，结合反应为 II 相代谢。有些药物可以同时通过几种反应类型进行代谢。药物的代谢主要在肝脏进行，肝脏是药物的主要清除器官。肝脏富含药物 I 相代谢和 II 相代谢所需的各种酶，其中以 P450 酶最为重要。P450 酶系是由多种类型的 P450 酶所组成的一个大家族。一些药物可诱导 P450 酶活化，致使底物代谢加速，药理作用降低，联合应用的药物药理作用降低。有些药物经代谢后转化为活性形式，酶诱导加剧代谢物介导的毒性。许多底物诱导 P450 亚型，这些 P450 亚型具有不同的分子质量，表现出不同的底物特异性及免疫化学和光谱特征。某些药物抑制细胞色素 P450 酶的活性。含咪唑类药如西咪替丁和酮康唑紧密结合 P450 血红素铁，通过竞争性抑制有效减少内源性底物（如睾酮）或与其联合应用的药物的代谢。

药物代谢的第二阶段反应（II 相代谢）即结合反应，使药物失效，随尿液排出。含羟基、羧基、氨基的化合物与葡糖醛酸结合成酯、醚、酰胺化合物；硫酸可与酚类药物及酚性类固醇结合成硫酸酯；N-甲转移酶使伯胺、仲胺及叔胺甲基化，以 S-腺苷甲硫氨酸作为甲基供应体；磺胺类及芳香族氨基等在乙酰辅酶 A 参与下乙酰化。

II 相反应比 P450 酶催化反应相对更快，因此有效地加速了药物的生物转化。药物偶联可终止反应。然而，有些偶联反应可能会导致毒性产生。比如，非甾体类抗炎药的酰基葡萄糖醛酸化、异烟肼的 N-乙酰化。此外，磺化可激活口服前药米诺地尔，其代谢物是有效的血管扩张剂；吗啡-6-葡糖苷酸比吗啡本身更有效。

遗传因素和非遗传因素也影响药物代谢。遗传因素包括代谢率的个体差异、药物代谢所产生的遗传多态性，即一个种群中等位基因的变异率大于 1%，导致基因产物的表达或功能活性改变等。非遗传因素包括年龄、性别、肝功能、昼夜节律、体温、营养和环境因素等。同时疾病也影响药物代谢。影响肝脏结构或功能的急性或慢性疾病显著影响药物代谢，包括酒精性肝炎、活性或非活性酒精肝硬化、慢性活动性肝炎、原发性胆汁性肝硬化和急性病毒性或药物性肝炎等。这些疾病可能严重损害肝脏药物代谢酶，特别是微粒体氧化酶，显著影响药物消除。

（五）药物的排泄

药物从机体以原形或转化为代谢物排泄。极性化合物比脂溶性化合物更容易从排泄器官排出，脂溶性药物只有代谢成极性化合物才易被排出体外。

肾是最重要的排泄药物和代谢物的器官。口服未吸收的药物或药物代谢物可经肠道排泄，这些药物或代谢物可能分泌到胆汁，或者直接分泌到肠道未被重吸收。药物也可经乳汁排泄，但可能对婴儿有不良作用；麻醉性气体药物主要是从肺排出。

尿液排泄药物和代谢物需经过三个过程：肾小球滤过、肾小管主动分泌和肾小管被动重吸收。进入管腔的药物数量取决于肾小球滤过率和药物结合血浆蛋白的程度，只有未结合药物才能滤过。在近端肾小管，主动转运、载体介导的肾小管分泌也会增加管腔中的药物。位于顶端刷状缘膜的 p-糖蛋白和多药耐药相关蛋白转运体，能转运多种阴离子和共轭代谢物（如葡糖苷酸、硫酸盐和谷胱甘肽化合物）。膜转运体主要位于远端肾小管，能促进药物从管腔主动重吸收进入体循环。

在近端和远端小管中，弱酸或弱碱以非离子形式进行被动重吸收。水钠重吸收和其他无机离子形成反向扩散的浓度梯度。由于肾小管细胞对弱电解质的离子形式渗透性不高，对这些物质的被动重吸收依赖于 pH。当管中尿液变碱性时，弱酸药物离子化，因此更多更快地排出体外。当管腔中尿液变酸性时，弱酸药物离子化程度降低，排泄减少。尿液的碱化和酸化对弱碱有相反的影响。在药物中毒治疗时，可通过适当地碱化或酸化尿液加速药物的排泄。尿液 pH 的变化是否对药物排泄产生重大影响主要取决于 pH 的范围和持续时间及依赖 pH 的被动重吸收对药物的清除作用。弱酸或弱碱的 pH 在 5～8 范围内效果最明显。

二、药物效应动力学

药物效应动力学简称药效学，是研究药物对机体的作用、作用规律及作用机制的科学，主要包括药物与作用靶点之间相互作用所引起的生物化学、生理学和形态学变化及药物作用的方式和分子机制。药效学可为药物的临床合理应用、避免药物不良反应和新药的研究提供重要依据。

（一）药物作用与效应

药物作用是指药物与机体生物分子相互作用所引起的初始作用。药理效应则是药物引起机体功能生理、生化的继发性改变，是机体反应的具体表现。药物作用是起因，药物效应是结果。

药物的治疗作用可根据所达到的治疗效果分为：对因治疗，即用药目的在于消除原发致病因素，以彻底治愈疾病。对症治疗，即用药目的在于消除或改善疾病的症状。对症治疗虽未能根除病因，但有时也非常重要。对于某些诊断不明或病因未明暂时无法根治的疾病，对症治疗却是必不可少的。例如，高热会引起昏迷、抽搐，甚至死亡，又如心力衰竭时必须立即采取有效的对症治疗，以挽救患者生命。因此对症治疗可能比对因治疗更为迫切。此外，体内营养物或代谢物不足，给予补充，称为补充治疗，也可以纠正发病原因，但引起缺乏症的原发病灶并未除去。

药物效应有两种基本的类型，即兴奋和抑制。凡能使机体生理、生化功能加强的药物作用称为兴奋，引起兴奋的药物称兴奋药；引起功能活动减弱的药物作用称抑制，引起抑制的药物称抑制药。

药物效应具有选择性，是药物分类的依据。选择性高的药物可以针对性地治疗某种疾病或症状，且副作用较少；选择性低的药物治疗时针对性不强，且副作用较多，但作用范围较广。药物的选择性作用与药物自身的化学结构有关。

（二）药物作用的两重性

药物作用具有两重性。一方面药物可以影响机体的生理和生化功能或病理过程，有利于治疗，称之为治疗作用；另一方面，也可以引起机体生理生化功能紊乱，甚至导致器官组织的形态改变等，产生危害机体的反应，统称为不良反应（adverse drug reaction or untoward reaction）。

药物的不良反应可以分为副作用、毒性反应、后遗效应、停药反应、变态反应和特异质反应。①副作用是药物在治疗剂量时，对机体产生的与治疗目的无关的作用，可能给患者带来不适或痛苦，一般较轻微。副作用是由于药物作用选择性低、作用较广而引起的，且多数是可以恢复机体功能性变化的。有时副作用随治疗目的而改变，当某一作用被用来作为治疗目的时，其他作用就成了副作用。②毒性反应是指在药物剂量过大或用药时间过长，药物在体内蓄积过多时对机体产生的危害性反应，一般比较严重，但是可以预知并且可以避免的一种不良反应。毒性反应可因药物剂量过大而立即发生，称为急性毒性；也可因长期用药蓄积后逐渐产生，称为慢性毒性。剂量不当是引起毒性反应的主要原因。某些药物可能有致癌、致畸胎、致突变作用，称为三致作用。③后遗效应是指停药后，血浆中药物浓度已降至阈浓度以下时残存的生物效应。此种效应可能非常短暂，也可能比较持久。④停药反应是指突然停药后原有疾病重新出现或者加剧，又称为反跳反应。⑤变态反应是指机体接受药物后所发生的免疫病理反应，也称为过敏反应。这种反应与药物的药理作用和剂量无关。变态反应是由于药物作为半抗原与机体蛋白结合形成全抗原，从而引起免疫反应。停药后反应逐渐消失，再用时可能再次发生。致敏物质可能是药物本身，可能是其代谢物，也可能是药物中的杂质。⑥特异质反应。某些药物可以使少数患者出现特异性的不良反应，反应性质可能与常人不同。特异质反应多是因为体内生化机制的异常所致，且与遗传有关，是一种遗传性生化缺陷。

此外，有的药物持续使用过程中，药物药效会逐渐减弱，必须加入剂量才能对机体发挥有效作用，称为耐受性（tolerance）。在化疗药使用过程中，病原体或肿瘤细胞对药物敏感性降低，这种作用称为耐药性或抗药性（resistance）。某些麻醉药品或精神药品在使用期间能激发患者持续用药的欲望，称为药物依赖性（drug dependence）。给药剂量、给药时间、给药次数及反复用药都能影响药物的疗效，在实际应用中应综合考虑，确保药物发挥最佳疗效。

（三）药物浓度和效应的关系

药物剂量和药理作用相关，在单纯可控的体外系统药物浓度和反应之间的关系可用数学方法精确描述，为体内复杂的理想化药物剂量和效应的量效关系奠定了理论基础。

药物效应的强弱与其剂量大小或浓度高低呈一定的关系，即剂量-效应关系，简称量效关系。由于所用的效应指标不同，药物的反应有两种类型：①量反应。药理效应的强度呈连续性量的变化，可用数或量的分级表示，如心率增减的次数等。②质反应。药理效应表现出反应性质的变化，用阳性或阴性表示，也称全或无反应，如死亡或生存、惊厥或不惊厥等。

动物或患者对低剂量药物的反应通常随剂量增加而增加。然而，随着剂量加大，反应提高的幅度会减少，最终，剂量增加到某个点而反应不再提高。在理想化或体外系统中，可以下列公式描述药物浓度和效应之间的关系（图3-3）：

$$E = \frac{E_{max} \times C}{C + EC_{50}}$$

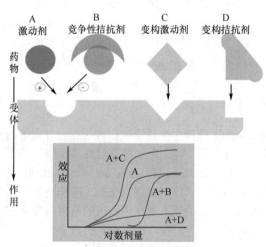

图 3-3 药物通过几种方式与受体作用

E 代表在浓度 C 观察到的效应。E_{max} 代表药物可产生的最大效应，也称为效能。EC_{50} 代表药物产生最大效应的 50%时药物的浓度，也称为效价（药物产生最大效应 50%的剂量也称为效价），而半数实验动物出现阳性反应的药物剂量为半数有效量（ED_{50}）。

药物的效应随时间而变化，从给药开始到效应出现并达到效应的峰值，直至效应消失，这一过程称为药物的时效关系。一般药物效应的经时过程分为 3 期：从给药开始到出现效应的时间为潜伏期；从效应的出现到效应消失的时间为持续期；从效应的消失到体内药物完全消除的时间称为残留期，在此期内，残留体内的药物虽无效应，但对随后的用药会有影响，易产生蓄积现象。

（四）药物的作用机制

1. 药物作用方式 药物分子通过与机体生物大分子相互作用产生效应。一般来说，药物可以通过以下几种方式产生相应的药理效应：①改变细胞周围环境的理化性质。通过简单的化学反应或物理作用而产生药理效应，如抗酸药通过简单的化学反应中和胃酸，可用于治疗溃疡；考来烯胺通过与胆汁酸牢固结合，阻滞胆汁酸的肝肠循环和反复利用，从而消耗大量的胆固醇，发挥降脂作用。②补充机体所缺乏的各种物质。有些药物是通过补充生命代谢物质（如激素、维生素及多种元素等）以治疗相应的缺乏症。例如，铁制剂用于缺铁性贫血、胰岛素治疗糖尿病等。③影响神经递质或激素。药物可以通过影响神经递质的摄取、储存、释放、灭活或合成中的任何一个或多个环节而引起机体功能的改变。例如，麻黄碱可以促进去甲肾上腺素神经末梢释放去甲肾上腺素，利血平可以阻止神经递质的再摄取等。有些药物可以通过增加或减少激素的分泌而发挥作用，如格列美脲可以促进胰岛素的分泌而使血糖降低。④作用于特定的靶点。药物可以特异性地作用于其靶点，产生相应的药理效应，包括直接作用于受体、影响酶的活性、作用于细胞膜离子通道、影响核酸代谢、影响免疫系统及影响基因与基因治疗等。

2. 药物与受体 大多数药物需结合受体才能发挥作用。药物（D）可与效应器上的受体（R）结合形成药物-受体-效应器复合物，发挥作用；也可能通过药物-受体复合物影响效应器分子发挥作用；还可通过药物-受体复合物激活偶联分子，影响效应分子，继而发挥作用或抑制内源性物质的代谢，增加效应分子上激活剂活性而增强作用。

受体是细胞膜上或细胞内能识别生物活性分子并与之结合的成分，它可以识别并特异地与有生物活性的化学信号物质（配体）结合，能把识别和接收的信号正确无误地放大并传递到细胞内部，从而激活或启动一系列生物化学反应，最后导致该信号物质特定的生物效应。受体通常具有两个功能：①识别特异的信号物质——配体，识别的表现在于两者结合。配体是这样一类物质，它们除了与受体结合外本身并无其他功能，不能参加代谢产生有用产物，也不直接诱导任何细胞活性，更无酶的特点，它们唯一的功能就是通知细胞在环境中存在一种特殊信号或刺激因素。配体与受体的结合是一种分子识别过程，它依赖氢键、离子键与范德瓦耳斯力的作用，随着两种分子空间结构互补程度增加，相互作用基团之间距离就会缩短，作用力就会大大增加，因此分子空间结构的互补性是特异结合的主要因素。同一配体可能有两种或两种以上的不同受体，如乙酰胆碱有烟碱型和毒蕈型两种受体。同一配体与不同类型受体结合会产生不同的细胞反应，如乙酰胆碱（Ach）可以使骨骼肌兴奋，但对心肌则是抑制的。②把识别和接收的信号准确无误地放大并传递到细胞内部，启动一系列胞内生化反应，最后导致特定的细胞反应，使得胞间信号转换为胞内信号。

根据药物与受体结合后产生效应及方式的差异，可将药物分为激动剂（agonist）和拮抗剂（antagonist）。激动剂以某种方式结合和激活受体，直接或间接发挥作用（图 3-3A）。受体活性涉及构型变化，某些受体与其效应器在同一分子中，以至于药物结合后直接发挥作用，如离子通道的开放或酶的激活。其他受体则是通过一个或多个中间偶联分子连接到单个效应分子上发挥作用。拮抗剂通过结合到特定受体，与其他分子竞争或阻止其他分子结合。例如，乙酰胆碱受体阻断剂阿托品阻止乙酰胆碱和类似的激动剂药物结合到乙酰胆碱受体位点，它们稳定非活性状态的受体。这些药物能减少体内乙酰胆碱和与其类似的分子（图 3-3B），但是增加激动剂的用量可逆转。以这种方式发挥作用的拮抗剂称为竞争性拮抗剂。有些拮抗剂以不可逆方式与受体牢固结合，升高激动剂浓度也不能逆转，称为非竞争性拮抗剂。变构激动剂或拮抗剂结合到相同受体但不引起构象变化，可增强（图 3-3C）或抑制（图 3-3D）激动剂发挥作用。增加激动剂的用量不能影响变构拮抗剂的作用。

有些药物可通过抑制降解内源性配体的酶作用发挥激动剂作用。例如，胆碱酯酶抑制剂虽不结合到乙酰胆碱受体上，但它通过减慢内源性乙酰胆碱破坏，产生拟胆碱作用，发挥类似胆碱受体激动剂的作用。它们放大了生理释放的激动剂配体的作用，有时比外源性激动剂更具选择性，毒性也更小。

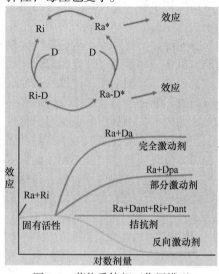

图 3-4　药物受体相互作用模型

图 3-4 为描述药物-受体相互作用的模型。如图所示，假设受体以非活化、非功能状态（Ri）和活化状态（Ra）存在。热力学分析表明，即使不存在任何激动剂，有时也会存在 Ra 形式的受体，可能产生与激动剂诱导的活性相同的生理作用。这种作用在激动剂缺乏时发生，称为固有活性（constitutive activity）。激动剂对 Ra 构象和稳定性具有更高的亲和力，因此存在大部分 Ra-D 片段，产生强大的作用。固有活性的识别取决于系统中受体的密度、偶联分子的浓度（若是偶联系统）和效应器的数量。

多数激动剂药物，当给以足够剂量使受体饱和时，能产生最大效应，这种药物称为完全激动剂（full agonists），其他药物称为部分激动剂（partial agonists）。它们以同种方式结合到相同的受体上并激活后者，但是不管浓度多高均不能产生最大效应。在图 3-4 模型中，部分激动剂并不像完全激动剂那样充分稳定 Ra 构型，有许多受体未被占用。这种药物有低的内在活性（intrinsic efficacy）。因此，肾上腺素受体部分激动剂吲哚洛尔在无完全激动剂出现时可作为一种激动剂，在完全激动剂如肾上腺素存在时也可作为抑制剂。其内在活性与受体的亲和力无关。

在相同的模型中，常规拮抗剂是指药物结合 Ri 和 Ra 使它们保持在相对同等数量，这种情况下观察不到任何改变，所以药物几乎无效。然而，受体部位拮抗剂的出现将会阻断激动剂结合到受体，阻止激动剂效应发生。这种阻断作用被称为中性拮抗作用（neutral antagonism）。

如果药物对 Ri 比对 Ra 有一个更强大的亲和力，且大量稳定存在，药物将会减少固有活性，导致产生与激动剂相反的效应，这种药物称为反向激动剂（inverse agonists）。例如，神经系统的氨基丁酸（GABA）受体——效应器（一种离子通道）。这种受体由内源性递质 GABA 激活，抑制突触后细胞。常见的外源性激动剂如苯二氮䓬类也可激活受体——效应器系统，导致 GABA 样抑制的镇静作用。这种抑制能被常规的中性拮抗剂如氟马西尼所阻断。此外，反向激动剂可导致焦虑和烦躁。目前已发现的类似反向激动剂受体有肾上腺素受体、组胺 H_1 和 H_2 受体及其他几个受体系统。

3. 药物作用持续时间　药物作用的终止是通过几个过程完成。某些情况下，只要药物占据受体就能发挥作用，当其从受体上解离下来，这种作用才自动终止。然而大多数情况下，这种作用在药物解离后仍存在，如一些偶联分子依然以活化形式存在。药物以共价键结合到受体位点上时，作用可能会一直持续直到药物-受体复合物被破坏、新的受体或酶生成。此外，许多受体——效应器系统合并脱敏机制是为了阻止激动剂分子持续长时间存在时的激活作用。

4. 受体和非活性位点　作为受体的内源性分子首先要对结合的配体（药物分子）具有选择性；其次，一旦结合，它的功能必须改变以调节生物系统（细胞、组织等）的功能。该选择性作用可避免许多不同的混杂配体结合引起受体持续激活。体内有众多能结合药物的分子，然而，并不是所有的这些内源性分子都是调控分子。药物结合到一个非调控性分子如血浆白蛋白将不会导致生物系统功能的变化，所以这种内源性分子称为非活性位点。这种结合影响药物体内分布，决定循环中游离药物的数量。这些因素影响到药物的药代动力学过程。

药物与体内的分子相互作用产生治疗作用和毒副作用。大多数药物通过结合生物大分子，改变生物大分子的生物化学和生物物理活性从而发挥作用。受体是药物作用及其作用机制的关键点，它的概念延伸到内分泌学、免疫学和分子生物学，对于各种生物调节至关重要。目前已分离出许多药物受体，并全面解析其表征，打开了精确了解药物作用分子基础的大门。受体的概念对于药物的研究和临床应用有重要的指导意义，其主要特点和意义为：

受体很大程度上决定药物剂量或浓度与药效作用之间的数量关系。受体总量会限制药物产生的最大效应。

受体决定了药物作用的选择性。药物的分子大小、形状和电荷决定它是否以及以哪种亲和力结合到细胞、组织和体内各种不同化学性质的结合位点上。相应地，药物化学结构改变能明显增强或减弱药物对不同种受体的亲和力，改变治疗作用和毒副作用。

受体介导药理性激动剂和拮抗剂的作用。某些药物及许多天然配体，如激素和神经递质，作为激动剂调节受体大分子的功能，结合受体并直接激活信号。一些激动剂激活特定受体产生广泛的生物学功能，然而，其选择性地促进一种受体功能而不是其他种类受体功能。而拮抗剂则结合到受体并不激活信号产生，因此，它们干扰激动剂激活受体的能力。完全拮抗剂阻断激动剂分子结合从而阻止其生物作用。其他拮抗剂，除了阻止激动剂结合，还能抑制受体基底信号活性。临床上最有用的药物是药理拮抗剂。

5. 药物受体特征 药物受体具有如下特征：①受体与配体结合的特异性是受体最基本的特点，保证了信号传导的正确性。配体和受体的结合是一种分子识别过程，它依靠氢键、离子键与范德瓦耳斯力的作用使两者结合，配体和受体分子空间结构的互补性是特异性结合的主要因素。受体细胞特异性除了可以理解为一种受体仅能与一种配体结合之外，还可以表现为在同一细胞或不同类型的细胞中，同一配体可能有两种或两种以上的不同受体；同一配体与不同类型受体结合会产生不同的细胞反应，如肾上腺素作用于皮肤黏膜血管上的 α 受体使血管平滑肌收缩，作用于支气管平滑肌上的 β 受体则使其舒张。②受体与配体具有高度的亲和力。③配体与受体结合具有饱和性。

药物受体的特征决定了它的三方面功能为：①受体是药物浓度和药理效应之间定量关系的决定因素；②受体作为调控蛋白和化学信号为药物提供靶标；③受体是药物治疗作用和毒副作用的关键决定因素。

6. 细胞内信号转导 药物主要作用于受体，包括细胞表面、细胞内的受体，酶及其他成分等，通过细胞质中化学第二信使在细胞内经过多级转导过程，将信号逐级放大并传递至细胞的效应系统，最后激活相应的细胞效应系统而产生效应。在这一过程中细胞内的信号转导是一个关键的环节，而 G 蛋白和第二信使在这一环节中发挥了重要的作用。

目前，已经阐明五大基本的跨膜信号机制（图 3-5）。每种信号通过特有的方式穿过细胞膜的脂质双分子层屏障。这些方法包括：①脂溶性药物穿过细胞膜与胞内受体结合发挥作用；②跨膜受体蛋白，药物通过结合膜蛋白胞外区结合位点变构调节胞内酶活性；③蛋白酪氨酸激酶跨膜受体；④配体门控跨膜离子通道，药物通过结合受体，诱导离子通道开放或关闭；⑤G 蛋白跨膜受体，通过调控胞内第二信使传导信号。

虽然细胞内信号转导的五种机制不能解释所有的跨膜转导的信号，但是它们转导了药物作用的重要信号。

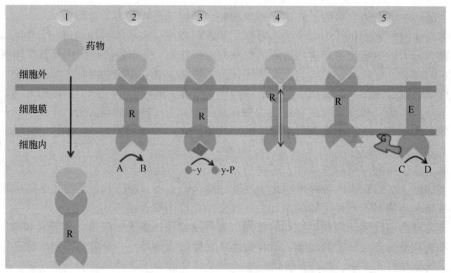

图 3-5 信号转导机制

1. 脂溶性跨膜信号穿过胞膜，作用于胞内受体（酶或基因转录调节剂）；2. 结合到跨膜蛋白的胞外域，激活胞质内的酶活性；3. 信号结合到跨膜蛋白的胞外域，这种跨膜蛋白连接一个分离的蛋白酪氨酸激酶并激活此酶；4. 信号结合并直接调控离子通道；5. 信号结合到细胞膜上的受体，这种受体由 G 蛋白连接一个效应酶（AC 代表底物，BD 代表产物，R 代表受体，G 代表 G 蛋白，E 代表效应器（酶或离子通道），Y 代表酪氨酸，P 代表磷酸化）

有几种脂溶性很高的生物配体能通过细胞膜作用于胞内受体。这种配体包括类固醇（糖皮质激素、盐皮质激素、性激素、维生素 D）和甲状腺激素，它们的受体通过结合到特定 DNA 序列调节基因转录。目前已证实许多靶标 DNA 序列，被称为应答元件（response elements）。

这些"基因活性"受体属于由共同前体演化的蛋白家族。重组 DNA 技术有助于阐明其分子机制。例如，糖皮质激素结合到受体蛋白上，释放转录蛋白活性抑制物。激素不存在时，糖皮质激素受体结合到 HSP90，它是一种阻止受体几个结构域正常折叠的蛋白。激素结合到配体结合区域引发 HSP90 的释放，允许受体的 DNA 结合和转录激活区折叠成有功能的活性构象，以激活受体引起靶基因转录。

激素引起的调控基因表达机制有两大重要的治疗意义。

第一，所有的激素在 30 分钟到几小时后发挥作用，此时间内合成新蛋白，意味着激活基因的激素在数分钟内不能改变病理状态（如糖皮质激素不能立即缓解急性支气管哮喘症状）。

第二，这些药物的浓度下降为零后，其作用仍能持续数小时或数天。这主要由于大部分酶和蛋白逆转相对较慢，它们合成后在细胞内保持数小时或数天的活性。因此，这意味着停止使用激素时，激素的作用（或毒副作用）通常消失缓慢。

配体调控的跨膜酶调节了胰岛素、表皮生长因子、血小板衍生生长因子、心钠素、转化生长因子及许多其他营养激素信号通路的初始过程。这些受体是由一个胞外激素结合域和一个胞质酶结构域组成的多肽，可以是蛋白质酪氨酸激酶、丝氨酸激酶或鸟苷酸环化酶。所有这些受体的两个结构域都是由穿过细胞膜脂质双分子层的疏水多肽片段连接。

受体酪氨酸激酶信号传导途径始于配体结合到受体的胞外域，这些配体主要是多肽激素或生长因子。受体构象发生变化，导致两个受体分子结合（二聚化），聚集在酪氨酸激酶区域，酶被激活，磷酸化另一种酶及下游信号蛋白（图 3-6）。激活的受体催化不同靶向信号蛋白的酪氨酸残基磷酸化，因此允许单一类型受体激活，调控许多生化进程。

例如，胰岛素通过特定受体引起葡萄糖和氨基酸摄入增加，调节细胞内糖原和三酰甘油的代谢。同样，每种生长因子在它的特定靶细胞启动一个复杂的细胞事件，从改变膜离子的转移和代谢到许多基因表达的改变。

受体酪氨酸激酶抑制剂在肿瘤疾病中的应用越来越多。这些抑制剂包括单克隆抗体（例如曲妥珠单抗、西妥昔单抗），它们结合到细胞外特定受体的结构域，干扰生长因子的结合。另一种抑制剂是膜渗透"小分子"化学物质（例如吉非替尼、厄洛替尼），其抑制细胞质中受体激酶活性。

表皮生长因子、血小板衍生生长因子和其他通过受体酪氨酸激酶作用的药物，其强度和持续时间受到受体下调的限制。配体结合通常加速诱导细胞表面受体的内吞，然后这些受体和它们的配体解聚。当这个过程比从头合成的受体快时，细胞表面受体总数就减少（下调），细胞对配体的应答相应下降。例如，表皮生长因子受体酪氨酸激酶一旦与表皮生长因子结合，内吞迅速，随后溶酶体蛋白水解；干扰这个过程的基因突变导致细胞因子诱导细胞过度增殖，增加某些特定类型癌症的易感性。其他受体的酪氨酸激酶，功能显著不同，最明显的是神经生长因子。内化神经生长因子受体并不迅速降解，而是从远端轴突易位到内吞囊泡，在内吞囊泡中受体从神经支配组织释放到细胞的神经生长因子激活受体。在细胞体中，生长因子信号被转导到转录因子，这些转录因子调节控制细胞存活基因的表达。这个过程有效地将重要的存活信号从释放位点转移到信号效应位点，在某些感觉神经元要经过长达 1m 的距离。

一些生长和分化调节物，包括转化生长因子受体，作用于另一类跨膜受体酶，这种跨膜受体酶磷酸化丝氨酸和苏氨酸残基。心房利尿钠肽是一种重要的血容量和血管张力的调节剂，它作用于一种跨膜受体，这种跨膜受体的胞内域是鸟苷酸环化酶，生成 cGMP。两组的受体都如受体酪氨酸激酶，其活性形式为二聚体。

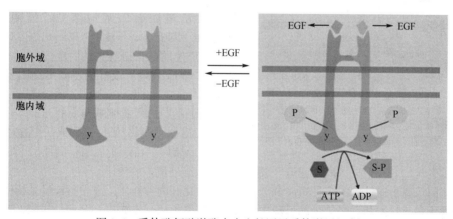

图 3-6 受体酪氨酸激酶表皮生长因子受体激活机制

受体多肽包含胞质和胞内两个区域。受体一旦与表皮生长因子结合，就从单体非活性状态（左侧）转化为活性的二聚体状态（右侧），两种受体以非共价键的形式结合。特定的酪氨酸残基上胞质域磷酸化（P），酶激活，催化底物蛋白（S）磷酸化

细胞因子受体对不同类的肽配体产生应答，这些配体包括生长激素、促红细胞生成素、几种干扰素及生长和分化的其他调控剂。这些受体的机制高度类似酪氨酸激酶受体。相反，JAK家族的独立的蛋白酪氨酸激酶以非共价形式结合到受体上。对于表皮生长因子受体，一旦结合激活配体，细胞受体就二聚化，JAKs 就激活，磷酸化受体上的酪氨酸残基。磷酸化后结合另一种蛋白 STATs（信号转导物和转录的激活剂）引发复杂的分子事件。结合的 STATs 自身被 JAKs 磷酸化，两个 STAT 分子形成二聚体（连接到另一个的酪氨酸磷酸上），最后 STAT/STAT 从受体上解离，进入细胞核，调控特定基因的转录（图3-7）。

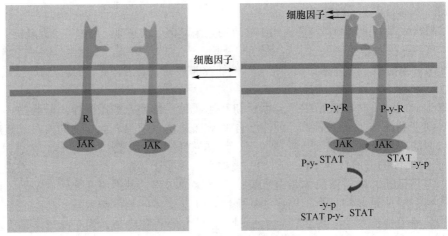

图 3-7 细胞因子受体激活机制

细胞因子受体有胞外域和胞内域，形成二聚体。然而配体激活后，分离的蛋白酪氨酸激酶分子（JAK）被激活，信号转导磷酸化，转录分子（STAT）激活并形成二聚体，转移到细胞核调控基因转录

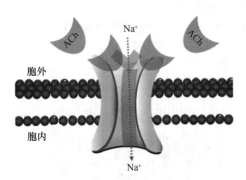

图 3-8 乙酰胆碱受体是一种配体门控离子通道

如图所示，受体分子嵌入细胞膜的长方形区域，胞外液体在上，胞内液体在下。受体由五个亚基组成，当乙酰胆碱结合到胞外区域时，受体就会开放中间的跨膜离子通道

药物可模拟或阻断内源性配体，通过调节细胞膜配体和电压门控通道的离子流动发挥作用。这类天然配体有乙酰胆碱、血清素、GABA 和谷氨酸，均为突触递质。每种受体通过细胞膜传递信号，增加相关离子的跨膜转导，改变膜的电位。例如，乙酰胆碱引起烟碱型乙酰胆碱受体（nAChR）离子通道开放，钠离子顺浓度梯度流入细胞，产生局部兴奋性突触后电位——去极化。nAChR 是所有激素或神经递质的细胞表面受体中最具特征的一种（图 3-8）。该受体的一种形式是由四个不同的多肽亚基构成的五聚体。这些多肽四次穿过脂质双分子层，形成一个直径为 8nm 的圆筒形结构。乙酰胆碱结合到亚基上时，受体构象发生变化，一个中央水离子通道开放，钠离子从胞外流入胞内。

配体门控离子通道可由多种机制调节，包括磷酸化和内吞作用。在中枢神经系统中，这些机制有助于参与学习和记忆的突触可塑性。电压门控离子通道不直接结合神经递质，而是受到膜电位的控制；这种通道也是重要的药物靶点。例如，维拉帕米抑制心脏和血管平滑肌之间的电压门控钙通道，发挥抗心律失常、降低血压的作用。

许多胞外配体通过增加胞内第二信使浓度发挥作用，这些第二信使包括环磷酸腺苷（cAMP）、钙或磷酸肌醇。大多数情况下，它们包含有三个独立的转膜信号。首先，细胞表面受体选择性地识别胞外配体，受体反过来激活位于胞质膜的 G 蛋白。激活的 G 蛋白改变效应元件的活性，通常是一种酶或离子通道。随后这种元件改变胞内第二信使的浓度。对于 cAMP，效应酶是腺苷酸环化酶，它是一种膜蛋白，能将胞内三磷腺苷（ATP）转化为 cAMP。相应的 G 蛋白，即 Gs 蛋白，被激素激活后刺激腺苷酸环化酶，神经递质通过 Gs 蛋白偶联受体作用。这类受体包括肾上腺素受体、胰高血糖素受体、促甲状腺素受体及某些特定亚型的多巴胺和血清素受体。

第三节 常用药物药理学

临床常用药物主要分为传出神经系统药物、中枢神经系统药物、心血管系统药物、呼吸系统药物、消化系统药物、激素类药物、化学治疗药物等，它们通过调控机体的不同系统发挥预防和治疗疾病的作用。

（一）传出神经系统药物

传出神经系统药物主要作用于胆碱能神经和去甲肾上腺素能神经的受体，这种受体根据与之选择性结合的递质而命名，并根据其对特异性激动药和阻断药的亲和力分类。

能选择性地与乙酰胆碱结合的受体称为胆碱受体，它又分为两类：毒蕈碱型胆碱受体（M胆碱受体或M受体）和烟碱型胆碱受体（N胆碱受体或N受体）。M受体主要分布于心、血管、支气管、胃肠平滑肌、瞳孔括约肌和腺体等副交感神经节后纤维所支配的效应器官。另外，在交感神经节后纤维支配的汗腺和骨骼肌血管，也有M受体分布。M受体激动表现为心脏抑制、血管扩张、内脏平滑肌收缩、瞳孔缩小和腺体分泌增多。M受体激动剂（拟胆碱药）代表药是毛果芸香碱，主治青光眼。M受体阻断产生与拟胆碱药相反的表现，如阿托品阻断M受体后，增加心率，松弛平滑肌，扩瞳，用来缓解内脏绞痛、治疗虹膜睫状体炎、抗休克、有机磷酸酯类中毒解救等。N受体是位于神经节和骨骼肌细胞膜上的胆碱受体，分布于神经节上的N受体为N_1受体，能被美卡拉明选择性阻断，而分布于骨骼肌细胞膜运动终板上的N受体为N_2受体，能被筒箭毒碱选择性阻断。

肾上腺素受体分为α和β两类。作用于肾上腺素受体的药物根据药物内在活性的不同分为肾上腺素受体激动药和肾上腺素受体阻断药。αβ肾上腺素受体激动药如肾上腺素主要作用是兴奋心血管系统、抑制支气管平滑肌及促进新陈代谢，临床用于心搏骤停、过敏性休克、支气管哮喘、局部止血等。α肾上腺素受体激动药对α_1、α_2受体无选择性，如去甲肾上腺素，它可使血管强烈收缩，引起血压升高反射性地兴奋迷走神经，导致心率减慢，临床主要用于抗休克和消化道出血。α_1肾上腺素受体激动药如去氧肾上腺素主要激动α_1受体，可作为快速扩瞳药用于眼底检查。α_2肾上腺素受体激动药如可乐定可治疗高血压。β肾上腺素受体激动药主要激动β_1、β_2受体，如异丙肾上腺素可产生强大的心脏兴奋作用，也能松弛支气管平滑肌。肾上腺素受体阻断药是一类拮抗去甲肾上腺素能神经递质或肾上腺素受体激动药作用的药物。α受体拮抗剂能选择性地与α肾上腺素受体结合，将肾上腺素的升压作用逆转为降压作用，这种现象称为"肾上腺素作用的翻转"。对主要激动α受体的去甲肾上腺素只能减弱或抵消其升压作用而无"翻转作用"；对主要激动β受体的异丙肾上腺素则无降压效果。α受体拮抗剂如酚妥拉明和酚苄明都能抗休克、治疗外周血管痉挛性疾病。β受体阻断剂可使心率减慢、心肌收缩力减弱、心排血量减少；支气管平滑肌收缩；具有内在拟交感活性及膜稳定作用。临床应用于心律失常、高血压、心绞痛和心肌梗死及充血性心力衰竭。一般不良反应有恶心、轻度腹泻等消化道症状，严重的有心血管反应、诱发和加剧支气管哮喘、房室传导阻滞等。

（二）中枢神经系统药物

中枢神经系统药物分为中枢兴奋药和中枢抑制药，其中常用的是中枢抑制药，一般用于镇静催眠、抗癫痫、抗惊厥、抗精神失常、抗帕金森病和镇痛，它们可以影响大脑和脊髓的功能从而缓解或治疗中枢神经系统疾病。

全身麻醉药作用于中枢神经系统，可逆性地引起意识、感觉和反射消失，根据其给药方式不同，分为吸入麻醉药和静脉麻醉药，前者如恩氟烷、地氟烷，后者有丙泊酚、咪达唑仑等。

镇静催眠药一方面能缓和激动、消除躁动、平复情绪，另一方面促进和维持近似生理性的睡眠，这类药物根据结构主要分为苯二氮䓬类和巴比妥类。苯二氮䓬类可增强 γ-氨基丁酸与其受体结合，促进 γ-氨基丁酸能神经的传递功能和突触抑制效应，长期使用此类药物如地西泮、三唑仑有耐受性和依赖性。临床上可用氟马西尼诊断和治疗过量使用苯二氮䓬类药物引发的不良后果。巴比妥类可激动 γ-氨基丁酸受体，随着剂量逐渐加大，中枢抑制作用相继表现为镇静、催眠、抗惊厥和麻醉作用。此类药物也易产生耐受性和依赖性。其他类镇静催眠药有水合氯醛、佐匹克隆、扎来普隆等。

癫痫是一种由多种病因引起的大脑功能失调长期反复发作的疾病，分为两大类：全身性发作和部分性发作。常用的抗癫痫药有苯妥英钠、卡马西平、乙琥胺等。苯妥英钠对大发作的效果好，是常用的抗癫痫药。卡马西平对各类型癫痫均有效，是一种广谱抗癫痫药。乙琥胺是临床治疗小发作的首选。惊厥是中枢神经系统过度兴奋引起全身骨骼肌不自主的强烈收缩，可用镇静催眠药治疗，另外硫酸镁注射给药也能抗惊厥。

精神障碍是指大脑功能活动发生紊乱，导致情感活动障碍。常见的精神病有精神分裂症、抑郁症、双相障碍和焦虑症。治疗精神病的药物分为两代，第一代是典型抗精神病药，作用机制基本相同，以氯丙嗪为代表，它们能阻断中枢 D_2 受体，有效控制症状，但需药物与 80% 以上的受体结合。第二代是非典型抗精神病药，作用机制各不相同，常用药物有利培酮、喹硫平、阿立哌唑等。

抗抑郁药具有提高情绪、增强活力的作用，根据作用机制分为：选择性 5-羟色胺再摄取抑制剂如氟西汀、舍曲林；5-羟色胺和去甲肾上腺素再摄取抑制剂如文拉法辛；去甲肾上腺素再摄取抑制剂如马普替林；单胺受体拮抗剂如曲唑酮、米安色林；单胺氧化酶抑制剂吗氯贝胺；还有其他作用机制的有噻奈普汀。

治疗双相障碍的药物主要是锂盐如碳酸锂。锂盐在治疗剂量下对正常人的精神活动几乎无影响，但可使患者言语行为恢复正常，临床上除用于治疗双相障碍外，也用于治疗躁狂症。焦虑症是精神病的常见症状，常用的药物有苯二氮䓬类，如地西泮、氯硝西泮、劳拉西泮等。

镇痛药主要作用于中枢神经系统，选择性地减轻或缓解疼痛及疼痛引起的不安情绪，但并不影响意识。阿片生物碱类镇痛药如吗啡激动阿片受体，发挥镇痛、镇静、镇咳、呼吸抑制、催吐、缩瞳等作用，也可引起平滑肌收缩。临床用来治疗各种疼痛、心源性哮喘和腹泻。由于阿片类生物碱毒性大，易成瘾，人工合成镇痛药如哌替啶虽不具有吗啡的基本结构，但仍作用于阿片受体，代替吗啡使用。

帕金森病和阿尔茨海默病都属于神经退行性疾病。抗帕金森药物可通过补充外源性的多巴胺或其前体，促进多巴胺释放、激动多巴胺受体及抑制胆碱能神经治疗疾病。左旋多巴是治疗帕金森病最有效的药物，但其在体内转变成多巴胺，产生的不良反应较多。常用的治疗阿尔茨海默病的药物有乙酰胆碱酯酶抑制剂多奈哌齐、加兰他敏、卡巴拉汀、石杉碱甲，还有非竞争性 N-甲基-D-天冬氨酸受体拮抗药美金刚。

（三）心血管系统药物

心血管系统疾病严重危害人类健康，是引起人类死亡的主要原因之一。该病种类繁多，包括高血压、心绞痛、充血性心力衰竭、心律失常和高脂血症、动脉粥样硬化等。因此，心血管系统药物的研究备受重视，临床应用药物众多。

利尿药能促进电解质和水从体内排出，增加药量、消除水肿，临床主用于治疗水肿，也可用于高血压、肾结石、高钙血症等的治疗。根据利尿药的效能和作用部位可分三类。高效能利尿药如呋塞米作用于肾脏髓袢升支粗段，影响 Na^+-K^+-$2Cl^-$ 同向转运系统，发挥强大的利尿作用。中效能利尿剂如氢氯噻嗪主要作用于远曲小管近端，干扰 Na^+-Cl^- 同向转运系统，产生中度利尿作用。低效能利尿药如氨苯蝶啶主要作用于远曲小管远端和集合管。

抗高血压药主要通过神经和体液机制调节心血管活动，根据其作用部位或机制，可分为肾素-血管紧张素系统（RAS）抑制药、钙通道阻滞药、交感神经抑制药、利尿药和血管扩张药。RAS 抑制药的作用包括减少血管紧张素 II 的分泌及减慢缓激肽降解等发挥降压作用，如卡托普利、依那普利和福辛普利等，还有一类是血管紧张素 II 受体阻断药如氯沙坦。钙通道阻滞药如硝苯地平可选择性地阻断电压门控性 Ca^{2+} 通道，抑制 Ca^{2+} 内流入胞，从而松弛血管平滑肌，降低外周血管阻力，减低血压。交感神经抑制药即针对肾上腺素受体的阻断药，如 β 受体阻断药普萘洛尔、α 受体阻断药哌唑嗪、αβ 受体阻断药卡维地洛等。此外，中枢降压药如可乐定、甲基多巴和血管扩张药肼屈嗪、硝普钠也能抗高血压。

心绞痛主要是由心脏供血不足导致心肌急剧的、暂时性缺血缺氧引起的，这种心肌的供氧和需氧之间的不平衡诱发心绞痛。硝酸酯类是常用的一氧化氮（NO）供体药物，基本药理作用是释放 NO，松弛血管平滑肌，降低心脏负荷，还能使冠状动脉的血流量重新分布，改善缺血区血供而抗心绞痛，代表药为硝酸甘油。β 受体阻断药主要阻断心脏 $β_1$ 受体而发挥抗心绞痛作用。钙通道阻滞药是目前最强的冠状动脉扩张药，对变异型心绞痛疗效较好，硝苯地平、尼卡地平、氨氯地平属于此类药物。

充血性心力衰竭表现为心脏心肌收缩功能降低或障碍，导致心脏泵血功能降低，心排血量绝对或相对下降，最终导致心脏功能的衰竭。β 受体阻断药可拮抗交感神经，抑制 RAS 而扩张血管，改善心功能，如卡维地洛。减负荷药分为三类：RAS 抑制药、利尿药和血管扩张药。阻断 RAS 过度激活，可缓解心力衰竭症状，逆转心室重塑，降低病死率；利尿药是治疗慢性心功能不全的常规辅助用药，能减轻心脏后负荷，改善心脏泵血功能；血管舒张药能减轻心脏前后负荷，改善心力衰竭症状。强心苷是一类选择性作用于心脏，增强心肌收缩力的药物，但它易引起快速型心律失常、房室传导阻滞、窦性心动过缓等严重的心脏毒性反应。还有一类非强心苷类正性肌力药如氨力农和左西孟旦，它们可明显增强心肌收缩力，收缩血管，起到抗心力衰竭的作用。

抗心律失常药根据作用机制不同，主要分为 I 类、II 类、III 类和IV类。I 类药是钠通道阻滞剂，如奎尼丁、利多卡因、普罗帕酮等，它们能阻滞心肌细胞钠离子通道，具有膜稳定作用；II 类药是 β 受体阻断药，代表药是普萘洛尔；III 类药是延长动作电位时程药，如胺碘酮、索他洛尔等，最严重的不良反应是肺纤维化；IV 类药是钙通道阻断药，主要有维拉帕米、地尔硫䓬，特别适用于兼有冠心病、高血压的心律失常患者。

动脉粥样硬化是由于脂质代谢紊乱和纤维蛋白溶解活性降低而引起的心血管疾病，常用的药物是他汀类药物，如洛伐他汀、辛伐他汀等，其他的有胆汁酸结合树脂如考来烯胺，胆固醇吸收抑制剂依折麦布及贝特类如非诺贝特，烟酸类和抗氧化药普罗布考等，它们能有效降血脂达到抗动脉粥样硬化的目的。

（四）呼吸系统药物

呼吸系统常见咳嗽、咳痰、喘息等症状，应用平喘药、镇咳药和祛痰药可有效改善临床症状，并能预防并发症。控制哮喘的药物主要有支气管扩张药 β 肾上腺素受体激动剂、茶碱类、M 胆碱受体阻断剂；抗炎平喘药物即糖皮质激素；抗过敏平喘的药物色甘酸钠、孟鲁司特等。常用的镇咳药有中枢性镇咳药可待因、右美沙芬等；外周性镇咳药有二氯丙嗪、苯丙哌林。常用的祛痰药有乙酰半胱氨酸、美司钠、溴己新等，它们能降低痰液黏稠度，也起到间接镇咳、平喘作用。

（五）消化系统药物

消化系统发病的直接原因是由于胃黏膜的自身防御因子和黏膜攻击因子之间的平衡被打破，因此主要有胃酸分泌抑制药、抗酸药、黏膜保护药、抗幽门螺杆菌药和消化道功能调节药。

胃酸分泌抑制药根据作用机制分为质子泵抑制药如奥美拉唑；抗酸药如氢氧化铝、铝碳酸镁；黏膜保护药如米索前列醇、硫糖铝等；抗幽门螺杆菌药有效方案是以质子泵抑制药为基础，联合其他药物以抑制溃疡及降低溃疡复发率。

（六）激素类药物

糖皮质激素由肾上腺皮质所分泌，生理剂量下调节机体物质代谢，但药理剂量下尚有抗炎、免疫抑制和抗休克等药理作用。临床使用的糖皮质激素类药物多数是由天然皮质激素的化学结构改造而来，如氢化可的松、地塞米松等。糖皮质激素类药物发挥药理作用大部分是由激动糖皮质激素受体介导的基因效应引起，临床用于治疗严重感染或预防炎症后遗症、自身免疫性疾病、器官移植排斥反应和过敏性疾病、抗休克治疗等，但是易引起严重的不良反应，如医源性肾上腺皮质功能亢进症、心血管系统和消化系统并发症、肌肉萎缩、骨质疏松等，其中最典型的是医源性肾上腺皮质功能亢进症，表现为向心性肥胖、满月脸、水牛背、水肿、高血压、糖尿、低钾血症等，是过量使用药物引起脂质代谢和水盐代谢紊乱的结果。

糖尿病是临床常见的由于环境和遗传因素引起的胰岛素分泌绝对或相对不足的疾病，常用胰岛素和降糖药控制。1 型糖尿病患者终生需使用胰岛素，而 2 型糖尿病患者短期服用胰岛素可保护胰岛 β 细胞功能，也可在应激状态下使用。此外，2 型糖尿病患者还可使用口服降糖药。口服降糖药可分为促胰岛素分泌剂如格列本脲、瑞格列奈等；双胍类如二甲双胍；胰岛素增敏剂如吡格列酮、罗格列酮等；α-葡萄糖苷酶抑制剂如阿卡波糖、米格列醇等。

甲状腺激素由甲状腺合成和分泌，是维持机体正常代谢和生长发育所必需的激素。甲状腺激素用于甲状腺功能低下的替代治疗，如呆小病、黏液性水肿、单纯性甲状腺肿等。抗甲状腺药有硫脲类、碘和碘化物、放射性碘及 β 受体拮抗剂，用来治疗甲状腺功能亢进症、甲状腺术前准备及甲状腺危象等。

（七）化学治疗药物

化学治疗药物根据其作用的病原体主要分为抗菌药、抗真菌药、抗病毒药、抗结核药、抗寄生虫药和抗肿瘤药。其中，应用较为广泛的是抗菌药、抗病毒药和抗肿瘤药。

抗菌药主要分为抗生素和人工合成的抗菌药。抗生素主要有 β-内酰胺类、糖肽类、氨基糖苷类、大环内酯类；人工合成抗菌药有喹诺酮类和磺胺类。这些抗菌药物可通过抑制细菌细胞壁合成，抑制核酸的复制与修复，抑制蛋白质合成，增加细胞膜通透性等抑制和杀灭细菌。但是，抗菌药存在很大的耐药性问题，如大多数抗菌药都对耐甲氧西林金黄色葡萄球菌和产金属 β-内酰胺酶的大肠杆菌及肺炎克雷伯菌耐药，这使得细菌耐药性成为现代社会公共卫生问题的焦点。

抗病毒药在体外抑制病毒复制酶，在感染细胞或动物体可抑制病毒复制或繁殖。抗病毒药物作用机制有直接抑制和杀灭病毒、阻止病毒进入细胞、抑制病毒生物合成、抑制病毒释放及增强宿主抗病毒能力等。常用的抗病毒药有抗流感病毒药如金刚烷胺、利巴韦林等；抗疱疹病毒药如阿昔洛韦、膦甲酸钠等；抗肝炎病毒药如干扰素、拉米夫定等；抗艾滋病毒药如齐多夫定、拉米夫定等。

抗肿瘤药作用于机体全身，不仅对实体瘤有效，还可治疗非实体瘤、转移瘤，也可用于手术和放疗后的辅助治疗。抗肿瘤药作用机制较多，主要有影响 DNA 结构和功能的药物如环磷酰胺、顺铂、博来霉素、伊立替康等；干扰核酸生物合成的药物如甲氨蝶呤、氟尿嘧啶、吉西他滨等；干扰转录过程和阻止 RNA 合成的药物如多柔比星、表柔比星等；抑制蛋白质合成与功能的药物如紫杉醇、长春碱等。一些影响体内激素平衡的药物也有抗肿瘤效应。抗雌激素类药物他莫昔芬、甲地孕酮、依西美坦等可用于乳腺癌、卵巢癌的治疗，抗雄激素药物比卡鲁胺能治疗前列腺癌。另外，分子靶向药物是针对恶性肿瘤发生发展过程中的关键靶点进行治疗干预的，主要有单靶点抑制剂和多靶点抑制剂。单靶点抑制剂有酪氨酸激酶抑制剂伊马替尼，表皮生长因子抑制剂吉非替尼、西妥昔单抗等，表皮生长因子受体 2 抑制剂曲妥珠单抗，血管内皮生长因子抑制剂贝伐珠单抗，mTOR 抑制剂依维莫司，白细胞分化抗原 CD20 抑制剂利妥昔单抗，程序性死亡受体 1 抑制剂等；多靶点抑制剂有舒尼替尼等。临床其他抗肿瘤药物有三氧化二砷、维 A 酸等。这些药物使用时需注意耐药性问题，一般采用联合给药。

药物对各个系统的作用并不是绝对的，治疗某些系统方面的疾病可能引起其他系统的并发症，因此临床用药需要综合考虑，既要保证药物发挥最大的治疗作用，也要尽量减少或避免不良反应的发生。

第四节　药理学前沿研究动态及发展方向

人类基因组的全序列分析，数千种疾病的分子机制的阐明、癌症诊断与治疗的革命、代谢组学及微生物组学的成熟、干细胞治疗的常规化应用及其他令人叹为观止的生物医学成就，必然推动药理学发展。药理学已由传统的整体、器官药理学向细胞药理学、分子药理学、基因组药理学方向发展，并由以药物作用为中心的传统研究模式，向以疾病靶点为中心的药物研究模式转变。生物技术的高速发展为药理学研究提供了更多样的技术手段，极大地促进了药理学的发展。

药物靶向设计是药物研究中一个重要环节和思路。理想的药物能够在疾病中发挥疗效而不具有副作用。这种与理想药物相作用的靶标也被认为是理想靶标，通常是大分子物质（多为蛋白质分子）。传统药物设计过程中，人们局限于生物系统的复杂性而选择"一药一靶"的策略。此策略强调仅当药物分子能与靶分子一一对应后才能发挥最大的疗效，如同只有与锁匹配的钥匙才能打开大门。然而这种忽视细胞与生理环境的药物机制研究在近年来的许多药物研发过程中未见明显进展。因此，在"一药一靶"基础上，"多药多靶"模式逐渐为人们认识并接受。这将更加依赖于数据库和网络在新药研究领域的应用。目前，最广泛的药物靶分子分析计算辅助方法可分为三类、基于配体的虚拟筛选、基于结构的虚拟筛选和基于表型的虚拟筛选（表 3-1）。

表 3-1　药物研究筛选方法

方法	原理	优势	缺点
基于配体的虚拟筛选	利用已知配体结构进行药物设计	可用于受体部位未知的药理研究	不适用于未发现配体的药理研究
基于结构的虚拟筛选	利用配体结合靶蛋白的活性位点进行药物设计	有着丰富的靶蛋白结构数据	不适用于蛋白质 3D 结构未知的药理研究
基于表型的虚拟筛选	利用预期的生物学表型信息进行药物设计	适用于基因组水平计算	可能会忽略来自其他数据库中有价值的计算结果

利用这些数据库模型，进一步发展出基于网络的虚拟药理学，作为传统技术发展至最理想的药理学研究方式。虚拟药理学通过网络分析确定任一种疾病的一系列药物靶标，分析药物通过化学、生物途径与靶标结合后的生物学效应。网络药理学充分考虑了分子间复杂的相互关系，利用网络模型阐明疾病的发病机制和药物的作用机制，研究药物和机体的相互作用关系。因此，虚拟药理学可确认生物学网络中的各种关联、冗余及基因多效性，这有助于加速药物研发。虚拟药理学预测、分析药物和靶标间的相互作用，不仅在系统水平上有助于把握药物作用和疾病复杂性，还有助于提升药物设计效率。

虽然计算机辅助设计可能提高新药研发的成功率，但其在临床使用前必须经过一系列机体试验验证其有效性，合适的筛选模型必不可少。

新技术的突破和应用为药理学的发展起到了重要的推动作用。目前新近发明的一种器官仿真芯片（organ-on-a-chip），将细胞置于处在一种微流体环境中的芯片上，这种微流体环境与机体的组织液流动率、压力和组织停滞时间相似，以模仿机体内环境，并且这种技术所需细胞和试剂更少。然而，药物在机体的生物利用和代谢是个复杂的过程，包括与不同器官之间的作用，如屏障组织的吸收、肝脏代谢、肾脏排泄等。因此，单独的一种器官无法准确模拟药物在机体的变化过程。在这种单器官芯片的基础上，人体仿真芯片（human-on-a-chip）问世。该技术将多种器官置于一个芯片上，更好地模拟整个机体对药物的吸收、分布、代谢和排泄过程。

细胞模型也是新药研发的基本模型之一。除了传统的细胞系，诱导性多功能干细胞（induced pluripotent stem cells，iPSC）可用于新药筛选。人皮肤中的成纤维细胞能产生人诱导性多功能干细胞，用适当的培养程序几乎可使这种 iPSC 无限生长，然后分化成所需的细胞类型。这种分化而来的细胞可用于靶向聚焦、化合物筛选和药物效应分析。

除了细胞模型，动物模型也在新药研发中必不可少。常见的动物模型如大鼠、小鼠、家兔等耗时耗资，并且动物权利保护组织提出的伦理道德问题也是制约研究的障碍。因此，这些模型并不适合新药的活性初筛。研究表明，68%的人类癌基因与果蝇有同源性，同时果蝇具有信号通路高保留、基因冗余更低、寿命短、易繁殖等优点，因此，果蝇可作为一种动物模型对抗肿瘤药进行初筛。这种模型也可用于高通量筛选癌症药物。

CRISPR/Cas9 是近年发展迅速的技术之一，通过导向性 RNA 对任何物种基因组的特定位点进行精确编辑，从而在细胞水平和动物水平进行单基因或多基因的组成型/条件性/组织特异性敲除、敲入或定点突变。相比费时费力的传统遗传改变方法，此技术的应用更加丰富了药理学研究中的细胞模型和动物模型，为新药的筛选提供了新视角和新思路。

总之，基于药物研究其作用靶点和机制的传统药理学研究思路已经发展到基于精准靶点筛选获得作用特异、副作用可控、适应证独特的新型药物的研究思路。随着生物信息化分析、基因、蛋白表达谱分析、结构生物学分析等技术的发展，药理学也随之不断向精准化、网络化和学科交叉化发展，这将在很大程度上改变药理学乃至整个药学研究现状，有助于加速新药研发和发掘成药的新功效，为临床治疗带来不可估量的价值。

第五节 学 习 指 导

学习药理学的主要目的是要理解药物有什么作用、其作用机制及如何充分发挥其临床疗效，要理论联系实际了解药物在发挥疗效过程中的因果关系。药理学的教学目标是培养学生学习能力和科学分析综合能力，掌握基本理论、基本知识和基本实验技能，加强基础和应用联系，并初步具备科研能力。具体来说，通过药理学课程的理论学习和实验训练，应达到如下要求：

（一）基本理论

（1）掌握药理学的基本概念、药代学和药动学原理；掌握首过效应、半衰期、生物利用度、不良反应、受体的概念和药物作用机制。

（2）熟悉药物在机体内吸收、分布、代谢、排泄过程。

（3）了解药理学发展简史，影响药物作用的因素。

（二）基本知识

（1）掌握各系统药物的药理作用、临床应用、不良反应和禁忌证，并比较同类药物之间的异同。

（2）熟悉各系统药物的分类及代表药；熟悉代表药的作用特点和临床应用。

（3）了解药理学前沿研究动态和最新进展。

（三）基本操作

（1）掌握各种动物实验和细胞实验的原理和目的。

（2）掌握实验动物的选择、捉拿、给药等基本操作；掌握实验细胞的选择和培养技术；掌握各种检测仪器的使用方法。

药理学是一门理论与实践并重的学科，学好药理学需要做到：理论联系实际，熟悉掌握书本上的理论知识，包括药物的基本作用规律、不良反应等，能将这些知识熟练应用于临床和新药研究，并从实际应用中总结出药物的特殊性质，做到个体化用药，减少药物的不良反应；发现分析并重，掌握实验中的基本操作及整体动物实验和离体实验方法，对实验数据结果进行正确的统计学分析，培养发现问题和分析问题的能力，早期参与科研，更进一步开展研究；讨论解决共享，发现问题后与老师或同学交流，也可查阅药理学相关文献和参考书，解决已出现的问题或对将会出现的问题提出应对方案，以更好地适应药理学的发展，为临床应用和新药研究奠定基础。

思 考 题

1. 举例说明药理学的主要内容和研究特点。

2. 查阅文献归纳分析药理学发展趋势和应用意义。

3. 试述药物分类和主要药理作用。

（向 明）

第四章 药剂学

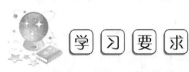

1. 掌握：药剂学的概念、任务及基本内容；各种药物剂型的基本概念、特点。
2. 熟悉：各种药物剂型的基本制备方法、制备工艺及质量控制方法。
3. 了解：国内外药剂学发展史；药剂学发展方向与动态。

第一节 药剂学的概念及发展简史

一、药剂学的概念

药剂学（pharmaceutics）是药学领域的一个重要分支。药剂学是将原料药制备成用于治疗、诊断和预防疾病所需的药物制剂的一门学科。即以药物制剂为中心研究其基本理论、处方设计、制备工艺、质量控制和合理应用的综合性技术学科。其基本任务是将药物制成适合患者应用的剂型，满足医疗卫生工作的需求。剂型（dosage form）是指为适应治疗、诊断或预防的需要而制备的药物应用形式，包括片剂、胶囊剂、注射剂和溶液剂等。

目前，药剂学领域已取得长足发展，并衍生了许多分支学科，包括工业药剂学、物理药剂学、生物药剂学、药物动力学、药用高分子材料学和临床药剂学等。

二、药剂学的发展简史

（一）国外药剂学的发展简史

除古代中国外，自公元前 2000 年世界各地也陆续出现了人类文明。文明的诞生无可避免地伴随着人类的疾病和伤痛，因此早期医药学应运而生。在医药学的萌芽阶段，人们主张以祭拜神像、施行巫术和物理疗法等来治疗疾病，但人们逐渐意识到这些方法的治疗成功率低，于是对医药学的系统研究开始觉醒。

古埃及人创造了灿烂的古代医药文明，其中最具代表性的是《埃伯斯纸草书》（*Ebers Papyrus*，约公元前 1552 年）。《埃伯斯纸草书》是最著名的、世界上最早的药物治疗手册之一。除宗教和巫术外，此手册还记载有大量实用的药物处方、制法、剂型和用途等，收载了 700 余种药物和 800 余个处方及其配制方法，如丸、散和膏等剂型，浸渍、烟熏、吸入和漱口等给药途径。全卷有许多诸如"这是极好的药物！""很好！我经常用它！"等批注，表明了古埃及人对其所载医药知识的实践。但是，该手册仍然受到巫蛊之术的影响，将部分污秽之物视为治疗疾病的方法。

古希腊的医药学是在经验医学的基础上，破除宗教迷信的束缚，接受自然哲学而发展起来的。公元前 400 年左右，著名的古希腊医生希波克拉底（Hippocrates）主张医药学必须摆脱神学和哲学的统治，独立成为一门学科。他具有先进的医药理念，勇于批驳当时的僧侣和巫师，并著有《养身方》。他对疾病的见解与现代医学的解释相近，如其提出的饮食疗法与"药食同源"具有异曲同工之妙。此外，他还提到一些与公共卫生相关的制剂，如用于清洁牙齿的药剂等，反映出古代医药学对于人类健康事业的关注。

古印度文明同样拥有悠久的药物使用历史，自吠陀（Veda）时代起（公元前 1500 年左右）就有记载药物知识的典籍。公元 1 世纪古印度的两位名医科拉加（Caraka）和苏斯拉他（Susruta）分别著有《科拉加集》和《苏斯拉他集》，阐述了一些医药学知识，此外还表述了"以人为本"的医学伦理理念。古印度医药学家首次提出了植物药分类的概念，并提到麻醉制剂。与其他古代文明所不同的是，古印度常用的剂型为非口服制剂，如眼用制剂、吸入剂和软膏剂。古印度常采用熏烟和蒸气浴等方式进行给药，这些给药方式可以被认为是早期的经皮给药制剂。

古罗马文明的医药学是对古希腊医药学的扬弃。此时药物学开始以一门独立的学科出现，药物学的相关研究如雨后春笋般涌现，并产生了一批专业的药物学家。被西方奉为药剂学鼻祖的盖伦，一生著作颇丰。可惜的是，他的藏书之处曾发生火灾，许多著作被烧毁，一部分著作在后来教廷掌控欧洲的"黑暗时代"中销声匿迹。仅在他可查的著作中，就记述了 540 余种植物药、180 余种动物药和 100 余种矿物药，并记载了丸剂、散剂、溶液剂、浸膏剂和酊剂等剂型，这些制剂被学术界称为"盖伦制剂"，沿用至 18 世纪。至今西方药房中那些根据物理方法提取制备的酊剂和浸膏剂等仍被称为盖伦制剂，可见影响之深远。

公元 8 世纪末，古阿拉伯开疆扩土，日渐强盛，并且十分重视内化各个地区的科学文化知识。在吸收了古希腊、古印度、古罗马和中国的制剂知识后，古阿拉伯建立起了自己的医药体系，并建立起了第一批正规的药房。到 10 世纪时，药房已基本覆盖了其境内所有医院。正规医院药房的设立对于世界药剂学的发展具有里程碑式的意义。另外，穆斯林还创办了第一所药科学校，为药物学的研究和传播起到了重要推动作用。这一时期，古阿拉伯的常用剂型颇具特色，有糖浆剂、舐剂、擦剂、乳剂、油脂剂、香草冷剂、动物器官浸提液和金银箔衣等。巨著《医典》成书于同时期，为药物学家和医学家阿维森纳（Aivcenna）所著，此书记载了病理生理学和治疗学的内容与 800 余种药物及其制剂，被当时的学校采用为医药教科书。

文艺复兴时期（公元 14～17 世纪），自然科学摆脱了古代权威和教会神学的束缚，物理学、化学和生物学等学科快速发展，人们正式开始通过科学实验方法对药剂学乃至整个医药学进行研究，使药剂学呈现出新的发展态势。一方面，以传统炼金术为基础的医药化学开始向可控化的方向发展。例如，科达斯（Cordus）发现可以通过矾油（即硫酸）和乙醇作用制备一种"有可爱的气味，鸡也喜欢吃，吃了之后会睡一会儿，但醒来之后不受损害"的气体，实际就是具有麻醉作用的乙醚，这是关于吸入麻醉制剂的首次明确记载。另一方面，植物药剂的应用也从经验主义向理性主义发展。17 世纪时每个药剂师协会都配备有药圃和蒸馏所，用于药用植物的培植和有效成分的提取。

18 世纪下半叶至 19 世纪中期发生的第一次工业革命使西方科技进步迅速。一大批实验室、图书馆和制药企业的建立及制药器械的研发促使了药剂学蓬勃发展。在这一大背景下，质量可控的片剂、胶囊剂、注射剂和橡胶硬膏剂等沿用至今的经典剂型相继问世，并且初步实现了自动化生产，西药药剂体系得以确立。1938 年发生了震动美国的"磺胺制剂"事件，起因是药剂师采用有毒的二甘醇作为溶剂制备磺胺醑剂供小儿服用，事件共造成 107 起死亡。这一事件提高了各国政府对于药事的监管力度，对药剂学的研究和应用制定了新的规范。发生在 19 世纪下半叶至 20 世纪初的第二次工业革命，更使药剂学不断规范化并逐渐成为一门独立学科。西方国家的制药公司和药店聘请了注册药剂师配制药物制剂以供销售。注册药剂师是指通过了资格认证考试、具有从业资格的药剂师。

另一方面，西方各国开始与中国进行医药技术交流，主要体现在对中国古代药物学典籍的译制和传播，及对中国传统药材的引进和应用。被历史记载最多的当属《本草纲目》，如 1657年波兰人布弥格（Michel-Pierre Boym）的拉丁文版，1735 年都哈德（Du Halde）的法文版，1928 年达利士（Dalitzsh）的德文版等。这些翻译版本对于西方药剂学的发展产生了广泛影响。19 世纪末起，西方国家开始进口我国的一些传统药材并改制成新剂型上市。例如，德国进口了当归并制备为流浸膏剂和片剂，意大利流行服用复方大黄酒剂等。随着中西医药技术交流的深入，中药制剂也逐渐引起了西方医药学家的研究兴趣，世界医学宝库日益丰富。

（二）中国药剂学的发展简史

中国的传统医药文化历史悠久，博大精深，而中药药剂学（古称"方剂学"）则是我国医药遗产中的重要组成部分。"神农尝百草"是先祖对于医药实践的写照，也是对古代医药起源的追溯。纵观我国药剂学的发展简史，可以划分为起源、成熟、交流、革新和复兴几个阶段。

早期中药药剂学的起源发展与古代烹饪技巧的成熟密不可分。早在公元前 2100 年左右的夏禹时期，人们就发现了酒的酿制方法。到商代（公元前 1700 年左右），人们发现酒可以"通血脉，行药势"，开始使用药酒或酒曲进行疾病治疗，可以认为它们是酊剂和曲剂的雏形。这一时期，陶器的广泛使用促进了烹饪技术的进步，也推进了汤剂这一剂型的形成。据记载，汤剂是商代的右相伊尹发明的。伊尹是厨师的养子，结合自己的烹饪技术，他发现可以用水煎煮药材制作汤液用于给药。此时期的著名医书《黄帝内经》记载了汤剂、丸剂、散剂、膏剂和酒剂等剂型，另一著名医书《五十二病方》还记载了曲剂、洗浴剂和饼剂等剂型。但是此时期巫医不分，与西方古代文明如出一辙。根据《山海经》记载，殷商时期设有巫咸和巫彭等十巫，他们"从此升降，百药爰在"、"皆操不死之药"。巫医不分在一定程度上对我国医药科技的发展产生了阻滞作用。直至公元前 1000 年左右的周代，《周礼》将巫师和医师分开。此后，巫师专门负责祭祀，医师专门负责去疾，两者工作不再交叉，也是巫医区分的标志。

早期的华夏文明已积累了较为先进的药剂学实践经验，中药学和方剂学学科开始萌芽发展。《汉书·艺文志》云："经方者，本草石之寒温，量疾病之深浅，假药味之滋，因气感之宜，辨五苦六辛，致水火之剂，以通便结节，反之于平。"这一论述体现了中国古代药剂学的辨证立法思想，也表明古代药剂学在两汉时期就已成型。东汉时期名医张仲景著有《伤寒杂病论》和《金匮要略》，收载了栓剂、洗剂、浸膏剂、糖浆剂、丸剂和锭剂等剂型。据说一次张仲景遇到一名大便干结的病患，但这位病患身体虚弱，不适合服用泻药。其他医生均对此束手无策，而张仲景首次采用蜂蜜制备锭剂，进行直肠给药，这是我国医药学史上最早的直肠给药。同一时期的另一位医药大家华佗，也对我国药剂学的发展做出了重要贡献。华佗发明了用于外科手术的全身麻醉剂麻沸散，比西方牙科医生发明乙醚麻醉术早了 1600 余年。传说这种麻沸散效果良好，"四五日差，不痛。人亦不自寤，一月之间，即平复矣"。

公元 3 世纪左右的东晋时期，医药学家葛洪著述了《肘后备急方》一书。铅硬剂、干浸膏剂、蜡丸剂、浓缩剂、条剂乃至尿道栓剂均在此书有所涉及，且成药、防疫药剂及兽用药剂为专章论述。南朝时期的雷敩首次系统论述了药材的炮制方法，于其著作《雷公炮炙论》中提出了包括炮、炙、煨、炒、煅、水飞、蒸、煮和破等十七法。其中，水飞法仍是沿用至今的混悬剂制备方法之一。

南北朝时期，中药学和方剂学已经成为成熟的学科，学术界逐渐开始重视药物学特别是药剂学的交流和融合。这一时期，由于佛教东流，传入东土，所以不少医药典籍都具有佛门特色，如《释僧深师方》《申苏方》和《小品方》等，这些典籍一定程度上是古代中印医药技术交流的产物。唐代孙思邈所著《备急千金要方》和《千金翼方》记载了内、外、妇、儿各科使用的制剂，并对药材的产地、炮制方法和质量标准都进行了讨论，对中国药剂学的发展起到了重要推动作用。他的系列论著被日本医药学界视为"人类至宝"，日本还建有《千金方》研究所对其进行深入研究。同时期的古籍专家王焘，整合了之前 50 余部医学著作的内容，编纂了《外台秘要》，此书收录处方达 6000 余个之多，且当时流传颇广，日本和朝鲜的一些医书都大量引用其中的资料。截止到唐代，已问世的药物除了有丸剂、散剂、膏剂和丹剂等中药传统剂型，还出现了滴鼻剂、滴耳剂、舌下含剂、膜剂和吸入烟剂等新剂型，以及具有特殊用途的眼药膏、染发膏和药枕等。唐朝还以官方名义颁布了世界史上第一部官方药典《新修本草》，此后医药学家对中药材及其制剂的质量可控性的重视程度显著提高。

公元 10 世纪左右的宋朝，由于印刷技术的革新和造纸工业的发展，医药学研究文献数量显著增加。宋代朝廷对医药事业也较为重视，设立了"校正医书局"和"惠民和剂局"等机构，负责医药研究和管理事务。宋太宗对医药领域颇感兴趣，命朝内医药专家编纂了《太平圣惠方》，且亲自为其作序。宋太医局还向民间广征验方，编辑成册，即《太平惠民和剂局方》。这一丛书是我国最早的一部国家制剂规范，按照该书配方制成丸散膏丹，可直接出售。现代中医常用的二陈汤、十全大补汤、四君子汤、四物汤和逍遥散等均源于此书。宋徽宗时期，颁布了《大观经史证类备急本草》作为国家药典。公元 13 世纪的元朝，御厨忽思慧编著了《饮膳正要》，书中记录了回、蒙民族的食疗方法及其烹饪方法，在我国营养制剂的发展史上占有重要地位。这一时期，中药药剂开始注重不同剂型辅料的筛选。例如，李东垣提出以荷叶裹饭为丸，朱丹溪提出以生姜制丸，体现了药学家对丸剂赋形剂的筛选过程。同时，中外医药交流更为广泛，药剂学领域呈现出百家争鸣的景象。

明朝的著名医药学家李时珍花费了近三十年，编写的《本草纲目》收载了药物 1800 余种，剂型 60 余种，附图 1000 余幅，药方 10 000 余个，是我国 16 世纪前药学成就的巅峰。《本草纲目》被视为中国医药的百科全书，已被翻译成多种外语并得到了国外学者的深入研究。明清时期，开始有西方的传教士进入我国，他们带来了先进的科学和技术，对我国医药科技的发展起到了重要作用。清代乾隆年间，赵学敏撰《本草纲目拾遗》，在原《本草纲目》的基础上收载了金鸡纳、香草和臭草等外来药物。其中，金鸡纳便是法国传教士进献给康熙皇帝治疗疟疾的药物。

鸦片战争之后，西方医药技术开始在我国广泛传播，促使了中国的医药革新。西医医院和药房在北京、上海、广州、台湾、宁波、厦门和海南等地陆续开设。另外，西方国家开始在我国建设西医药院校，宣传相关西药书籍，自此，西方药剂逐渐在我国普及。中医现代化在这一大背景下也得到了明显的发展。不少有识之士提出，应该保留中医药的基本思想内核，借用西医药的科学实验方法，对国医国药进行改良，于是中药药剂学的研究如雨后春笋一般涌现，许多研究论文发表在当时国内的学术刊物上，如《绍兴医药学报》《中华药学杂志》和《医药学报》等。民国时期，中药药剂学作为中药学的一门独立的分支学科被确立，这对于国医国药科学化具有划时代的意义。杨叔澄编纂的《中国制药学》，对丸剂、散剂、膏剂、丹剂、酒剂、露剂、胶剂和锭剂的制备和储存方法进行了详细的论述，是中药药剂学最具实用价值的论著之一。这一时期，一些经典西药（如阿司匹林、阿托品和苯巴比妥等）及其制剂在我国也得到了广泛应用，政府还颁布了《药师暂行条例》和《药剂师法》两部关于药剂师的法规。

中华人民共和国建立后，政府制定了正确的卫生工作政策方针，着手发展医药事业。1952年成立了医药工业管理局和中国医药公司，明确规范药物及其制剂的生产、销售和供应事项，使制药工业得到迅速发展。此后，中药新剂型、西药剂型仿制和中西药复方制剂等被大量研究。为了提高国产制剂的质量，卫生部于 1953 年编纂出版了第一版《中华人民共和国中国药典》（简称《中国药典》）。为了适应当时迅速发展的制药工业和临床需求，1957 年又出版了《中国药典》1953 年版增补本。自 1985 年开始，《中国药典》每五年更新并出版一次，迄今为止一共发行了10 版，最新版为 2015 年版。《中国药典》对中西药制剂的质量标准作出了明确规定，为药剂学研发的规范化提供了指导，也为保障人民健康做出了重大贡献。《中国药典》还发行了英文版，推动了药剂学领域的国际交流和制剂标准的国际化，并且扩大和提升了我国药典在国际上的积极影响。

由于政治历史和地理位置的原因，中国传统的中医药理论和技术在韩国、朝鲜、日本和东南亚等邻国广泛传播。可以认为，日本和韩国的"汉方制剂"与我国传统中药制剂同根同源。凭借着强大的经济实力和科研能力的支撑，"汉方制剂"已有较大发展。"汉方制剂"立足于药材有效成分的提取分离及传统剂型的现代化，已经开发出诸多新品种，如桂芝茯苓丸和大建中汤颗粒剂等。不少"汉方制剂"已打入欧美市场。"汉方制剂"的成功表明了中药及其制剂现代化的广阔前景，也无形中鞭策了我国的药学工作者对中药制剂的创新。

（三）当代药剂学的发展现状

药剂学作为一门独立的学科，与物理化学、生物化学、药物化学、药理学、药代动力学、临床药学、临床医学、转化医学、工程学、计算机科学乃至药物经济学、药事管理学和社会药学等诸多学科有所交叉。目前，药剂学已发展成为机械化、智能化、精准化和个体化的综合性技术学科。近年来，药物传递系统（drug delivery system）的概念逐步进入到人们的生活中。

对于传统药物传递系统，辅料开发、处方设计、制备工艺和制药设备的革新使生产效率提高。对片剂而言，新型的辅料使得片剂具有可控的释药行为；双层片和微丸片的发明使片剂更加多功能化，提高了治疗成功率；高效包衣系统的出现提高了片剂制备的效率，并使包衣片质量显著提高。对于注射给药，粉针剂的使用提高了易水解药物的物理稳定性和化学稳定性；塑料安瓿瓶和聚丙烯输液袋的使用，方便了注射剂的运输，也减少了玻璃残渣带来的风险；辐照灭菌的引入解决了热敏感药物注射剂的灭菌问题。对于胶囊剂，肠溶性丙烯酸树脂系列材料赋予了胶囊剂定位释放特性，为胃酸中不稳定药物的传递提供了新策略；高速胶囊填充机的研发使胶囊生产效率大幅提高。

在新型药物传递系统方面，缓释、控释和靶向制剂是研究热点。缓释制剂指能使药物缓慢非恒速地释放的制剂系统。亲水凝胶骨架片、缓释微丸和长效注射微球等药物传递系统通过亲水性材料溶胀或难溶性材料的空间阻滞作用，减慢了药物从制剂中释放的速率，达到了缓释的效果。控释制剂是指能使药物缓慢且恒速地释放的制剂系统，如渗透泵等。胃内漂浮制剂、结肠靶向制剂和鼻腔给药制剂等是目前靶向制剂的研究热点。此外，固体脂质纳米粒、纳米乳、脂质体等微观药物传递系统也正在蓬勃发展。一些创新性的制备方法逐渐被药剂学领域采用，如热熔挤出技术、电纺丝技术和喷雾冷冻干燥技术等。

大分子药物传递系统的研究也不断发展。大分子药物主要指内源性或半合成的蛋白质、多肽、核酸和多糖等。这类药物具有较强的生物活性，选择性高且安全性良好，具有广阔的应用前景。但是，大分子药物大多稳定性差，易于发生水解等化学反应。因此，如何提高大分子药物在传递系统中的稳定性是亟待解决的重大问题。文献显示，已有药剂学工作者采用微针、干粉吸入剂和脂肪乳剂等药物传递系统，成功提高了某些大分子药物的稳定性。

随着相关领域的科技发展，智能给药系统已开始崭露头角。例如，2015 年美国科学家首次开发了一种能实时检测血糖，并据检测结果向机体释放适量胰岛素的智能胰岛素贴片。这一系统可根据糖尿病患者的体重和对胰岛素的敏感性做个性化改进，体现了精准医疗（precision medicine）大背景下药物传递系统智能化的趋势。

此外，药剂学已与美容、保健和食品领域有所交叉。生活中诸如微针面膜、维生素 C 泡腾片和益生元饮料等，都可以找到药剂学相关理论和技术应用的影子。

三、药剂学的任务

药剂学的基本任务是将药物制成适于临床应用的剂型，并能批量生产安全、有效、稳定的制剂。药剂学的具体任务可以归纳如下。

1. 药剂学基本理论的研究　药剂学的基本理论指药物制剂的配制理论，药剂学基本理论的研究对提高药物制剂的生产技术水平，制成安全、有效、稳定的制剂具有重要的意义。目前药剂学已形成了一些基础理论，如界面科学、粉体学理论、药物稳定性理论、药物压缩成型理论、固体制剂药物释放理论和药物体内代谢动力学模型理论等。

2. 新型药物传递系统的研究与开发 剂型是药物应用的具体形式。研究表明，与片剂、胶囊、溶液剂和注射剂等普通制剂相比，缓释、控释和靶向制剂等新型药物传递系统可以有效地提高疗效。特别是作用于患病部位乃至病变细胞的靶向制剂，可提高局部病灶的药物浓度，降低全身的毒副作用，是目前新剂型研究的热点之一。近年来上市的口腔速溶片剂，不需水即可服药，给患者带来了极大的方便。长效缓释注射剂，一次注射后药物可以缓慢释放1～3个月，不仅克服了每天注射的疼痛，而且血药浓度平稳，毒副作用降低。

3. 制剂新技术的研究与开发 新型药物传递系统的开发离不开新技术的应用。近几年来蓬勃发展的微囊化技术、固体分散技术、包合技术、脂质体技术、包衣技术和纳米技术等，为新型药物传递系统的开发和制剂质量的提高奠定了技术基础。但有些技术还不够完善，有待于进一步发展后应用于批量生产。

4. 新辅料的研究与开发 辅料与剂型紧密相关，新辅料的研制对新型药物传递系统与新技术的发展起着关键作用。例如，乙基纤维素和醋酸纤维素等 pH 非依赖型高分子的出现促进了缓、控释制剂的发展；近年来开发的聚乳酸和聚乳酸聚乙醇酸共聚物等体内可降解材料促进了缓释微球注射剂的研发；微晶纤维素、可压性淀粉和低取代羟丙基纤维素等辅料的开发使粉末直接压片技术实现了工业化。为了适应现代药物制剂的需求，辅料将继续向安全性、功能性和适应性的方向发展，其发展对制剂整体水平的提高具有重要意义。

5. 中药新剂型的研究与开发 中医药是中华民族的宝贵遗产，在继承和发扬中医中药理论和中药传统制剂的同时，运用现代科学技术和方法实现中药制剂现代化，是中药制剂走向世界的必经之路。已上市的中药制剂类型很多，如注射剂、颗粒剂、片剂、胶囊剂、滴丸剂、栓剂、软膏剂和气雾剂等 20 多个。近年来中药缓释制剂和中药靶向制剂等也处于研究或开发中，丰富和发展了中药的新剂型和新品种。但中药新剂型的研究与开发仍然是我国药剂工作者的一项长期而艰巨的任务。

6. 制剂新机械和新设备的研究与开发 自世界卫生组织提出"药品生产质量管理规范"（GMP）以来，制剂机械和设备的发展面临着前所未有的挑战。为了使药品质量得到更大的保障，制剂生产逐步向封闭、高效、多功能、连续化和自动化方向发展。例如，固体制剂生产中使用的流化床制粒机可单独完成混合、制粒、干燥甚至包衣工序，与传统的摇摆式制粒机相比大大缩短了工艺过程，因此被人们称作一步制粒机。近年来开发出来的搅拌流化制粒机、挤出滚圆制粒机和离心制粒机等，使产品更加致密和球形化，已在制剂生产中得到了广泛应用。制剂新机械与新设备的开发将对各类制剂的制备产生重要影响。

第二节 药剂学的基本内容

一、药物剂型设计

剂型是为适应治疗、诊断或预防疾病的需要而制备的不同给药形式，是临床使用的最终形式。剂型不仅可作为药物的传递体将药物通过特定的给药途径输送到体内发挥疗效，还可以改善药物性质，如增加溶解度和提高稳定性等，并影响药物的疗效和代谢。适宜的剂型能最大限度地发挥药物的疗效，减少不良反应，降低治疗成本，方便运输和使用。剂型设计是一个复杂的研究过程，受多方面因素的影响。

（一）依据临床需要设计

剂型首先要根据医疗的需要、药物本身的治疗作用和适应证进行设计。抢救危重患者、急症患者或昏迷患者应选择速效剂型，如注射剂、气雾剂和舌下片等。需要在人体持久发挥作用的药物，可制成缓控释制剂，以减少给药频次。局部用药应根据用药部位的特点选用不同的剂型，如皮肤疾病可用软膏剂、涂膜剂或凝胶膏剂等，腔道疾病可用栓剂。对于老年人、儿童及吞咽困难者，口服固体剂型宜选择分散片、口崩片和泡腾片等。

（二）依据药物的性质设计

剂型设计要考虑药物的性质，克服药物本身的某些缺点，充分发挥药物的疗效。如不良嗅味或易挥发潮解的药物应考虑设计为包衣片等剂型。药物的溶解性能和油水分配系数也影响剂型的选择，如难溶性药物不适宜制成以水为介质的溶液型制剂，在胃肠道中不能充分溶解的药物制成普通口服制剂时生物利用度偏低。半衰期较短的药物应考虑制成长效缓释制剂，以免多次频繁给药造成血药浓度波动过大。若药物在体内的代谢有明显的肝脏首过效应，设计剂型时宜规避首过效应，如硝酸甘油可制成舌下片，经舌下黏膜迅速吸收直接进入血液循环。稳定性差的药物，应通过剂型设计，尽量减少药物的分解破坏。如遇水不稳定的药物可考虑制成固体剂型；在胃肠道不稳定的药物，可选择注射给药或经黏膜、皮肤给药。因而剂型设计前，应掌握药物的分子结构、色泽、嗅味、颗粒大小、形状、晶型、熔点、溶解度和溶解速率等物理化学性质，作用靶点、生物半衰期和代谢途径等药理学性质，以及热、湿、光、氧和菌等因素对药物稳定性的影响。

（三）依据市场因素设计

剂型设计还受生产可行性、成本、市场因素、知识产权及节能环保等因素的影响。例如，汤剂剂量大，服用不便，可将部分汤剂处方改制成颗粒剂、口服液、软胶囊剂等。事先调查产品市场份额，评估成本和收益，有利于研发出前景好、效益高的新产品。基于制剂专利技术开发药物的新制剂产品是国内外研究的重点和热点，通过制剂设计实现产品创新，可加强对产品知识产权的保护优势。随着近年来绿色辅料和环保工艺在全球范围的发展和推广，节能环保的理念在剂型设计中得到了重视，一个突出的例子是世界各国都已禁止使用氟利昂作为气雾剂的抛射剂，所以在气雾剂的设计中必须考虑辅料的选择和来源问题。

二、药物剂型分类

药物剂型与给药途径密切相关。纵观人体，可以发现 20 多个给药途径，如口腔、舌下、颊部、胃肠道、直肠、子宫、阴道、尿道、耳道、鼻腔、咽喉、支气管、肺部、皮内、皮下、肌肉、静脉、动脉、皮肤和眼等。按照给药途径可将药物剂型大致分为：口服给药剂型、注射给药剂型、吸入给药剂型、经皮给药剂型、腔道给药剂型和经黏膜给药剂型等。

（一）口服给药剂型

口服给药制剂系指口服后通过胃肠黏膜吸收而发挥全身作用的制剂，如片剂、胶囊剂、散剂、颗粒剂和丸剂等固体制剂，以及溶液剂、乳剂和混悬剂等液体制剂。口服给药是最简单、方便和安全的给药方式，是治疗和预防疾病中应用最广泛的给药途径之一。

1. 片剂　片剂系指药物与适宜的辅料混匀压制而成的片状固体制剂。常用的辅料主要包括填充剂如淀粉、糊精和糖粉等；黏合剂如淀粉浆和羟丙甲纤维素等；崩解剂如交联羧甲基纤维素钠和交联聚维酮等；润滑剂如滑石粉和硬脂酸镁等。必要时还应加入着色剂、甜味剂和芳香剂。

（1）片剂的种类：常见的口服用片剂有普通片、包衣片、咀嚼片、分散片、泡腾片、口腔速崩片、缓释片、控释片和多层片等。

1）包衣片：在普通片的表面上包一层衣膜的片剂。根据包衣材料的不同，可分为糖衣片和薄膜衣片等，如小檗碱糖衣片和维 C 银翘薄膜衣片。蔗糖和高分子膜包衣可对药物起保护作用或掩盖不良嗅味。在薄膜衣片中，肠溶衣片是一种重要的类型，可防止药物对胃的刺激和保护酸不稳定性药物。但薄膜衣片可能会在制备过程中引入有机溶剂，必要时需检查其溶剂残留。

2）咀嚼片：在口腔咀嚼后吞服的片剂，适用于儿童等吞服片剂困难的患者。咀嚼片硬度宜小于普通片，不需做崩解时限检查。咀嚼片对口味有较高要求，通常选择甘露醇、山梨醇和蔗糖等水溶性辅料作填充剂以调整口味，如健胃消食片。

3）分散片：在水中能迅速崩解并均匀分散的片剂。水中分散后饮用，也可于口中含服或吞服，如罗红霉素分散片。分散片服用方便、吸收快、生物利用度高且不良反应小。该剂型适用于难溶性药物和生物利用度低的药物，不适用于毒副作用较大和易溶于水的药物。药物在制备成分散片前一般要经微粉化处理。很多分散片虽然崩解很快，但溶出较慢，因此应进行溶出度和分散均匀性检查。

4）泡腾片：系指含有碳酸氢钠和有机酸，遇水时二者反应生成大量的二氧化碳气体而呈泡腾状的片剂，如维生素 C 泡腾片。该剂型适用于水溶性药物。泡腾片需有足够的密度（最小密度 1.3～1.4 g/ml）抵消发泡时产生的浮力，保证片剂全部沉在水中；易崩解，崩解时限不超过 5 分钟，保证药物快速溶解；溶解后澄清透明。泡腾片对水分极为敏感，应选用吸湿性低的辅料。一般来说，泡腾片的硬度不高，需要适宜的黏合剂和成型性良好的辅料来获得最佳的硬度。

5）口腔速崩片：服用时不用水或少量水即能在口腔内迅速崩解（15～30 秒），易于吞服的片剂，简称口崩片，如奥氮平口崩片。与泡腾片相同，口崩片的硬度不高，也需要适宜的辅料来获得最佳的硬度。口崩片一般用做速释，但将药物包载在缓释微丸中再制成口崩片可实现缓释。若口崩片在口腔中停留时间较长，需掩味或矫味。

6）缓释片和控释片：缓释片系在规定的释放介质中缓慢非恒速地释放药物的片剂，如双氯芬酸钠缓释片。控释片系在规定的释放介质中缓慢恒速地释放药物的片剂，如硝苯地平控释片。与普通制剂相比，缓控释片剂具有释药缓慢，治疗作用时间长，服药次数少，血药浓度平稳和毒副作用低等优点。

缓控释制剂中药物的释放速度主要通过辅料来控制，即利用一些高分子材料阻滞药物的释放。根据阻滞方式不同，缓控释片分为骨架型缓控释片和膜控型缓控释片（图 4-1）。骨架型缓控释片是指药物和惰性固体骨架材料通过压制或融合技术制成的片剂。骨架型阻滞剂又可分为亲水凝胶、非溶蚀性骨架材料和生物溶蚀性骨架材料。亲水凝胶遇水膨胀后，能形成凝胶屏障而控制药物释放。非溶蚀性骨架材料不溶于水或水溶性极小，可在水中缓慢溶胀而形成多孔骨架控制药物释放，药物通过高分子聚合物孔隙缓慢向外扩散。生物溶蚀性骨架材料本身不溶解，但在胃肠道环境中可以逐渐溶蚀，通过孔道扩散和骨架溶蚀两者相结合机制来控制药物释放。膜控型缓释片是指在普通片外包裹衣膜控制药物的释放，包衣膜可分为不溶性材料和肠溶性材料。

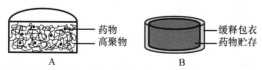

图 4-1 缓控释片结构示意图（A. 骨架型缓控释片；B. 膜控型缓控释片）

渗透泵是利用渗透压原理制成的控释制剂，由药物、渗透活性物质和助推剂组成片芯，再外包经激光打孔的半透膜而得，如图 4-2A 所示。助推剂亦称助渗剂，能吸水膨胀，产生推动力，将药物层的药物推出释药小孔。常用助推剂材料包括聚羟甲基丙烯酸烷基酯和聚维酮等。

常用的半透膜材料有醋酸纤维素和乙基纤维素等。渗透活性物质可调节药物层渗透压，其用量与释药时间长短有关，常用氯化钠、乳糖、果糖、葡萄糖和甘露糖的混合物。

7）多层片：由两层或多层构成的片剂（图4-2B），如胃仙-U双层片。每层含不同药物和辅料，可以避免复方制剂中不同药物之间的配伍变化，或者制成缓释和速释的组合片剂。

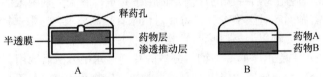

图4-2　渗透泵片结构示意图（A）和多层片结构示意图（B）

（2）片剂的特点：剂量准确，服用方便；片剂体积小且致密，受外界空气、光线和水分等因素的影响较少，化学稳定性较好；携带运输方便；生产的机械化、自动化程度高，产量大，生产成本低；可调节性强，可适应不同临床医疗的需要：如速效（分散片）、长效（缓控释片）和治疗肠道疾病（肠溶片）等。

（3）片剂的质量要求：一般来说，片剂表面应色泽均匀、光洁美观；片重差异小；硬度适中，一般在50 N以上，脆碎度小于1%；崩解或溶出符合药典要求。对于某些小剂量的药物或作用比较剧烈的药物，还应符合含量均匀度检查的要求；凡检查含量均匀度的片剂，一般不再进行重量差异检查。对于不同种类的片剂，质量要求也不尽相同。

（4）片剂的制备：片剂通常是在较大的压力下将粉末或颗粒压制成型的。工业化生产采用旋转压片机，旋转压片机的压片过程如图4-3所示。上冲与下冲随机台转动，分别经过上、下压轮时，上冲向下、下冲向上运动，并对模孔中的物料加压；机台中层的固定位置上装有刮粉器，片重调节器装于下冲轨道的刮粉器所对应的位置，通过调节下冲经过刮粉器时的高度，以调节模孔的容积即片重；以上下压轮的上下移动来位置调节压缩压力。通过选取不同上下冲和模孔的形状，压片机可压制出圆形、椭圆形、方形或异形片。

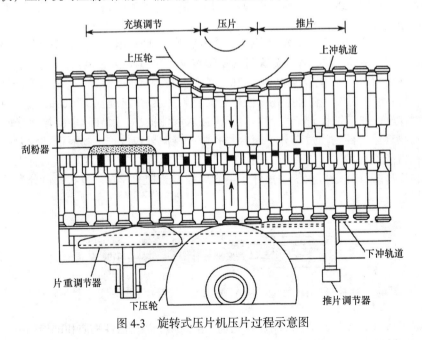

图4-3　旋转式压片机压片过程示意图

将压片机进一步改造，可压制双层片和包芯片等片剂。压制双层片的压片机是对加料器进行改进，使压制双层片的两种物料分隔开且不相互流入。压片时，第一层物料填充、定量和预压，第二层物料再填充、定量和主压，最后出片。采用压片的形式对芯片外层进行包衣可以得到包芯片，一般包芯片设计为片芯缓释，外层速释（或控释）。加芯系统是包芯压片机的关键。压片机先经外层物料初填充，再加芯，然后填充外层物料，最后压制可得包芯片（图4-4）。

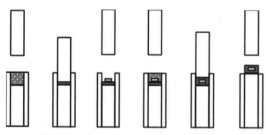

图4-4　包芯压片机压片过程示意图

2. 胶囊剂　胶囊系指药物及辅料填充于空心硬质胶囊或密封于软质囊材中的固体制剂。硬胶囊和软胶囊囊材的主要成分都是明胶、甘油和水，但各成分的比例和制备方法不同。硬胶囊的填充物为药物或加适宜辅料制成的粉末、颗粒、小片、小丸、半固体或液体等。软胶囊的填充物为液体药物或将固体药物溶解或分散在适宜赋形剂中制备成的溶液、混悬液、乳状液或半固体。

（1）胶囊剂的种类：根据胶囊剂的释放特性，胶囊剂可分为普通胶囊、缓释胶囊、控释胶囊和肠溶胶囊。缓释、控释和肠溶胶囊系指将硬胶囊或软胶囊用适宜的缓控释或肠溶材料制备而得，或用经缓控释或肠溶材料包衣后的颗粒、小丸或小片充填于硬胶囊而制成的胶囊剂，如布洛芬缓释胶囊、氯苯那敏控释胶囊和奥美拉唑肠溶胶囊。

（2）胶囊剂的特点：将药物装于胶囊壳中，可掩盖药物的不良嗅味，隔离空气、光线和水分，可提高药物稳定性；制备时一般不需加黏合剂和压力，所以在胃肠液中分散快、吸收好而生物利用度高；可使液态药物固体剂型化，便于携带；颗粒通过高分子材料包衣后可达到缓释效果或制成肠溶胶囊可将药物定位释放于小肠。

（3）胶囊剂的质量评价：按《中国药典》2015年版要求，胶囊内容物不论是其活性成分或辅料，均不应造成胶囊壳的变质；胶囊外观应整洁，不得有黏结、变形、渗漏或囊壳破裂现象，并应无异嗅；装量差异应符合限度要求；每个标示量不大于25 mg或主药含量不大于25%的硬胶囊，以及内容物非均一溶液的软胶囊均应检查含量均匀度，凡规定检查含量均匀度的胶囊剂，一般不再进行装量差异的检查；胶囊的崩解时限应符合规定；肠溶性内容物的胶囊剂，应做释放度检查；凡规定检查溶出度或释放度的胶囊剂，可不进行崩解时限的检查。

（4）胶囊的制备方法：硬胶囊的制备一般分为空胶囊的制备、填充物料的制备、填充与套合囊帽等工艺过程。常见的胶囊剂填充方式有四种（图4-5），分别是螺旋钻压进物料（A）、柱塞上下往复压进物料（B）、自由流入物料（C）和先在填充管内将药物压成单位量药粉块再填充于胶囊中（D）。

软胶囊的制备常用滴制法和压制法。滴制法由双层滴头的滴丸机完成（图4-6）。以明胶为主的软质囊材（一般为胶液）与药液，分别从双层滴头的外层与内层以不同速度流出，定量的胶液将定量的药液包裹，滴入与胶液不相混溶的冷却液中，由于表面张力作用使之成为球形，并逐渐冷却，凝固成软胶囊，如鱼肝油软胶囊等。

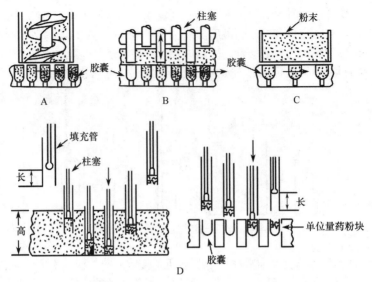

图 4-5 硬胶囊剂药物填充机的类型

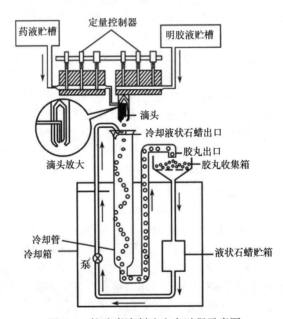

图 4-6 软胶囊滴制法生产过程示意图

压制法系指将明胶、甘油与水等混合溶解后制成薄厚均匀的胶带，再将药液置于两层胶带之间，用钢板模或旋转模压制成软胶囊的一种方法，如图 4-7 所示。

3. 混悬剂 混悬剂系指难溶性固体药物以微粒状态分散在分散介质中形成的非均相液体制剂。所用分散介质大多数为水，也可用植物油。混悬剂中药物微粒一般在 0.5～10 μm，属于热力学不稳定的粗分散体系，助悬剂、润湿剂、絮凝剂和反絮凝剂等的加入可以提高混悬剂的物理稳定性。助悬剂系指能增加分散介质的黏度以降低微粒的沉降速度或增加微粒亲水性的附加剂。润湿剂系指能增加疏水性药物的被水润湿能力的附加剂，通过增加微粒亲水性产生较好的分散效果。絮凝剂可降低微粒 ζ 电位，从而减小微粒间电荷的排斥力，使微粒形成疏松聚集体，降低微粒表面自由能，使混悬剂处于稳定状态。

相较于混悬剂，干混悬剂有更好的稳定性。《中国药典》2015 年版二部收载有干混悬剂，

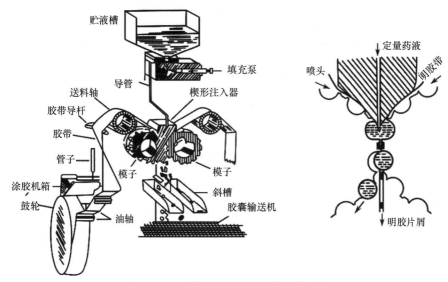

图 4-7　自动旋转扎囊机旋转模压示意图

它是按混悬剂的要求将药物用适宜方法制成粉末状或颗粒状制剂，使用时加水即迅速分散成混悬剂。

混悬剂的质量评价包括：装量差异应符合规定；在使用或储存期间含量均匀度符合要求；混悬物应分散均匀，放置后若有沉淀物，经振摇易再分散，并检查沉降体积比，应不低于 0.90；照微生物限度检查法检查，应符合规定。

混悬剂的制备可分为机械分散法和凝聚法。机械分散法是将粗颗粒药物粉碎成符合粒径要求的微粒，再分散于介质中制得混悬剂。小量制备可用乳钵，大量生产可用乳匀机和胶体磨等。凝聚法又分物理凝聚法和化学凝聚法。物理凝聚法一般将药物制成热饱和溶液，加至另一种不溶性液体中，搅拌使药物快速结晶，再将微粒分散于适宜介质中制成混悬剂，可制得 10 μm 以下微粒。化学凝聚法是用化学反应法使两种药物生成难溶性药物的微粒，再混悬于分散介质中的制备方法，常用于可形成沉淀的酸碱对药物。

（二）注射给药剂型

注射剂俗称针剂，系指药物与适宜的溶剂或分散介质制成的供注入人体内的溶液、乳状液、混悬液及供临用前配制或稀释成溶液或混悬液的粉末或浓溶液的无菌制剂。注射剂中药物不同的分散形式主要由药物自身的性质决定。

注射剂几乎无吸收过程或吸收过程很短，能迅速进入人体循环，发挥治疗作用。因此，它是疗效可靠而起效迅速的剂型。特别是静脉注射，药液可直接进入血液循环，在危重患者抢救时尤为重要。与其他剂型相比，注射剂的生物利用度几乎为 100%，无首过效应，无滞后时间。除上述特点外，注射剂还具有其他剂型无法比拟的优点：适用于不宜口服给药的情况；产生局部定位及靶向给药的作用；油溶液型和混悬型肌内注射通常具有延长药效的作用。

1. 注射剂的分类

（1）溶液型注射剂：包括水溶液和油溶液。易溶于水而且在水溶液中稳定的药物应制成水溶液型注射剂。注射用水为纯化水经蒸馏所得的水，纯化水为原水经蒸馏法、离子交换法、反渗法或其他适宜方法制得的供药用水。纯化水应通过热原、微生物限定等多种项目检查，其中热原为注射用水质量控制的重点。对于在水中不稳定或溶解度很小但临床上有要求制成溶液型注射剂的药物，可以用非水溶剂（如乙醇、甘油、丙二醇和聚乙二醇等）与水按照一定比例配成复合溶剂使用（表 4-1）。

（2）混悬型注射剂：水难溶性药物且采用增溶、助溶等手段仍不能使其完全溶解，或在水溶液中不稳定但可制成水不溶性衍生物的药物，均可制成混悬型注射剂。要求缓释的药物也可制备为混悬型注射剂。混悬型注射剂要求颗粒大小适宜均匀，具有良好的再分散性，沉降速度不可太快，储存过程中无结块现象，如醋酸可的松注射液、鱼精蛋白胰岛素注射液和喜树碱静脉注射液等。

（3）乳剂型注射剂：水不溶性药物，根据需要可制成乳剂型注射液。一些油溶性药物的油溶液不可直接用于静脉注射，若制成注射用乳剂，则可用于静脉注射。注射用乳剂还能为机体提供高能营养，对重症疾患及不能通过胃肠道吸收营养的患者具有极为重要的意义。乳剂还能提高药物对淋巴系统的靶向性，特别适合于蛋白质和多肽等大分子药物的给药。除了类似普通注射剂的各项规定外，乳剂型注射剂质量要求的最大特点是对乳滴大小、均匀和稳定程度的严格规定，如静脉营养脂肪乳注射液等。

（4）注射用无菌粉末：亦称粉针，是指采用无菌操作法或冻干技术制成的注射用无菌粉末或块状制剂，临用前用适宜的无菌溶剂溶解后注射，也可用静脉输液配制后静脉滴注。本剂型适用于在水中不稳定的药物，特别是对湿热敏感的抗生素和生物制品，如注射用阿莫西林和青霉素粉针剂等。

（5）新型长效注射剂：近半个世纪以来发展起来的新型给药体系，系指将固态或液态药物溶解或分散于载体材料中形成的骨架型微小球状实体（粒径 $1 \sim 250\ \mu m$），图 4-8。固液态药物通过微球进行包埋，可实现制剂产品的功能化，既能提高稳定性，又能增强靶向性。绝大多数注射用微球为长效制剂，适用于需要长期给药的疾病，可显著减少给药频次。20 世纪 80 年代初期研制了强效促黄体激素释放激素激动剂的可注射缓释微球，是历史上最为成功的注射用微球品种。微球制剂近年来发展非常迅速，截止到 2015 年 1 月，国外一共上市了 13 个微球制剂，其中除了利培酮、纳曲酮和盐酸米诺环素外，其余均为多肽或蛋白类药物。目前国内有两家企业生产注射用醋酸亮丙瑞林微球，均于 2009 年被 CFDA 批准上市。

表 4-1　注射剂的类型

类型	适用药物	外观	质量要求
溶液型	可溶解在水或油中的药物	澄清，无肉眼可见的混浊或异物	无菌、无热源、澄明度、pH、渗透压、安全性、稳定性和降解物质均应符合标准等
混悬型	水难溶性或要求缓释给药的药物	不溶性的固体小颗粒分散在特定介质里，静置易沉淀	药物颗粒粒径控制在 15 μm 以下，15～20 μm 者不应超过 10%，若有可见沉淀，振摇时应分散均匀等
乳剂型	水不溶性药物	乳白色，均一稳定，无分层、不得有相分离现象。絮凝等现象	乳滴直径一般在 1～4 μm，耐热压灭菌，在灭菌和储存期间，乳滴大小应无明显变化且无溶血和降压作用等
注射用无菌粉末（粉针）	在溶液中不稳定的药物	粉末外形饱满，细度或结晶度适宜	无异物，配成溶液后可见异物检查合格。粉末细度或结晶度应适宜。无菌、无热原等

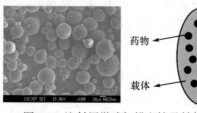

药物

载体

图 4-8　注射用微球扫描电镜及结构示意图

注射型植入剂是指以液体形式注射于人体，在生理条件下转变为固体或半固体药物贮库的植入剂。该剂型具有制备工艺简单、使用方便、机体损伤小且患者顺应性好等突出的优点，近年来得到了较快发展。然而，与其他药物剂型相比，该剂型在给药过程中存在特殊的固化成形过程，现有的体外释放方法难以有效地反映制剂的体内释药过程，给该剂型的研究带来了一定的困扰。

原位凝胶亦称在位凝胶，是一类以溶液状态给药后，立即在用药部位发生相转变，由液态转化形成非化学交联的半固体凝胶作为药物贮库。该系统容易注射，特别适于局部给药。目前醋酸亮丙瑞林原位凝胶注射剂（Eligard®）已经被美国食品药品监督管理局（FDA）批准上市。

2. 注射给药途径 注射剂存在众多给药途径，其中应用最为广泛的有四种：静脉注射、肌内注射、皮下注射和皮内注射。

（1）静脉注射：分为静脉推注和静脉滴注，前者用量小，一般为 5～50 ml，后者用量大，多至数千毫升，且多为水溶液。油溶液、混悬液和乳浊液易引起毛细血管栓塞，一般不宜静脉注射，但平均直径<1 μm 的乳浊液，可做静脉注射。凡导致红细胞溶解或使蛋白质沉淀的药液，均不宜静脉给药。静脉注射的制剂必须调节至与血浆等渗或微高渗，不得加入抑菌剂。

（2）肌内注射：注射于肌肉组织中，一次剂量为 1～5 ml。注射油溶液、混悬液及乳浊液具有一定的延效作用，且乳浊液有一定的淋巴靶向性。

（3）皮下注射：注射于真皮与肌肉之间，一般用量为 1～2 ml。皮下注射剂主要是水溶液，药物吸收速度稍慢。由于人体皮下感觉比肌肉敏感，故具有刺激性的药物混悬液，一般不宜皮下注射。

（4）皮内注射：注射于表皮与真皮之间，一次剂量在 0.2 ml 以下，常用于过敏性试验或疾病诊断，如青霉素皮试液和白喉诊断毒素等。

（5）脊椎腔注射：注入脊椎四周蜘蛛膜下腔内，一次剂量一般不得超过 10 ml。由于神经组织比较敏感，且脊髓液缓冲容量小、循环慢，故脊椎腔注射必须等渗且不得加抑菌剂，pH 宜在 5.0～8.0，注入时应缓慢，否则容易引起头痛和呕吐。

（6）动脉内注射：注入靶区动脉末端，如诊断用动脉造影剂、肝动脉栓塞剂等。

3. 注射剂的生产 注射剂的生产工艺一般包括配制（浓配法、稀配法）、溶解、混合、滤过、除热原、灌装、灭菌、冻干和检测等步骤。在各个步骤中需要用到各种不同的生产设备，下面将重点选取生产注射剂的几个步骤来介绍相应的生产设备。

（1）小容量注射剂封口设备：安瓿瓶封口是小容量注射剂制备过程中的重要环节，在整个工艺中处于非常关键的地位。老式熔封的方法已被淘汰，目前国内外多采用拉封的方式，主要有拉丝钳夹安瓿封口和熔封导向头滚拔式封口。

拉丝钳夹安瓿封口机由转瓶轮、燃烧器和拉丝钳组成。安瓿封口时，采用氧气和燃气混合火焰，火焰有预热和加热两部分，其作用是使旋转的安瓿颈部四面受热并且熔化。当加热的安瓿移至拉丝钳处时，拉丝钳迅速关闭，将加热熔化的安瓿颈部夹住，之后迅速完成上升和移开的过程，移开后的拉丝钳在辅助机构的作用下进行连续的钳口开、合过程，甩掉钳子上的玻璃头。

熔封导向头滚拔式封口机由安瓿转动皮带、燃烧器、熔封导向头和定位板等组成。灌装完毕后，安瓿移至熔封机的定位板上，在皮带带动下强制旋转。安瓿封口时，采用氧气和燃气的混合连续火焰，燃烧器加热使旋转的安瓿颈部四面受热。加热完毕后的安瓿被移至熔封导向头，在两个旋转方向相反的熔封导向头共同作用下，安瓿颈部被导向头滚拔开，完成封口过程。

（2）注射剂检测设备：由于多种原因，封口后的安瓿会有渗漏，或因相互碰撞而产生细小裂纹，因此必须对安瓿进行检漏，以保证产品的质量。传统的检漏方法为减压法，即将灭菌箱抽真空，加入色素溶液，如有细小裂纹的安瓿将吸收色素溶液而变色，再通过人的肉眼检测。此法操作繁琐且可靠性差，新型检漏机凭借一些新型自动化技术，不需经肉眼检测，检测精度极高，从而可以确保检测的真实性和可靠性。

灯检是控制注射剂内在质量的一道重要关口，工作时瓶子在背光照射下，通过放大镜能清晰地看出瓶子中的杂质及悬浮物，防止不合格产品的漏检。灯检人员视力不同将导致检测结果不同，质量不均一，且操作工眼睛易疲劳，容易误检或漏检，另外长时间工作对操作工的眼睛也有一定损害。X 射线检测机利用 X 射线穿透粉末或高密度待测物后，由 X 射线的信号接收器接收信号，并将之转换成数字图像。数字图像再通过图像处理工具进行分析。待测品被送往可编程控制器，激活废品剔出系统，剔除不合格产品。

（三）吸入给药剂型

吸入制剂是指一种或多种药物经特殊的给药装置，进入呼吸道深部或腔道黏膜发挥局部或全身作用的给药制剂。吸入制剂作用部位为肺部，与其他途径相比拥有明显的优势。肺部吸收表面积大、毛细血管网丰富，而且肺泡上皮细胞层薄，从而使得物质交换距离短、速度快；肺部的生物代谢酶活性低从而减少对蛋白质的水解，使得蛋白质和多肽易通过肺泡表面被快速吸收，并且肺部给药可以避免肝脏首过效应。

随着呼吸系统疾病所占比重加大，以及吸入给药在治疗局部疾病的优势，吸入治疗被多国推荐为防治哮喘和慢性阻塞性肺疾病等呼吸道病的首选给药方式。由于吸入给药可使药物吸收迅速且避免首过效应，所以在全身给药方面具有独特的优势。近年来，吸入制剂开始被应用于治疗糖尿病等系统疾病。

吸入制剂主要分为气雾剂、喷雾剂和干粉吸入剂。气雾剂、喷雾剂和干粉吸入剂的性质见表 4-2。

表 4-2　气雾剂、喷雾剂和干粉吸入剂

剂型	优点	缺点	质量标准
气雾剂	使用快捷 携带方便 多剂量装置 价格较便宜	吸入技巧要求高，患者不易掌握 抛射剂易引起患者呛咳且可能致敏 口咽部沉积量高，局部及全身副作用大 易受环境温度的影响	安全、漏气检查 装量与异物检查 喷射速度与喷出总量检查 喷射总揿次与喷射主药含量检查 喷雾的药物粒度和雾滴大小的测定 有效部位药物沉积量检查 微生物限度 无菌检查
喷雾剂	无需抛射剂或耐压容器 患者使用方便	雾粒粒径较大，肺部吸入效率较低 稳定性较差	每瓶总喷数 每揿喷量 每揿主药含量 装量 微生物限度 无菌等
干粉吸入剂	无需抛射剂 吸气启动，患者协调性好 口咽部沉积少，局部副作用少	一般较气雾剂价格贵 吸气流速依赖性 吸入性能依赖于装置 某些装置易受环境湿度的影响	每吸主药含量 每瓶总吸次 雾粒分布 含量均匀度与装量差异检查 排空率 微生物限度

1. 气雾剂　气雾剂系指含药溶液、乳状液或混悬液与适宜的抛射剂共同封装于具有特制阀门系统的耐压容器中制成的制剂。气雾剂由抛射剂、药物与附加剂、耐压容器和阀门系统组成，使用时借助抛射剂的压力将内容物定量或非定量地喷出，药物多为雾状气溶胶，其雾滴一般小于 50 μm。按分散系统分类可分为溶液型、混悬型和乳剂型气雾剂。

气雾剂灌装设备是一种用于气雾剂产品生产的专属装置。灌装设备分为灌液设备和灌气设备。灌液设备在常温常压下把定量液体灌入气雾罐内，灌气设备是把定量的、有一定压力的气体灌入气雾罐内。由于气雾产品要有一定的压力，所以在充气之前必须封闭气雾罐口，再通过气雾罐顶阀门口将气体灌入。气雾剂灌装机分为手动气雾剂灌装机、半自动气雾剂灌装机和全自动气雾剂灌装机。

2. 喷雾剂　喷雾剂系指含药溶液、乳状液或混悬液填充于特制的装置中，使用时借助手动泵的压力、高压气体、超声振动或其他方法将内容物以雾状喷出的制剂。按使用方法分为单剂量和多剂量喷雾剂；按雾化原理不同分为喷射喷雾剂和超声喷雾剂；按给药定量与否分为定量喷雾剂和非定量喷雾剂；按分散系统分为溶液型、乳剂型和混悬型喷雾剂。溶液型喷雾剂药液应澄清；乳剂型喷雾剂乳滴在液体介质中应分散均匀；混悬型喷雾剂应将药物细粉和附加剂充分混匀，制成稳定的混悬剂。喷雾剂上市产品较多，如由默沙东公司研发用于治疗支气管炎和哮喘等疾病的硫酸异丙肾上腺素喷雾剂等。

3. 干粉吸入剂　干粉吸入剂亦称为吸入粉雾剂，系指微粉化药物单独或与载体混合后，经特殊的给药装置，通过患者主动吸入，使药物分散成雾状进入呼吸道，发挥局部或全身作用的一种给药体系。为改善干粉吸入剂的流动性，可加入适宜的载体和润滑剂，但所有附加剂均应为生理可接受物质，且对呼吸道黏膜或纤毛无刺激。干粉易吸潮，须置于阴凉处并避光保存，以保持粉末细度、分散性和良好流动性。MannKind 公司生产的吸入式人胰岛素产品 Afrezza 已获 FDA 批准上市，用于成人 1 型或 2 型糖尿病。

对于吸入制剂而言，特别是对于干粉吸入剂，药物的粒径范围是一个重要的质量指标。由于肺部的生理结构要求进入其中的药物需有适宜的粒度，所以在吸入制剂的生产过程中，微粉化技术得到广泛运用。常见的微粉化方法有气流粉碎法和喷雾干燥法等。

（1）气流粉碎法：气流粉碎是将干燥、净化后的压缩气体通过喷嘴加速，形成高速气流，并在粉碎室中带动物料高速运动，使得颗粒受到碰撞、摩擦和剪切而被粉碎。气流粉碎法具有耐热敏性、无污染性和精度高的优点。

（2）喷雾干燥法：喷雾干燥是流化技术用于液态物料干燥的方法。它是将液态物浓缩至适宜的密度后，使其雾化成细小雾滴，与一定流速的热气流进行热交换，使水分迅速蒸发，使得物料干燥成粉末状或颗粒状。

（四）经皮给药剂型

经皮给药制剂是指经皮肤给药后，药物迅速穿透皮肤进入体循环，产生全身或局部作用，实现疾病治疗或预防的一类制剂。经皮给药制剂具有独特优点，如避免了口服给药可能发生的肝脏首过效应及胃肠道因素的干扰；可维持恒定的血药浓度，避免峰谷现象，减少毒副作用；可延长药物作用时间，减少给药次数；使用方便，可随时中断或恢复治疗，提高患者顺应性；通过调整给药面积，可减少个体差异。历史上第一个镇晕剂东莨菪碱贴剂于 1974 年在美国上市，抗心绞痛药硝酸甘油的透皮吸收制剂于 1981 年应用于临床。近年来，硝酸甘油、雌二醇、芬太尼、烟碱、可乐定、睾酮和左炔诺酮等多个药物出现了经皮给药剂型。

由于皮肤作为身体抵御外界侵袭的屏障，经皮给药也存在一些缺点，如给予的药物药效要强，分子质量要小，才能克服皮肤的屏障作用达到诊断或治疗的要求。由于角质层的屏障作用，除了硝酸甘油等少数药物以外，大多数药物透过皮肤的能力较差，不适合制备成经皮给药制剂；药物的熔点对其经皮吸收也有影响，一般熔点低于 200℃的药物较易透过皮肤。另外，对皮肤有刺激性的药物或辅料不适合应用于经皮给药制剂中。

传统的经皮给药剂型包括凝胶膏剂、软膏剂、乳膏剂、搽剂和涂剂等，新型经皮给药剂型主要有微针等。

1. 凝胶膏剂　凝胶膏剂原名为巴布剂，系指将药材提取物、药材或化学药物与适宜的亲水性基质混合后，涂布在背衬材料上制成的贴膏剂。我国战国秦汉时期的《黄帝内经》等著作中已有关于凝胶膏剂的记载。这时的凝胶膏剂，是猪脂膏之类的物质与中药混合后涂在狗皮上供外敷，故又名狗皮膏药。由于制备方法日趋完善，凝胶膏剂在唐宋时期得到广泛使用，在明清时期已经成为普遍的外用药品。近代，随着经皮给药系统相关理论的不断发展和完善，凝胶膏剂得到了更加完善的发展。

凝胶膏剂的基本结构包括背衬层、膏体层和支持层三部分。背衬层即膏体表面的覆盖物，一般选用聚丙烯及聚乙烯薄膜、玻璃纸和聚酯等，使用前揭去，可以避免凝胶膏剂之间的粘连。膏体层又叫贮药层，即基质和主药的混合物，膏体层在贴敷中产生适度的黏附性使之与皮肤密切贴合。支持层又叫底材或裱褙，主要起支撑作用，是一层透气的布质层，一般选用人造棉布、无纺布和法兰绒等制备而成。

2. 软膏剂 软膏剂系指药物与油脂性或水溶性基质混合制成的均匀的半固体外用制剂。软膏剂在我国应用甚早，晋朝葛洪的《肘后备急方》记载了用生地黄或栝蒌根捣烂制成药膏外敷治疗外伤；明清时期出现的陶氏膏药以中医基本理论为指导，将中草药制剂覆盖于皮肤、孔窍和俞穴等部位，药物起效迅速，使用安全，患者乐于接受。随着经皮给药系统相关理论的不断发展和完善，现代软膏剂已成为非常成熟的剂型。目前临床上常用的软膏剂多为皮肤科用药，如用于治疗皮肤炎症的布地奈德软膏，用于治疗痤疮（俗称"青春痘"）的维胺酯维生素 E 软膏，以及用于治疗局部皮肤感染的莫匹罗星软膏等。

软膏剂通常由药物、基质和附加剂组成。基质在软膏剂中主要起赋形作用，有时也会对药物的药效产生影响。早期软膏剂的基质多使用豚脂、蜂蜡和麻油等，现代则多为琼脂、羊毛脂或可可豆脂等。附加剂（如乳化剂、保湿剂和促渗剂）主要起增加药物和基质稳定性、保证或促进药物药效的作用。

按照分散系统的不同，可以将软膏剂分为溶液型、混悬型和乳剂型三类。其中溶液型软膏剂指药物溶解（或共熔）在基质中制成的软膏剂；混悬型软膏剂系指药物以细粉形式均匀分散于基质中制成的软膏剂；乳剂型软膏剂又叫乳膏剂，是指药物溶解或分散于乳状液型基质中形成的均匀半固体制剂。

软膏剂的制备方法主要有三种：研和法、熔和法和乳化法。溶液型或混悬型软膏剂一般采用研和法和熔和法，乳剂型软膏剂常采用乳化法。

（1）研和法：系指在常温下通过研磨或搅拌使基质与药物均匀混合制备软膏的方法。制备时将药物研细过筛后，先与少量基质研匀，然后递加其余基质至全量，研匀即得。凡对热不稳定的药物、不溶于基质的药物均可采用研和法制备。工业上一般采用电动研磨机进行。

（2）熔和法：软膏剂中可能会使用到熔点较高的组分，或者在常温下不能均匀混合的软膏基质，此时可采用熔和法制备。其方法是先将基质熔化，再加入药物搅匀并冷却至室温即可。含不溶性药物粉末的软膏一般经搅拌、混合后尚难制成均匀细腻的产品，通过研磨机进一步研磨可使之分散均匀。

（3）乳化法：是用于制备乳剂型基质软膏剂的方法。将处方中油脂性和油溶性组分一起加热熔化作为油相，保持油相温度在 80℃左右；另将水溶性组分溶于水，并加热至与油相相同或略高于油相的温度；再将油、水两相混合，不断搅拌，直至乳化完成，最后冷却至室温即可。

3. 搽剂 搽剂系指原料药物以乙醇、油或适宜的溶剂制成的液体制剂，供无破损皮肤揉擦用的制剂。搽剂在我国古代药学专著《养生方》与《杂疗方》中就有记载，通过外用搽剂可以改善情绪和心境。《本草纲目》载："水，其体纯阴、其用纯阳，加热成汤，则更能宣通行表、发散邪气"。中药沐浴搽剂能清洁皮肤、减少刺激，是治疗皮肤病的重要手段之一。目前，临床常用的搽剂有治疗生殖器疱疹的疣迪搽剂，用于跌打损伤、关节疼痛的麝香祛痛搽剂等。

4. 新型技术应用于经皮制剂 尽管经皮给药制剂的应用历史悠久，制剂工艺成熟，但由于皮肤角质层的阻碍作用导致高极性药物的皮肤透过率低下，难以达到治疗目的。为此，研究者采取了一系列新型促渗透技术来破坏角质层，以增加皮肤对药物的渗透速率，目前常用的促渗技术主要包括化学技术与物理技术。

化学技术系指通过采用经皮吸收促进剂和离子对以提高药物渗透速率的方法。经皮吸收促进剂包括水、醇类、亚砜类等，是改善药物经皮吸收的首选方法。离子型药物难以透过角质层，通过加入与药物带有相反电荷的物质，形成离子对，使之容易分配进入角质层类脂。例如，双氯酚酸和氟比洛芬等强脂溶性药物与有机胺形成离子对，可显著增加其经皮透量。

透皮吸收促进剂在减少贴剂的使用面积方面起了积极作用，但未能扩大经皮给药系统候选药物的范围。物理促渗技术可以通过控制外部能量，精密控制经皮吸收，有效地扩大了经皮给药系统在蛋白多肽类药物的应用。常用技术包括电致孔、离子导入、超声导入和微针等。

（五）腔道给药剂型

腔道给药制剂是指药物作用于直肠、阴道、尿道和耳道等部位，起局部作用或吸收后发挥全身作用的一类制剂，以直肠和阴道为主要作用部位。

直肠和阴道等部位均具有狭长的腔道结构，可有效固定特定形状的固体制剂，且皮下有丰富的毛细血管，酶活性低。药物经这些部位给予后，不经过胃和小肠，避免了酸、碱消化酶对药物的影响和破坏作用，亦减轻了药物对胃肠道的刺激。同时，药物经腔道吸收入血不经肝脏，无首过效应，因而大大提高了药物的生物利用度。

目前腔道给药剂型主要包括栓剂、膜剂、泡腾片、滴剂及滴丸剂等，其中应用最为广泛的是栓剂。

1. 栓剂 栓剂系指药物与适宜基质制成供腔道给药的固状制剂。根据使用部位的不同可分为肛门栓、阴道栓、尿道栓和耳用栓等，其形状大小因使用部位不同而各不相同，如肛门栓以鱼雷形较好，阴道栓则以鸭嘴形较好。栓剂在室温下应有适宜的硬度和韧性、无刺激性，入腔道后，在体温条件下应能熔融、软化或溶解，且易于与分泌液混合，逐渐释放药物产生全身或局部作用。

全身作用的栓剂，给药后必须在腔道部位经过吸收进入血液循环才能发挥疗效。基质的种类、药物的理化性质、栓剂塞入的部位、吸收促进剂的添加与否均会影响药物在腔道的吸收效果。局部作用栓剂的药物通常不需要吸收，基质的熔化速率及药物的释放速率也较慢，如痔疮药、局麻药和消毒剂等。栓剂通常的制备方法为冷压法和热熔法，其中热熔法更为常用。热熔法系指将基质置水浴上加热熔化，加入药物溶解或均匀分散于基质中，倾入栓剂模型内，冷却即得。冷压法系指先将药物与基质粉末置于冷却的容器内，装入制栓机的模具内，通过挤压可得一定形状的栓剂。

2. 灌肠剂 灌肠剂系指从肛门灌入直肠的液体制剂。目前，灌肠剂主要有泻下灌肠剂和含药灌肠剂。其中泻下灌肠剂是指以清除粪便、降低肠压、使肠道恢复正常功能为目的液体制剂，如生理盐水、5%甘油溶液等，这类灌肠剂使用后必须排出体外；含药灌肠剂是指在直肠起局部作用或吸收发挥全身作用的药物溶液，可向该溶液中添加增稠剂以延长药物的滞留时间。

3. 阴道膜 阴道膜系指将药物溶解或均匀分散在适宜的成膜材料中加工制成供阴道给药的薄膜制剂。按结构可将阴道膜可分为单层膜、多层膜和夹心膜。阴道膜剂的应用优势与其他经皮给药制剂类似，但是阴道膜剂不适用于剂量较大的药物。目前，阴道膜剂主要用于避孕、终止早孕、绝经后阴道疾病及阴道炎的治疗等。

4. 阴道泡腾片 阴道泡腾片系指将药物与泡腾崩解剂等辅料加工制成供阴道给药的片剂。阴道泡腾片置于阴道中时，即可产生大量泡沫，增加了药物与阴道、宫颈黏膜褶皱部位的接触，能充分发挥药物的作用。目前，国内有多种阴道泡腾片的上市制剂，如妇炎平阴道泡腾片、奥硝唑阴道泡腾片和消糜阴道泡腾片等。

（六）黏膜给药剂型

黏膜给药系指采用适当的载体使药物作用于人体的某些黏膜部位（如口腔黏膜、鼻黏膜和眼黏膜），起局部作用或转运进入体循环起全身治疗作用的给药方式。按照给药部位的差异，可将黏膜给药制剂分为口腔黏膜给药制剂、鼻黏膜给药制剂和眼黏膜给药制剂。

1. 口腔黏膜给药制剂 药物在口腔黏膜中的透过性比皮肤高 4～4000 倍，流经口腔黏膜的血液经舌下静脉、面静脉和后腭静脉进入颈静脉，不经过肝脏，无首过效应。目前，最常用的口腔黏膜制剂主要是舌下片、口腔贴片及漱口剂。

（1）舌下片：系指置于舌下能迅速溶化或使用时在唾液中缓慢溶解，药物经舌下黏膜吸收发挥全身作用的片剂。舌下片包括普通舌下片及舌下黏附片，普通舌下片主要用于急症治疗，如硝酸甘油舌下片用于心绞痛的急性发作，硝苯地平舌下片用于高血压和心绞痛的治疗。

（2）口腔贴片（膜）：系指黏贴于口腔、经黏膜吸收后起局部或全身作用的速释或缓释制剂。理想的口腔贴片（膜）剂应该体积小，黏附性强，能与黏膜紧密接触，抵抗唾液、舌及颊运动的干扰。

（3）漱口剂：系指用于口腔、咽喉清洗的液体制剂，具有清洗、防腐、去臭、杀菌、消毒及收敛作用。漱口剂多为药物的水溶液，也可含有少量乙醇和甘油。现代漱口剂中添加的一些药物辅料，可作为药物载体将抗菌剂送达口腔的各个部位，起到一定的辅助控制菌斑、维护口腔健康的作用。

2. 鼻黏膜给药制剂 鼻腔总容积约 15 ml，鼻黏膜总表面积约 150 cm^2，表面覆盖着一层假复层纤毛柱状上皮细胞，上皮细胞下有大量毛细血管和丰富的毛细淋巴管，是药物经鼻黏膜吸收的主要部位。鼻黏膜给药最大的优势在于可绕过血脑屏障直接进入中枢神经系统，发挥治疗作用，具有脑靶向作用。目前，常用的鼻黏膜给药制剂有滴鼻剂、鼻喷剂、鼻用凝胶剂和鼻用微球等，其特点见表4-3。

表4-3 鼻黏膜给药制剂的类型

类型	制剂形态	给药方式	特点
滴鼻剂	澄明溶液、混悬液或乳状液	滴入鼻腔	药物停留时间短
鼻喷剂	澄明溶液、混悬液或乳状液	雾化喷入鼻腔	鼻腔直接吸收或通过肺间接吸收
鼻用凝胶剂	半固体凝胶状	黏附于鼻腔	制剂黏附性能好，滞留时间延长
鼻用微球	固体微球	黏附于鼻腔	生物黏附性好，可实现缓释效果

3. 眼黏膜给药制剂 药物通过眼部给药，通常作杀菌、消炎、收敛、缩瞳、麻醉或诊断之用。由于眼的结构特殊，尤其在患眼疾时，眼对外来刺激尤为敏感，故眼用制剂要求性质稳定、无菌且无异物，使用时无痛、无刺激性。眼用注射剂中眼周注射液要求符合小剂量静脉注射剂的质量标准，眼内注射液还应对角膜内皮细胞和视网膜细胞无毒副作用，pH 应在 7.0～7.4 范围内，且应等渗。眼用制剂均不得含防腐剂及抗氧剂，以减少化学物质对组织的危害。

眼用制剂可分为眼用液体制剂（如滴眼剂和眼用注射剂等）、眼用半固体制剂（如眼膏剂和眼用凝胶剂等）和眼用固体制剂（眼用膜剂和眼用植入剂等）。

（1）眼用液体制剂

1）滴眼剂：系指直接用于眼部的无菌外用液体制剂，可供抗菌、消炎、收敛、散瞳、局麻、降低眼内压等。眼用液体制剂按分散系统分为真溶液、胶体溶液、混悬液和乳液等。

2）眼用注射剂：系指用于眼周围组织（包括球结膜下及球后）或眼内注射（包括前房注

射、玻璃体内注射和玻璃体内灌注等）的药液。眼用注射液直接作用于眼周围及眼内组织，可在局部达到较高药物浓度。

（2）眼用半固体制剂

1）眼膏剂：系指将药物与适宜基质制成供眼用的无菌半固体制剂。与滴眼液相比，眼膏在结膜囊内保留时间长，属于长效制剂；眼膏剂可减轻眼睑对眼球的摩擦，有助于角膜损伤的愈合。常用于眼科术后用药、夜晚使用减少滴眼次数并保持药效，特别适用于不宜使用滴眼液的小儿，其缺点是有油腻感并使视物模糊。

2）眼用凝胶剂：系指原料药物与适宜辅料制成凝胶状的供眼用的无菌半固体制剂。眼用凝胶剂的辅料一般为高黏度的亲水性高分子材料，利用其生物黏附性，增强制剂与眼部基底膜的结合，从而延长药物在眼内的滞留时间，提高生物利用度。

（3）眼用固体制剂

1）眼用膜剂：系指将药物溶解或均匀分散在成膜材料配成的溶液中，制成薄膜状的供眼部使用的无菌制剂。眼用膜剂通常用于眼结膜囊内，制剂在眼结膜囊内被泪液逐渐溶解，由于药液黏度大而不易溢出，从而减少了药物的损失。因此，眼用膜剂能使药物在眼结膜囊中维持较久的有效治疗浓度，与滴眼剂相比，可明显提高药物的生物利用度。例如，毛果芸香碱眼用膜剂，用于治疗青光眼，可维持药效长达 1 周。

2）眼用植入剂：系指将药物与高分子材料混合制成的供手术植入眼部，从而使药物缓释的制剂。Chiron Vision 公司 1996 年获批的更昔洛韦玻璃体内植入剂（Vitrasert）是目前临床应用最多的用于治疗因艾滋病引起的巨细胞病毒性视网膜炎的眼用植入剂，手术植入炎症部位后，可缓慢释放药物 6～9 个月。

第三节　药剂学前沿研究动态及发展方向

"精准医疗"已成为全球医学界关注的焦点，也是我国医药行业发展战略目标。精准医疗是以人体基因组信息为基础，结合蛋白质组和代谢组等相关内环境信息，为患者量身制定出最佳治疗方案，以期达到治疗效果最大化和副作用最小化的目的。尽管"精准医疗"的概念提出较短，但是人们追求疾病的准确诊断、治疗和预防的历史由来已久。"精准医疗"包含药物研发和临床用药两方面的科学问题：一是在靶点验证与治疗适应证关联、产品设计与产业化等全过程精准监管，达到药物精准研发、安全有效的目的；二是实现临床精准用药，对特定患者特定疾病进行正确的诊断、在正确的时间给予正确的药物、使用正确的剂型剂量，达到个体化精准治疗的目的。

随着科学技术的不断发展，药物新剂型不断涌现并改善，并朝着精准高效的方向发展。口服定位药物运释系统利用制剂的物理化学性质及胃肠道局部 pH、胃肠道酶和制剂在胃肠道的转运等生理学特性，使药物于胃肠道的特定部位释放，符合疾病需求或药物特性。口服定时药物运释系统根据疾病发作的时间规律及药物治疗时辰药理学特性设计给药时间和剂量方案。靶向给药系统可选择性地将药物定位或富集在靶组织、靶器官、靶细胞或细胞内结构。新剂型的设计和研发，使药物定时、定位释放，实现精准研发和治疗。另一方面，近年来新兴的 3D 打印技术被用于制剂研发，可根据疾病需要，设计和制备结构更加复杂的制剂，更好地控制药物定时定位释放，也可根据患者个体需求打印特定剂量和特定药物组合的制剂，实现精准治疗。

一、口服定位药物运释系统

（一）胃滞留型释药系统

在胃中易吸收的药物、在酸性环境中溶解的药物、在小肠上部吸收率高的药物、治疗胃十二指肠溃疡等疾病的药物适宜制成此类制剂。根据原理可分为胃内漂浮型制剂、胃内生物黏附制剂和胃内膨胀型制剂。

1. 胃内漂浮型制剂　胃内漂浮型制剂是指口服后可维持自身密度小于胃内容物密度，从而在胃中呈漂浮状态的制剂，一般依据流体动力学平衡体系原理设计而成。

胃内漂浮型制剂可分为泡腾型和非泡腾型，该系统设计的关键在于能否在胃内产生预期的漂浮效果，若不能漂浮，则仅相当于一个普通的缓释制剂系统。泡腾漂浮型胃内滞留制剂主要利用泡腾成分遇到胃酸释放气体或使液体基质气化产生浮力而保持漂浮状态。产生气体的组分可直接混合于基质与药物之中，制成单层漂浮片或装入胶囊，也可将产气组分与药物分别加入双层漂浮片或分层小丸中。非泡腾漂浮型胃内滞留制剂利用自身密度小于胃内容物密度而于胃液中呈漂浮状态。一般认为，泡腾型漂浮系统具有更强的漂浮力和更好的释药性能。

2. 胃内生物黏附制剂　胃内生物黏附制剂是指药物借助高分子材料黏附于胃黏膜或上皮细胞表面，从而延长药物在胃中的停留时间和释放时间，促进药物的吸收，提高生物利用度。该系统设计的关键是选择适宜的黏附材料，用于口服的黏附材料应无毒、无吸收、有良好生物相容性、黏附力适宜、作用迅速、与药物易混合且不会影响药物释放。报道较多的黏附材料为卡波普、羧甲基纤维素钠和羟丙基纤维素等，如果同时合用吸收促进剂如壳聚糖及其衍生物，可增强其透过细胞的能力，提高黏附性能。

3. 胃内膨胀型制剂　胃内膨胀型制剂是指可在胃内迅速膨胀至无法通过幽门进入肠道，从而滞留在胃中释药的给药系统。膨胀剂的选择是该给药系统设计的关键。可采用的膨胀成分主要包括交联聚维酮、交联羧甲基纤维素和羧甲基淀粉钠等。

根据制剂的膨胀方式，胃内膨胀型制剂又可分为溶胀型膨胀系统和展开型膨胀系统。溶胀型膨胀系统可以设计成图4-9所示结构，膨胀剂构成的膨胀层用具有高弹性的高分子层包裹，弹性高分子层可以控制整个制剂的药物释放速率。美国普渡大学设计了一种独特的超级渗水的凝胶系统，遇水后体积可迅速膨胀为干燥时的100倍。这技术已转让给Kos制药公司，公司利用其高度迅速的膨胀性能研发胃滞留给药系统，于2003年上市了烟酸缓释制剂Niaspan。

展开型膨胀系统展开后可能呈现不同的形状，如棍形、环形和四面体等。图4-10所示是一种螺旋式的膨胀释药系统，制剂中心是药物贮库，周围具有由纤维类材料制成的用以维持滞留的滞留臂。口服前，制剂呈圆柱形，滞留臂蜷缩。进入胃后，滞留臂展开，柔韧的滞留臂不易戳伤胃肠道壁，但有足够的硬度保证制剂不被胃排空。随着药物释放，滞留臂逐渐软化、降解，最后脱离药物贮库。

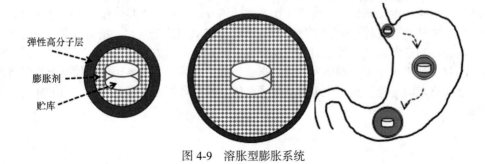

弹性高分子层
膨胀剂
贮库

图 4-9　溶胀型膨胀系统

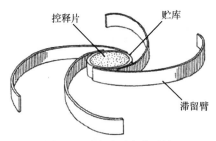

图 4-10　展开型膨胀系统

4. 多种机制结合的胃内滞留制剂　单一机制的胃内滞留制剂均有其不足之处,多种机制结合形成协同系统才能达到较好的滞留效果。例如,卡波普是常用的制备漂浮型和膨胀型胃内滞留制剂的材料,可以与其他亲水凝胶材料复配设计漂浮-生物黏附型系统,也有研究者将卡波普与泡腾剂复配设计泡腾-生物黏附型系统。

（二）结肠定位药物运释系统

结肠定位药物运释系统是指用适当方法使药物口服后避免在胃、十二指肠、空肠和回肠前端释放药物,待运送到回盲肠部后释放药物而发挥局部和全身治疗作用的一种给药系统。结肠定位药物运释系统可以提高结肠局部药物浓度,提高药效,有利于治疗结肠局部病变,如 Crohn's 病（又称局限性肠炎）、溃疡性结肠炎、结肠癌和便秘等,结肠给药可避免首过效应,有利于蛋白质多肽类大分子药物的吸收。固体制剂在结肠中的运转时间很长,可达 20～30 小时,对一日一次的制剂具指导意义。根据原理主要分为 pH 敏感型、时控型、酶解或细菌降解型和压力控制型等。

1. pH 敏感型结肠定位药物运释系统　结肠 pH 为 7.0～7.5,略高于胃和小肠,所以采用在结肠 pH 环境下溶解的 pH 依赖型高分子聚合物,如丙烯酸树脂（Eudragit S100,pH＞7.0 溶解）等,使药物在结肠部位释放发挥疗效。但小肠和结肠的 pH 差异较小,且在结肠细菌的作用及病理条件下可能出现结肠 pH 比小肠还低的情况,单纯依靠胃肠道 pH 差异设计的结肠定位释药系统可能导致定位失败。

2. 时控型结肠定位药物运释系统　药物经口服到达结肠的时间约为 6 小时,用适当方法制备具有一定时滞的时间控制型制剂,使药物在胃和小肠内不释放而到达结肠才开始释放,达到结肠定位给药的目的。时控型结肠定位药物运释系统受到胃排空速率和食物的影响,个体差异较大,需要做到个体化给药,否则可能影响药物的生物利用度。

3. 酶解或细菌降解型结肠定位药物运释系统　酶解或细菌降解型结肠定位药物运释系统,是利用结肠中细菌及独特的酶系对某些材料的专属降解而制成,可分为前体药物型、包衣型和骨架型。这类制剂的结肠定位专属性较强,常用的材料有偶氮类聚合物和果胶。偶氮类聚合物如二乙烯偶氮苯聚合物,主要用于肽类和蛋白质类药物的结肠定位药物运释系统,但重现性较差,安全性尚未确定。而果胶载体在结肠的降解速度较慢,药物在结肠中释放较缓慢,不适合需要迅速释放的药物,并可能导致生物利用度较低。

4. 压力控制型结肠定位药物运释系统　结肠内大量水分和电解质被肠壁吸收,内容物黏度增大,蠕动时对药物产生较大的直接压力,使载体破裂,药物释放。例如,在明胶胶囊的内表面涂上乙基纤维素,药物用聚乙二醇溶解后注入胶囊,口服后外层明胶层立即溶解,内含药物的聚乙二醇则在体温下熔化。此时,释放系统变为乙基纤维素球。由于胃中蠕动均匀,含水量高,乙基纤维素有足够的流动性,不受肠压的影响。而在结肠部位,由于结肠对水的重新吸收,肠腔内容物黏度增大,乙基纤维素球不能耐受压力而崩解释药。

5. 混合型结肠定位药物运释系统 为了避免单一机制可能造成的结肠定位不准确的问题，可通过综合时控型和 pH 依赖型设计一种特殊胶囊来实现结肠定位释药。

二、口服定时药物运释系统

时辰药理学研究表明，许多疾病都有昼夜节律性，如哮喘在夜间睡眠发作概率是活动期的 100 多倍，最需要服药的时间是清晨 4 点；高血压患者在清晨醒来时体内儿茶酚胺浓度增大，因此最需要药物的时间是清晨 3 点左右。而大多数药物的疗效、毒副作用及药代动力学过程也具有时间节律性。为提高疗效、降低毒副作用和减少药源性疾病，口服定时药物运释系统应运而生。

口服定时药物运释系统又称脉冲释药系统，该系统不同于一级或零级释药的缓控释制剂，它的目的不是维持平稳的血药浓度，而是根据人体的生物节律变化特点，按生理治疗需要定时单次或多次释放药物。它能避免某些药物因持续高浓度造成的受体敏感性降低或细菌耐药性的产生。如抗心绞痛药、抗高血压药、抗心率失常药、抗凝药、抗关节炎药和抗帕金森病药，宜设计为减少早晨发病率的制剂；抗胆碱药、止痛药和镇静催眠药宜设计为夜间起效的制剂。

常见的口服定时药物运释系统主要包括渗透泵定时释药系统、包衣脉冲系统和柱塞型定时释药胶囊等。

（一）渗透泵定时释药系统

渗透泵定时释药系统是用渗透泵技术制备的定时释药制剂，如全球第一个上市的脉冲给药制剂盐酸维拉帕米脉冲控释片 Covera-HS（图 4-11）。该制剂由普通渗透泵和包衣膜构成，待包衣膜经 5 小时溶蚀后，露出释药小孔，药物以恒定速率释放。临床研究表明高血压病人最佳给药时间为清晨 3 点左右，此时患者体内的儿茶酚胺水平增高，因而收缩压、舒张压、心率增高，故心血管意外事件多发于清晨。患者睡前服用 Covera-HS，次日清晨可释放出治疗剂量的药物，符合该病节律变化的需要。

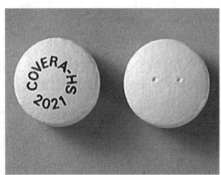
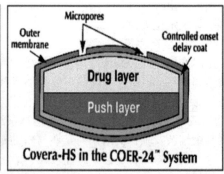

图 4-11　盐酸维拉帕米脉冲控释片 Covera-HS

（二）包衣脉冲系统

可采用普通片薄膜包衣技术实现脉冲释放。药物自片芯向介质的扩散速率受包衣膜影响。通过改变衣膜成分、厚度等可控制药物的迟滞时间。包衣脉冲系统也可以设计为定时暴释系统，利用外层膜和膜内崩解物质控制水分子进入膜内，通过影响内容物崩解及胀破衣膜的时间，来实现药物的迟滞释放。

（三）柱塞型定时释药胶囊

柱塞型定时释药胶囊，由水不溶性胶囊壳体、药物贮库、定时塞和水溶性胶囊帽组成（图

4-12）。药物装于不溶性囊壳中，胶囊内有定时塞，其外包裹一层水溶性膜，膜遇水溶解后，定时塞溶蚀、酶解或吸水膨胀与胶囊分离，药物即从胶囊中释放出来。

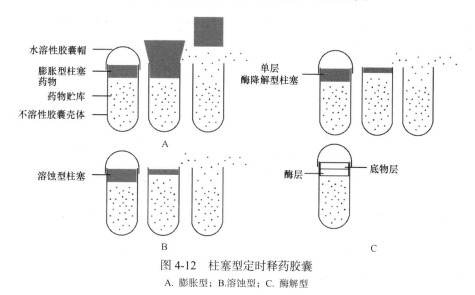

图 4-12　柱塞型定时释药胶囊

A. 膨胀型；B.溶蚀型；C. 酶解型

由 Scherer DDS 公司研制开发的柱塞型定时释药胶囊 Pulsincap，其定时塞为膨胀型水凝胶塞。该系统的药物迟滞释放时间可通过调节定时塞在胶囊中的位置来实现。

（四）其他口服定时释放系统

采用 Geomatrix 技术制备的定时释放系统，由两种基本结构组成：含有药物的羟丙基甲基纤维素层和阻滞屏障层。药物自片芯向介质的扩散过程受阻滞屏障层控制，而通过对阻滞屏障层溶胀、胶凝和溶蚀速率的调控可获得理想的释药速率。

Shire 制药研发的定时释放系统 Microtrol Adderall XR（图 4-13），同时包含速释微粒和迟释微粒。给药后速释微粒快速释放药物，迟释微粒到达肠道后释放剩余药物。该制剂的主要活性成分苯丙胺，治疗窗窄，血中药物浓度的波动将产生较大毒副作用。Microtrol Adderall XR 可在发病初期迅速释放药物达到治疗浓度，而后提供一个维持剂量，使血药浓度稳定在一定的范围内，显著降低药物的毒副作用。

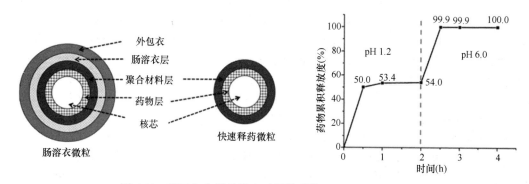

图 4-13　基于包衣微粒的定时释放系统 Microtrol Adderall XR

三、靶向给药系统

诺贝尔奖获得者德国科学家 Paul Ehrlich 在 20 世纪初提出"魔法子弹"的设想，即开发一种药物能选择性地破坏患病细胞而不影响健康细胞，该理论认为"如果要使药物发挥疗效，首先必须找到对某一器官有亲和性的载体，才能将活性物质载到特定的器官"，由此开启了现代靶向给药系统的大门。

靶向给药系统（targeting drug delivery system，TDDS）问世于 20 世纪 70 年代，是一种新的药物递送系统。将药物制成能到达特定作用区域的靶向制剂，可以减少药物在正常组织中的分布，提高药效，减少药物用量，减轻毒副作用，最终提高药物的安全性、有效性、可靠性和患者的顺应性。设计靶向药物给药系统时应满足以下要求。

（1）使药物选择性地杀伤靶细胞，而对正常细胞和组织无损害或抑制作用，从而降低药物的毒副作用。

（2）增加药物在靶组织的滞留性和渗透性，使药物在靶组织中维持较高的浓度，从而提高药物的疗效。

（3）改善药物在体内的转运过程（吸收、分布、代谢和排泄），并增加药物的理化稳定性。

（4）药物释放后，载体本身在体内代谢成无毒物质，并排出体外。

在药物制剂领域，人们探索和实践着各种靶向给药的途径和方法。新型靶向给药载体的不断出现，包括脂质体、乳剂、微球、纳米粒、纳米囊、胶束、红细胞载体、前体药物和单克隆抗体等上市靶向制剂已使患者受益明显。同时，靶向给药系统的药物也从小分子化学药物延伸到大分子药物。按照靶向制剂的类型，通常将其分为被动靶向制剂、主动靶向制剂和物理化学靶向制剂三大类，本章节主要介绍肿瘤靶向给药系统。

（一）被动靶向制剂

被动靶向制剂系指利用药物载体，使药物被生理过程自然吞噬而实现靶向的制剂。普通的微粒载体具有被动靶向的特性，其靶向原理为：肿瘤组织中血管生长丰富，血管壁间隙较宽，结构完整性较差，且血管通透剂大量生成，导致了肿瘤血管渗透性增加而淋巴回流缺失，大分子物质及脂质颗粒对肿瘤组织具有高通透性和滞留性，这种现象被称为实体瘤组织的高通透性和滞留效应（enhanced permeability and retention effect，EPR effect）。故粒径在 200 nm 以下的药物载体能够通过 EPR 效应较好地通过血管壁，提高其在肿瘤组织的蓄积量，增加药物疗效并减少不良反应的发生。

被动靶向制剂是目前研究较多的一类靶向制剂。其中最引人注目的是脂质体、微囊与微球和纳米粒等微粒给药系统。脂质体系指将药物包封于类脂双分子层内形成的微型囊泡，最初于 1965 年由英国的 Banghan 等将磷脂悬浮于水中制得了一种纳米级球体，可将药物包埋于其中。1971 年英国研究者 Rymen 等开始将脂质体用作药物载体，第一个上市的脂质体注射药物是两性霉素 B 制剂（Ambisome®），由美国 Nexstar 制药公司生产，1990 年底首先在爱尔兰得到批准上市，随后在欧洲上市。而世界上第一个抗癌药物脂质体，多柔比星脂质体（Doxil®）于 1995 年获得 FDA 批准，随后获欧洲批准，用于治疗卡巴瘤。目前已经用于临床的脂质体制剂有多柔比星、阿糖胞苷、两性霉素 B、维替泊芬和柔红霉素脂质体等。纳米技术的高速发展，也使靶向给药系统更加广泛应用于疾病的预防、诊断和治疗。纳米粒系指将药物溶解或者被包裹于天然或合成高分子材料中，在水中能形成近似胶体的溶液，具有缓释性、靶向性和低毒性等特点。由于人体最小的毛细血管内径为 4 μm，因此纳米粒易通过人体的毛细血管，特别是通过非胃肠道途径给药后可以达到在特定组织或靶位释药的目的。从 20 世纪 70 年代开始至今，纳米粒越来越成为靶向制剂的研究热点，2005 年 FDA 批准的白蛋白结合紫杉醇纳米粒注射剂

Abraxane，是第一个非溶解纳米白蛋白结合化疗药物，用于转移性乳腺癌联合化疗失败后或辅助化疗 6 个月内复发的乳腺癌。

（二）主动靶向制剂

主动靶向制剂系指用修饰后的药物载体作为"导弹"，将药物定向地运送到靶区浓集而发挥药效。采用受体、单克隆抗体或其他化学物质修饰载药微粒表面，可避免巨噬细胞的摄取而到达靶部位；或将药物修饰成前体药物，通过在体内特定靶部位的激活而发挥作用（图 4-14）。

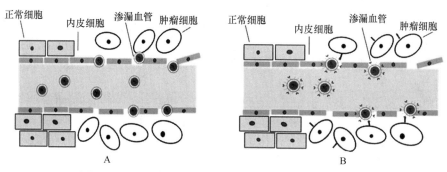

图 4-14　EPR 效应示意图（A）和主动靶向示意图（B）

某些细胞表面过度表达一系列受体，能与特异性的配体结合并诱导细胞内化。以这些受体为作用靶点，使药物与特异性配体结合即可将药物主动靶向于特定组织和细胞。例如，肝实质细胞高表达去唾液酸糖蛋白受体，该受体专一性识别带有半乳糖残基或 N-乙酰半乳糖胺残基的寡糖或寡糖蛋白，由此实现肝靶向治疗。脑靶向对治疗各种中枢神经系统疾病具有重要的意义，但血脑屏障限制了药物从血液向脑内的转运。采用配体修饰的脑靶向载体可通过受体介导的内吞作用通过血脑屏障，其中转铁蛋白受体、胰岛素受体和低密度脂蛋白受体在脑靶向传递中研究广泛。此外，大多数肿瘤细胞表面的叶酸、转铁蛋白和甘露糖等受体的数目和活性明显高于正常细胞，通过选择与受体特异性结合的配体修饰给药系统，利用受体与配体的结合，将药物蓄积在肿瘤部位，从而降低对正常组织和细胞的毒副作用。

机体具有强大的免疫系统，内源性免疫分子拥有特异性识别异物的功能，如抗体可以与抗原特异性结合，以清除外源物质。抗体介导是利用抗体与抗原的特异性结合将药物导向特定的组织或器官，使微粒具有对靶细胞分子水平上的识别能力。通常将各种毒素、放射性核素、化疗药物与识别靶细胞的特异抗原或靶细胞相关抗原的抗体偶联后，使药物集中作用于靶细胞，既增强疗效又减少对机体的毒副作用。1998 年 FDA 正式批准抗肿瘤药注射用曲妥珠单抗（赫赛汀）用于治疗原癌基因人类表皮生长因子受体 2 过度表达的转移性乳腺癌，具有里程碑意义。近年来，西妥昔单抗、派姆布罗珠单抗和耐昔妥珠单抗等产品也陆续获得批准。

长循环靶向可以有效地延长药物在机体内的滞留时间。一般的纳米药物载体在体内循环过程中，由于单核-吞噬细胞系统的摄取，会很快被肝脏和脾脏的巨噬细胞吞噬，使药物不能充分发挥疗效。研究发现采用亲水性聚合物对载体表面进行修饰，可增强给药系统的亲水性，减少与血浆蛋白的相互作用，有效地避免了单核-吞噬细胞系统的快速清除，达到满意的长循环效果（亦被称为隐形效果）。其中，聚乙二醇是应用最为广泛的长循环材料，已获得 FDA 的批准，多柔比星脂质体和柔红霉素脂质体等获得 FDA 认证的产品均为长循环靶向脂质体。

（三）物理化学靶向制剂

物理化学靶向制剂是指利用一些特殊的物理化学方法（温度、pH、磁场、光和超声等）将药物传输到特定部位发挥药效，又称为环境敏感型给药系统。

例如，炎症部位和肿瘤部位通常都会出现严重的高热反应和酸毒症，导致病灶部位的温度和 pH 与正常组织的不同，采用载体材料制成热/pH 敏感制剂，使药物载体在病灶部位浓集，发挥靶向效果。例如，由 Celsion 公司开发的多柔比星热敏靶向脂质体（Thermo Dox）目前已经进入临床试验阶段。

磁性载体也是常用的药物传递载体，通过外部磁场将载体运送至靶部位，实现定点定时定量治疗。

光动力疗法（photodynamic therapy，PDT）是一种利用光动力效应进行肿瘤诊断和治疗的新技术。当光敏剂偶联的药物制剂经过光照的病灶部位释放药物达到靶向效果。PDT 的作用机制是特定波长的激光照射使组织吸收的光敏剂受到激发，而激发态的光敏剂把能量传递给周围的氧，生成高活性的单线态氧，破坏肿瘤细胞中的生物大分子，最终导致肿瘤细胞的坏死或凋亡。

虽然靶向给药载体在药物治疗方面有明显的优势，也取得了一些成果，但随着研究的逐步深入，人们越来越意识到现有的靶向给药系统仍面临诸多挑战。例如，很多靶向给药载体会进入血液，在被动、主动或物理化学靶向作用下，到达组织、器官或细胞，进一步深入至细胞内。在这个过程中，给药载体会遇到包括单核-吞噬细胞系统在内的各种生理屏障的清除，同时存在细胞靶向性不高、亚细胞水平治疗浓度较低等诸多问题，明显影响药物疗效。

以往药物载体的设计主要针对体内某一环节，机制较为简单。随着药学、医学、分子生物学和细胞生物学的迅速发展，为多功能、自适应性的智能靶向给药系统的开发提供了坚实的基础。目前人们已经开始设计更为复杂的智能型给药系统。这些给药系统的特点是：采用智能型材料对给药载体进行多重复合设计，建立更高层次且药物疗效更好的靶向给药系统，其能够随时间或体内环境的变化而发生自我调节，或者对外部刺激产生响应，帮助载体顺利通过体内各种生理屏障，最终到达特定细胞或细胞器，实现更好的靶向效果。

四、其他制剂技术在精准医疗中的应用

对于精准医疗，奥巴马曾这样解释："把按基因匹配癌症疗法变得像输血匹配血型那样标准化，把找出正确的用药剂量变得像测量体温那样简单。"对同一疾病，服药须因人而异，不同药物和不同剂量对不同患者具有完全不同的功效。研究表明，在国内，器官移植后服用抗排异药的患者在常规剂量下，有 50% 的人可能"过度免疫抑制"，还有 50% 的人可能"免疫抑制不足"，因而疾病治疗需精准用药，不能再"千人一方"。例如，近年来新兴的 3D 打印技术被应用于制剂研发与生产，可小批量生产药品，可按照病情随时随地调节药品剂量，为实现个体化用药提供了便利。未来药物设计和制造很可能会从限定剂量的片剂、胶囊的大批量生产，转变为针对单个患者限定剂量的即时制造。

第四节　药剂学学习指导

药剂学是药学专业必修课之一，是药学科学的分支学科。药剂学是一门研究药物制剂的处方设计、基本理论、制备工艺和治疗效果的综合性技术学科。其基本任务是将药物制成适合患者应用的最佳给药形式，满足医疗卫生工作的需求。通过本课程的学习，应掌握药物剂型与制剂设计、制备与质量评价和合理用药等方面的基本理论、基本知识与基本技能，为今后从事药物制剂的生产、调配、质量控制、合理安全用药和开发新制剂奠定良好的基础。

1. 药剂学的学习要求　掌握药物制剂的基本概念和基本理论、各种药物剂型的特点和质量

要求、药物制剂的基本实验方法与技能；熟悉各种剂型的基本制备方法、制备工艺及质量控制方法；了解各种剂型所需的辅料、各个剂型制备的单元操作。

2. 药剂学的学习方法 药剂学与物理化学、药物分析、药物化学、药理学、药代动力学乃至药物经济学、药事管理学等诸多学科都有所交叉。学习药剂学的前提在于掌握多门与之相关的基础课程，进一步掌握与药物制剂有关的基本概念和基本理论。在此基础上，掌握药剂学实验的基本方法和技能，合理分析实验现象，正确处理实验数据，在实践过程中加深对药剂学各个制剂有关的理论知识的理解。

思 考 题

1. 药剂学的基本任务和内容是什么？
2. 古埃及采用香薰治疗头痛，属于哪一种给药途径？
3. 无针注射器与传统注射相比有什么优势和劣势？
4. 解救急性中毒为什么常用注射方式，而不采用口服等其他给药方式？

（吴传斌 潘 昕 黄 莹 权桂兰）

第五章 药物分析学

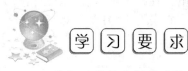

1. 掌握：药物分析学的概念、特点及主要任务。
2. 熟悉：药物分析学的基本内容及与相关学科的关系。
3. 了解：药物分析学的前沿动态及发展方向。

第一节 药物分析学的概念及发展简史

一、药物分析学的概念

药物分析学（pharmaceutical analysis）是利用化学、物理学、生物学等多学科的理论和方法来发展药物分析新方法，深入新药研究、药品生产、药品临床使用等环节从而全面控制药品质量，解决药学相关学科中科学问题的一门学科。药物分析学是药学的一个重要组成部分，是药学的"方法学科"和"眼睛学科"，其主要任务是开展药品质量分析和生物样品分析（简称生物分析，也称体内药物分析）。药品质量分析主要包括研究制定药品质量标准，围绕原料药、药物制剂、制剂辅料、中间体及药品生产过程开展药物成分分析（component analysis）和制药过程分析（process analysis），从终极产品（药品质量检验）和制药过程（生产工艺监测和控制）两个方面控制药品质量，并且指导原料药合成工艺筛选、制剂工艺和处方优化等新药研究工作。生物样品分析主要通过对生物样品（血液、尿液、组织等生物体样品）中药物、代谢物及相关内源性物质进行定性定量分析，了解药物在体内的数量和质量的变化，获得药物在体内的有效浓度、药代动力学参数，以及药物吸收、分布、代谢和排泄方面的相关信息，为药物分子设计、临床给药方案设计、药物安全性评价、药物作用机制研究等提供科学依据。药物分析学科的最终目的是保证药品的高质量（high quality）、高安全性（high safety）和高有效性（high efficacy）。

二、药物分析学的发展简史

我国自古便有神农尝百草之说，据秦汉时期的《神农本草经》和明代的《本草纲目》记载，古代中医主要根据药材的外观特性、气、味等感官反应和治疗效果，对天然药材进行分类鉴别和质量控制，以保障用药的安全和有效。18世纪末至19世纪，随着化学学科尤其是分析化学的发展，各种定性、定量分析方法得以建立并日渐成熟，人们已不满足于利用天然药材治疗疾病，开始了天然活性产物的分离鉴定及应用，并逐步发展形成了现代化的化学制药工业。例如：从罂粟果中提取鸦片，并进一步分离纯化制得镇痛药吗啡；从柳树皮中提取水杨酸，并进一步与醋酐反应合成得到解热镇痛药阿司匹林，等等。与此同时，药物分析方法和质量控制体系也逐步形成，并不断发展成为一门科学——药物分析学。

在分析方法方面，药物分析学发展初期主要应用化学分析方法对药物进行定性定量分析，其中滴定分析法在药物定量分析中一直占据着主导地位；20世纪70年代以后，色谱、光谱等仪器分析方法日益发展和成熟，逐步成为药品质量控制的主要分析方法；从20世纪90年代开始，色谱-光谱、色谱-质谱、色谱-核磁共振波谱等联用技术在药物分析中的应用逐渐增加，药物分析方法和技术进一步向高灵敏度、高通量、自动化和智能化的方向发展；21世纪，随着药学与生物学、影像学、工学等学科的交叉融合，分子生物学分析、影像学分析、芯片分析等新兴药物分析方法不断涌现。

在分析领域方面，传统的药物分析学主要通过成分分析来控制药品质量。随着药学科学的迅猛发展及人们对自身健康的日益关注，迫切需要了解药物在体内的各种信息，以确保用药安全和有效，这不仅促使药学与药理学、医学等生命科学密切结合，也为药物分析学提供了新的挑战和机遇。为满足和适应生命科学对药物分析学的需求，应用和发展现代分析技术和方法，研究药物作用于机体产生的效应及其作用机制（即药物活性分析）应运而生，并逐渐成为药物分析学研究中快速发展的新领域。因此，当前的药物分析学研究体系，不仅包括药物成分分析（活性药物成分、合成中间体和副产物、药物杂质和降解产物、先导物和候选药物、药物制剂等分析）和制药过程分析，还包括药物活性分析（药理活性、药物毒性、药物代谢和药物动力学、生物药剂学、基因组学、生物标志物等分析）。

总之，现代药物分析学，无论是分析方法，还是分析领域，都已经得到迅速发展。从单一技术发展到联用技术，从小样本分析发展到高通量分析，从人工分析发展到自动化、智能化分析，从静态分析发展到实时动态分析，从成品分析发展到制药过程分析，从药品质量分析发展到生物活性分析，从化学分析发展到生物学分析，等等，使得药物分析学已发展成为一门日臻完善成熟的科学，其研究内容贯穿新药研发及药品从生产至使用的整个过程。随着我国自主创新药物研制的不断发展和对药品质量控制的日益重视，对药物分析学提出了更高更新的要求，而药物分析学的不断进步又为药品质量控制和药物研究提供更精准的药物分析方法，揭示越来越多的信息与规律，为整个药学学科的快速发展提供重要保障。以往说：哪里有药物，哪里就有药物分析。在药学科学飞速发展的今天，可以说：哪里对药物分析新方法和新技术研究应用得及时恰当，哪里就可能在加速新药研发、提高药品质量、保证药品安全有效方面打开一个可喜而崭新的局面。

第二节　药物分析学基本内容

一、药品质量标准及其制定

（一）药品质量标准

药品质量标准简称药品标准，是用以控制药品质量的技术规定。主要包括药品名称、性状、鉴别、检查、含量（效价）测定、贮藏等内容。药品标准是药品现代化生产和药品质量控制的重要依据，分为国家药品标准和企业药品标准。前者由国家食品药品监督管理总局（即CFDA）颁布，属于法定标准；后者由药品生产企业自己制定，仅在企业内部使用，属于非法定标准。

1. 国家药品标准　国家药品标准是国家为保证药品质量可控、保障人民用药安全有效而依法制定，药品生产、供应、使用、检验和药政管理部门共同遵循的药品法规。我国现行的国家药品标准有：《中华人民共和国药典》，简称《中国药典》（Chinese Pharmacopoeia, ChP）和CFDA颁布的其他药品标准（简称《局颁药品标准》）。《中国药典》是国家药品标准的核心，由国家药典委员会（Chinese Pharmacopoeia Committee）编制和修订，CFDA批准颁布实施。《局颁药品标准》目前主要收载：疗效较好、在国内应用广，但《中国药典》暂未收载的新药品种，新版《中国药典》不再收载但尚未淘汰的药品品种，原地方药品标准经规范化整理后适用于全国范围但又不准备纳入《中国药典》的药品品种。

2.《中国药典》 自新中国成立以来已先后出版发行了 10 版药典,即《中国药典》1953、1963、1977、1985、1990、1995、2000、2005、2010 和 2015 年版。凡新版《中国药典》收载的品种,自执行之日起,原收载于历版药典及局颁药品标准的同品种药品标准同时废止。

1953 年版共一部;1963 年版开始分为一、二两部,一部收载中药材和中药成方制剂,二部收载化学药品;1985 年开始每 5 年修订出版 1 次,并出版英文版;2005 年版开始将《中国生物制品规程》并入药典,设为药典三部。《中国药典》现行版本为 2015 年版,由一部、二部、三部和四部构成,收载品种总计 5608 种。其中,一部收载药材和饮片、植物油脂和提取物、成方制剂、单味制剂等;二部收载化学药品、抗生素、生化药品、放射性药品等;三部收载生物制品;四部收载通则和药用辅料,通则部分主要是各部药典共性附录的整合,解决了长期以来各部药典检测方法重复收录,方法间不协调、不统一、不规范的问题。《中国药典》的基本内容包括凡例、正文、通则和索引四部分。

(1)凡例(general notices):是为正确使用《中国药典》进行药品质量检验的基本原则,是对《中国药典》正文、通则及与药品质量检验有关的共同性问题的统一规定。凡例中的有关规定具有法定约束力。

(2)正文(monographs):是《中国药典》的主体内容,记载其所收载的药品品种及其质量标准。其收载的品种按中文药品名称笔画顺序排列,同笔画数的字按起笔笔形一丨丿丶乛的顺序排列;单方制剂排在其原料药后面。

各品种项下规定了该品种的质量标准(要求项目及其试验方法与限度),用以保证药品的质量可控性、安全性和有效性。以化学药品为例,各品种项下按顺序可分别列有:①药品名称(包括中文通用名、汉语拼音名与英文名);②有机药物的结构式;③分子式与分子质量;④来源或有机药物的化学名称;⑤含量或效价规定;⑥处方;⑦制法;⑧性状;⑨鉴别;⑩检查;⑪含量或效价测定;⑫类别;⑬规格;⑭贮藏;⑮制剂。

(3)通则(general chapters):包括制剂通则、检定方法、指导原则、标准物质、试剂试药等。制剂通则是按照药物剂型分类,针对剂型特点所规定的基本技术要求;检定方法是各正文品种进行相同项目的检验时所应采用的统一设备、程序、方法及限度等;指导原则是执行药典、考察药品质量、起草与复核药品标准等所制定的指导性规定。

各类通则项下大多包括多个单项内容。例如,“0100 制剂通则”项下包括片剂、注射剂、胶囊剂等 38 种剂型;“9000 指导原则”项下包括原料药物和制剂稳定性试验指导原则、药品质量标准分析方法验证指导原则、生物样品定量分析方法验证指导原则等 30 项内容。

(4)索引(index):除在“正文品种”前以药品名称的汉字书写笔画排序的品名目次外,药典一部在书末附有中文索引、汉语拼音索引、拉丁名索引和拉丁学名索引,药典二部、三部在书末附有中文索引和英文索引,可供使用者更方便、快捷地检索相关品种的质量标准。

3. 主要国外药典 目前,世界上已有数十个国家编制出版了国家药典。另外还有《欧洲药典》、《国际药典》等区域和世界性药典。不同国家或地区药典的基本内容相似,均包括凡例、正文和通则(即附录)。常用的国外药典主要有以下几种:

(1)《美国药典》(The United States Pharmacopoeia,USP):由美国药典委员会(United States Pharmacopoeia Convention)编制,现与《美国国家处方集》(national formulary,NF)合并出版,缩写为 USP-NF。USP 第 1 版于 1820 年出版,NF 第 1 部于 1888 年出版,1980 年第一次出版合订本 USP20-NF15。USP 从 1820~1942 年每 10 年修订出版一次;从 1942~2000 年每 5 年修订出版一次;自 2002 年起每年修订出版一次;目前的版本为 USP39-NF34。

USP-NF 中的法定内容为凡例、正文和适用的通则方法。在 USP 凡例之前列有 front matter(包括:注意事项、前言、药典委员会成员、注释、修订及增补说明、制剂辅料等)。凡例之后依次有:general chapters(与 ChP 的通则相当),reagents(包括:试剂、指示剂、试纸、缓冲液、比色液、指示液、试液、滴定液等),reference tables(包括:容器、性状与溶解度、各品种溶解度表、相对原子质量表、放射性核素的相对原子质量和半衰期、乙醇密度表、黏度表、华氏与摄氏温度换算表等），dietary supplements（膳食补充剂），NF general notices（NF 凡例），NF monographs（NF 正文品种），USP monographs（USP 正文品种）及 glossary（词汇表）。

USP 正文品种项下包括：①药品名称；②结构式；③分子式与分子质量；④来源或有机药物的化学名称及化学文摘（chemical abstracts，CA）登录号；⑤成分与含量限度要求；⑥包装、贮藏（packaging and storage）和标签等要求；⑦USP 参比标准品（USP reference standards）；⑧鉴别（identification）；⑨物理常数与检查；⑩含量测定（assay）及其计算公式。可见，USP-NF 的药品标准正文格式与 ChP 的有所区别。

（2）《英国药典》（British Pharmacopoeia，BP）：由英国药典委员会（British Pharmacopoeia Commission）编制出版。目前《英国药典》版本为 2016 年版，缩写为 BP（2016），分为 6 卷：第 1～2 卷收载原料药、药用辅料，第 3 卷收载制剂通则和药物制剂，第 4 卷收载血液制品、免疫制品、放射性药品、手术用品、植物药物和辅助治疗药品，第 5 卷收载标准红外光谱、附录（appendices）、辅助性指导原则（supplementary chapters）和索引，第 6 卷为兽药药典（veterinary）。

（3）《欧洲药典》（European Pharmacopoeia，Ph. Eur.或 EP）：由欧洲药品质量管理局（European Directorate for the Quality of Medicines，EDQM）编写出版，有英文和法文两种法定文本，在欧盟成员国范围内具有法律效力。EP 第 1 版于 1964 年发行，2002 年开始，每 3 年修订出版一次，EP 第 9 版（EP 9.0）于 2016 年 7 月出版，2017 年 1 月起开始执行。EP 9.0 分为两个基本卷，第 1 卷收载凡例、通则、制剂通则、指导原则等，第 2 卷收载药品标准。除人用和兽用疫苗、免疫制剂、放射性药物、天然药物等生物制品外，EP 不收载制剂标准，主要收载原料药标准，所收载人用原料药不仅数量多，覆盖面广，而且标准的技术水平也比较高。制剂产品的质量须符合各国药典或药品管理当局批准的质量标准要求。EP 虽不收载制剂标准，但在制定的制剂通则中与制剂质量有关的检测方法十分全面。

（4）日本药典：即《日本药局方》（Japanese Pharmacopoeia，JP），由日本药局方编辑委员会（Committee on JP）编制，日本厚生劳动省颁布实施。JP 第 1 版于 1886 年出版。目前，每 5 年修订出版 1 次。最新版是 2016 年 4 月出版的第 17 版，即 JP17。日本药典分为两部，一部主要收载化学合成药品及其制剂，二部主要收载天然药物、制剂辅料等。

（5）《国际药典》（International Pharmacopoeia，Ph. Int.）：由 WHO 国际药典和药物制剂专家咨询小组编撰，由世界卫生大会批准出版。Ph. Int.必须经 WHO 成员国法律明确规定执行时才具有法律效力。因此，除非被药典官方机构接受，Ph. Int.不作为任何国家的法定药典。第 1 版 Ph. Int.分别以英语、法语和西班牙语于 1951 年出版第 1 卷，1955 年出版第 2 卷。目前的 Ph. Int.为第 5 版，共 2 卷，于 2015 年出版，卷 1 为药典凡例和大多数原料药标准，卷 2 收载余下的原料药标准、制剂标准、放射性药品标准、通用测定法、标准红外光谱、试剂和索引。

（二）药品质量标准的制定

为了加强药品质量的严格控制和监督管理，必须制定统一的药品质量标准。药品质量标准的制定是新药研究的重要内容。

1. 制定药品质量标准的原则

（1）确保药品的安全性和有效性：药品作为特殊商品，安全性（毒副作用小）和有效性（疗效显著）是其质量控制的最终目的。凡影响药品安全性和有效性的因素，在制定标准时均应认真仔细研究，并纳入标准中。例如，药物的毒副作用一方面是由药物本身引起的，另一方面是由引入的杂质所引起的，因此在制定标准时应严格控制毒性较大的杂质；对影响药物生物利用度和临床疗效的药物晶型及异构体，也应重点研究，纳入标准。我国在药物晶型方面的质量控制起步较晚，目前与国外还有较大差距，虽然《中国药典》2015 年版新增了药品晶型研究及晶型质量控制指导原则，但相关研究还任重道远。

（2）分析项目及其限度的科学性和合理性：根据药品自身特点，从生产、供应、使用等各个环节了解影响药品质量的因素，科学、合理地设定分析项目和限度标准。例如，对原料药和其不同剂型的制剂，应规定不同的分析项目及其含量限度；外用药品的质量要求稍宽，内服药品的质量要求较严，注射用和麻醉用药品的质量要求更严格。

（3）分析方法的先进性和可行性：药品质量标准中所采用的分析方法通常遵循"准确、灵敏、简便、快速"的选择原则，同时要有先进性和可行性。如果研制的新药在国外已有质量标准，则国内的质量标准应尽可能达到或超过国外的标准。另外，对申报新药的质量标准，还有以下规定：①两个或两个以上研制单位先后申报同一种新药，后申报的药品质量标准必须达到已申报的药品质量标准水平。如果后申报的药品质量标准比已申报的药品质量标准先进，则按先进的药品质量标准修订原制定的标准。②两个或两个以上研制单位在同一时期内申报同一种新药，则对不同的药品质量标准要进行统一；其中方法相同，指标不同，应按高标准制定；如果由于生产水平或工艺条件的不同而造成杂质检查项目不同，可将所有杂质检查项目共存于药品质量标准中。

总之，要求在确保用药安全有效的原则下，经过细致的药品质量研究工作，制定出既能保证药品质量，又能符合实际生产水平的药品质量标准。

2. 制定药品质量标准的过程　新药质量标准的制定工作从以下几个方面展开。

（1）查阅文献资料：对于已知药物，应系统地查阅与该药物相关的详细信息。例如，各种命名（商品名、化学名、英文名等），化学结构，理化性质，各种分析方法（鉴别方法、检查项目与方法、含量测定方法等），市场现有药品的研制、生产、使用等情况。对于结构全新的创新药物，没有直接的文献资料可查时，可查阅结构相似化合物的文献资料做参考。

（2）了解与该新药相关的研究资料：如新药的化学结构确证、原料药的合成工艺（合成条件、起始原料、中间体、可能的副产物、有机溶剂等）、制剂的处方及制备工艺（辅料、添加剂、制备条件等），晶型，异构体，药物和杂质的药理及毒理，药物代谢动力学等研究资料。

（3）研究药品质量标准分析方法和药品的稳定性：建立药品的鉴别方法、杂质和剂型检查方法、含量测定方法及其他定量测定（如溶出度、释放度测定）方法，并对这些方法进行方法学验证，是药品质量标准研究的基本内容。药品的稳定性研究主要考察药品的性质在温度、湿度、光线等因素影响下随时间变化的规律，为药品的生产、包装、贮藏、运输条件和有效期的确定提供科学依据，这也属于药品质量标准研究的基本内容之一。对于创新药物，还需测定药物的溶解度和物理常数。

（4）制定药品质量标准：在以上工作基础上，明确药品质量标准的项目内容、分析方法和限度（如杂质限度、含量限度）。例如，化学原料药质量标准的项目内容一般确定为：药品名称，结构式，分子式与分子质量，来源或化学名称，含量限度，性状，鉴别，检查，含量测定，类别，贮藏，制剂等。化学药物制剂质量标准的项目内容一般确定为：药品名称，含量限度，性状，鉴别，检查，含量测定，类别，规格，贮藏等。复方药物制剂还包括处方和制法。

3. 药品质量标准的起草说明　在制定药品质量标准的同时，应编写起草说明。起草说明应依据药品质量标准研究所得的实验结果、药品研究相关资料和文献资料，详细说明所制定各项目的理由、各种分析方法的可靠性（给出方法的原理、方法学验证、实际测定结果等）、各限度确定的依据、与已有质量标准的对比、部分研究项目和分析方法没有纳入药品标准的原因等。起草说明是对药品质量标准制定过程的详细注释，也是对药品质量标准研究工作的总结，在新药申报时可作为新药审批部门审评新药的参考，在后续执行和修订药品质量标准时也具有重要参考价值。

4. 药品质量标准制定工作的长期性　在新药的临床前研究中，药品质量标准（草案）和其他研究资料均应按照新药审批的要求完成，然后上报 CFDA 审批。一旦被批准进行临床研究时，则要求制定临床研究用药品质量标准，临床研究通过后又需要制定生产用药品质量标准，目的是保证临床研究试验药品及上市药品的质量，从而保证药品的安全和有效。在新药取得批准生产文号后，其他研究资料如药效、毒理、临床研究资料等均已完成历史使命而存档备用，只有药品质量标准将伴随产品"终身"，用于控制监督药品在生产、销售、使用等各环节的质量。

随着科学技术的不断发展和药品生产水平的不断提高，药品质量标准也将相应地完善。当原有的质量标准不足以控制药品的质量时，就需要修订某些项目、删除某些项目、补充新的项目等，甚至可以改进一些检验方法和技术。一个药品的质量标准仅在某一历史时期有效，而不是固定不变的。药品质量标准的制定是一项不断完善的长期性研究工作，它在创新药物的研制和已上市药品的再评价中均发挥着重要作用。

二、药品质量检验

药品质量检验（简称药品检验）是药物分析学的重要任务，其根本目的是保证药品的安全、有效。药品检验工作者必须具备扎实的药物分析学理论知识、正确熟练的实际操作技能、一丝不苟的工作态度、严谨求实的科学作风，以确保药品检验结果和结论的准确、公正。

（一）检验机构

《中华人民共和国药品管理法》规定"药品监督管理部门设置或者确定的药品检验机构，承担依法实施药品审批和药品质量监督检查所需的药品检验工作"。

我国设置的药品检验机构主要分为 4 级：国家级，各省、自治区、直辖市级，市（地）、自治州级，以及市（县）、县级。中国食品药品检定研究院/中国药品检验总所是 CFDA 领导下的国家级药品检验机构，是全国药品检验机构的业务技术指导中心，也是全国药品检验的最高技术仲裁机构。其他药品检验机构分别承担各辖区内的药品检验工作。药品检验机构不得参与药品生产经营活动，不得以其名义推荐或者监制、监销药品。

药品生产企业、药品经营企业和医疗机构的药品检验部门或者人员，应当接受当地药品监督管理部门设置的药品检验机构的业务指导，并负责药品生产、经营和使用过程中的质量检验任务，确保药品质量合格、安全有效。

（二）检验程序

药物检验工作的基本程序一般为取样（俗称检品收检）、检验、留样、撰写检验报告。

1. 取样　取样是药品检验的首项工作，是从大量（批量）产品中取出少量样品供检验用。取样应遵循均匀、合理的基本原则，以保证取样具有科学性、真实性和代表性，否则就失去了检验的意义。例如，固体原料药的取样必须采用洁净干燥的抽样棒等适宜取样工具，从抽样单元的不同部位分别取样后混合。

收检的样品必须具有：明确的检验目的、完整的包装、清楚的标签批号、确切的来源。常规检品收检数量为一次全项检验所需用量的 3 倍，数量不够不予收检。贵重药品和特殊管理的药品（毒性药品、麻醉药品、精神药品、放射性药品等）应由委托单位加封或当面核对名称、批号、数量等信息后方可收检。

2. 检验　药品检验工作必须科学、规范。常规检验依据国家药品标准，按照相关标准操作规程（standard operation procedure，SOP），由具备药物分析专业技术的专门人员对检品进行检验。见习人员、外来进修或实习人员不得独立进行检验工作。

除另有规定外，对每一批供试品，定性分析检验一般取一份样品进行试验，而定量分析检验一般取 2 份样品进行平行试验。采用精密度较差的测定方法时，应适当增加平行测定的次数，如费休水分测定法应平行试验 3 份。对检验结果不合格或处于边缘的项目，除另有规定"以一次检验结果为准不得复检"外，应予以复检。

检验人员在检验过程中应按原始记录要求及时如实记录所有原始数据或资料，严禁事先记录、补记或转抄；如果发现记录有误，可用单线或双线划去并保持原有字迹可辨，不得擦抹涂改，并在修改处签名或盖章，以示负责。检验记录必须做到：原始、真实、准确、完整、清晰、整洁。

3. 留样 收检的样品必须留样，留样数量不得少于一次全项检验用量。由检验人员填写留样记录，注明数量和留样日期，清点登记、签封、入库保存。留样室的设备、设施应满足样品规定的储存条件。

放射性药品、毒、麻、精神药品等特殊样品的剩余检品，其保管、调用、销毁均应按国家特殊药品管理规定办理。易霉变、腐败、挥发及开封后无保留价值的检品，注明情况后可不留样。

4. 书写检验报告 药品检验报告是对药品质量做出的技术鉴定，是具有法律效力的技术文件。

全部项目检验完毕后，检验人员应写出检验报告，并附上完整的原始记录，交由复核者逐项核对，负责人审核，最后三方均要在原始记录和检验报告上签字，必要时（对外单位）需加盖检验单位公章。检验报告应给出每项检验的结果，并根据检验结果得出明确结论。通常只有两种结论：全面检验后，各项指标均符合药品标准规定；全面检验后，不符合规定，明确不符合规定的具体项目。对不符合药品标准规定的药品，检验报告还可以给出处理意见，供有关部门参考。

（三）检验项目与方法

1. 性状 性状是药品质量检验的第一个项目。对于原料药，性状包括外观（聚集形态、晶型、色泽）、嗅味、在空气中的稳定性，溶解度、熔点、吸收系数、比旋度等物理常数。对于药物制剂，性状主要描述制剂的剂型、外观形状、色泽；有时也对其内部性状加以描述，如包衣片剂的片芯颜色。药品外观性状的描述具有一定主观性，通常不足以作为最终的评判指标，只有当外观性状出现显著变化时，才可以作否定性判断；但熔点等物理常数不仅对药品具有鉴别意义，而且可以反映药品的纯度，是评价药品质量的主要指标之一。

2. 鉴别 鉴别是依据药物的化学结构和理化性质，采用物理、化学和（或）生物学方法来判断药品的真伪。《中国药典》的凡例规定：鉴别项下规定的试验方法，系根据反映该药品某些物理、化学或生物学特性所进行的药物鉴别试验，不完全代表对该药品化学结构的确证。所以，《中国药典》和世界各国药典所收载的药品鉴别试验方法，均是证明已知药物的真伪，而不是对未知物进行定性分析。

常用的鉴别试验方法主要包括化学鉴别法、光谱鉴别法（紫外、红外光谱法）、色谱鉴别法（薄层、高效液相、气相色谱法）等；显微鉴别法常用于中药及其制剂的鉴别；生物学鉴别法常用于抗生素、生化药物和中药的鉴别，通常分为生物效应鉴别法和基因鉴别法。由于某一项鉴别试验只能表示药物的某一特征，因此每一项鉴别试验均为否定性试验，即出现阴性反应时可做出否定的结论，但出现阳性反应时不能做出肯定的结论。通常，采用一组鉴别试验才能鉴别药品的真伪，如采用母体结构的化学反应、官能团反应、紫外吸收光谱、红外吸收光谱及色谱特征等进行全面评价。对于原料药，还应结合性状项下的外观和物理常数进行确认。对于药物制剂，由于某些鉴别试验如显色反应、红外吸收光谱法等，会受到辅料的严重干扰而难以判断是否为阳性反应，常常需要先除去辅料的干扰或者采用具有较强专属性的鉴别试验方法（如色谱法）。

3. 检查 检查项下包括药品的安全性、有效性、均一性和纯度四个方面的检查。由于绝对纯净的药品是不存在的，在不产生毒性、不影响药品疗效和质量的前提下，药品中可以允许微量杂质的存在。药品中的杂质是影响药品纯度的主要因素，故纯度检查也称之为杂质检查。杂质检查一般是进行限度检查，即只需检查杂质是否超过药品质量标准所规定的杂质限度（药品中杂质的最大允许量），必要时才对杂质进行定量测定。

杂质检查的项目包括一般杂质和特殊杂质。其中，一般杂质是指自然界中广泛存在、在大多数药物的生产和贮藏过程中易于引入的杂质，如氯化物、硫酸盐、铁盐、重金属、砷盐、水分、炽灼残渣、残留溶剂等。特殊杂质则是指在某种药物的生产和储存过程中引入的该药物所特有的杂质，包括为未反应完全的原料、合成中间体、副产物、异构体、多晶型及降解产物等，如阿司匹林（乙酰水杨酸）中的游离水杨酸。杂质检查的常用方法包括化学法、色谱法（薄层、高效液相、气相色谱法）、光谱法（紫外、红外光谱法）和物理法，分别利用药物和杂质在化学性质、色谱行为、光吸收性质和物理性质方面的差异进行检查。

对于原料药，检查项目主要是杂质检查。对于药物制剂，检查项目除杂质检查以外，还包括剂型检查。例如，常规片剂检查片重差异、崩解时限，难溶性药物片剂检查溶出度（缓控释及肠溶制剂检查释放度），小剂量片剂检查含量均匀度；注射剂检查装量、可见异物、无菌、热原或细菌内毒素等。

4. 含量测定 药品的含量指药品中有效成分的量，是评价药品质量的重要指标。含量测定的常用方法包括滴定分析法、光谱分析法（紫外-可见分光光度法、荧光分光光度法）和色谱分析法（高效液相色谱法、气相色谱法）。

概括起来，鉴别用于判定药品的真伪，而检查和含量测定用于判定药品的优劣。鉴别、检查与含量测定三者中只要有一项的检验结果不符合质量标准要求，即视为该药品质量不合格。外观性状不作为判断指标，仅作为参考；而物理常数能综合地反映药品的内在质量，在评价药品的真伪和质量优劣方面均具有意义。

三、常用药物分析方法

在各种药物分析工作中，分析化学方法无疑是被广泛应用的药物分析方法。分析化学方法按照分析原理一般分为化学分析法和仪器分析法。化学分析法又称经典分析法，是分析化学的基础，它是以物质的化学反应为基础来测定物质含量的一类分析方法，主要包括重量分析法和滴定分析法。其中，重量分析法由于操作较繁琐、耗时长，目前在药物分析中应用并不广泛。

仪器分析法是以物质的物理和物理化学性质为基础来测定物质的组成、成分含量和化学结构的一类分析方法，主要包括光学分析法、色谱分析法、电化学分析法等。由于科学技术和计算机技术的日益发展和广泛应用，相比于化学分析法，仪器分析法具有灵敏度高、重复性好、样品用量少、分析速度快、自动化程度高等特点。下面简单介绍在药物分析中常用的分析化学方法。

（一）滴定分析法

滴定分析法（titration analysis）也称容量分析法（volumetric analysis），是利用标准溶液（即滴定液）与待测物质间的定量化学反应进行物质含量测定的分析方法。即将一种已知准确浓度的标准溶液滴加到待测物质的溶液中，直至标准溶液与待测物质按一定化学计量关系反应完全为止，根据标准溶液的浓度和反应消耗的体积及化学计量关系，计算待测物质的含量。依据所利用的化学反应原理不同，滴定分析法包括酸碱滴定法（也称中和滴定法，neutralization titration）、沉淀滴定法（precipitation titration）、氧化还原滴定法（redox titration）和络合滴定法（complexometric titration）。它们依据的化学反应原理分别是：酸碱反应（即中和反应）、沉淀反应、氧化还原反应和络合反应（即配位反应）。

滴定分析法具有操作简便、分析速度快、准确度和精密度高等优点，主要缺点是灵敏度低和专属性差。因此，目前主要作为一种常量分析方法，广泛用于化学原料药的含量测定。

（二）光学分析法

光是一种电磁辐射或称电磁波。当物质与电磁辐射作用时，物质粒子（原子、分子、离子）因吸收或发射光子而发生能级跃迁。当物质粒子的基态（低能态）与激发态（高能态）间的能量之差与电磁辐射的能量相同时，则光子可被物质粒子选择性地吸收，此时物质粒子由基态跃迁到激发态；处于激发态的物质粒子由于不稳定，在很短时间内又从激发态回到基态，在此过程中如果以光子的形式释放出吸收的能量，就会产生发射光或散射光。

光学分析法（spectrometric analysis）就是基于物质和电磁辐射相互作用而产生辐射信号变化的一类分析方法，可分为光谱分析法和非光谱分析法。光谱分析法的测量信号是物质内部能级跃迁所产生的吸收、发射或散射光谱的波长和强度，因此光谱分析法又可分为吸收光谱法、发射光谱法和散射光谱法。非光谱分析法不涉及能级跃迁，不以波长为测量信号，其测量的是电磁辐射物理性质（折射、衍射、偏振等）的变化。表 5-1 列出了不同波长范围的电磁辐射所对应的光学分析方法。

表 5-1　电磁辐射与光学分析方法

电磁辐射区	电磁辐射特性与光学分析法			
	波长/λ	作用对象	利用光吸收的光谱分析	利用光发射的光谱分析	其他光学分析
γ 射线区	<0.005 nm	原子核	γ 射线吸收光谱法	—	电子射线分析
X 射线区	0.005～10 nm	内层电子	X 射线吸收光谱法	X 射线荧光光谱法	X 射线衍射分析
紫外光区	10～400 nm	外层电子	原子吸收光谱法 紫外吸收光谱法	原子荧光光谱法、原子发射光谱法	比浊分析
可见光区	400～800 nm	分子轨道电子/分子振动、转动	可见吸收光谱法	分子荧光光谱法、拉曼光谱法（散射光谱）	旋光分析
红外光区	0.8～1000 μm 近红外 0.8～2.5 μm 中红外 2.5～25 μm	分子振动、转动	红外吸收光谱法	—	—
微波区	1～300 cm	磁场中未成对电子的偶极矩	顺磁共振波谱法	—	—
无线电波区	>300 cm	磁场中原子核的偶极矩	核磁共振波谱法	—	—

1. 紫外-可见吸收光谱法　紫外-可见吸收光谱法（ultraviolet/visible spectrum，UV/VIS）是基于物质分子对紫外光（200～400 nm）、可见光（400～800 nm）的吸收特性而建立的分析方法，一般也称为紫外-可见分光光度法。

（1）光吸收定律：当一定波长的单色光通过物质的溶液时，一部分光被物质分子吸收而使光强减弱，减弱的程度用透光率表示（transmittance，T）：$T=I/I_0$（I、I_0 分别为透射光强度、入射光强度）。

透光率的负对数称为吸光度（absorbance，A），$A=-\lg T=\varepsilon cl$（c：物质浓度，l：物质溶液的液层厚度或称光程长度，ε：吸收系数）。该式就是著名的朗伯-比尔定律（Lambert-Beer），即光吸收定律。其中，吸收系数 ε（absorptivity）为单位浓度吸光物质、单位液层厚度时的吸光度值，随波长的变化和被测物质的性质不同而改变，是反映物质吸光性质的重要参数。

（2）紫外-可见吸收光谱：吸收光谱又称吸收曲线，它以入射光的波长为横坐标，以吸光度为纵坐标。典型的紫外-可见吸收光谱如图 5-1 所示。描述吸收光谱特征的参数包括：最大吸收峰（吸光度最大的峰）、对应的最大吸收波长 λ_{max} 及相应的最大摩尔吸收系数 ε_{max}；次峰或第二峰（吸收度仅次于最大吸收峰的波峰）；肩峰（吸收峰旁边的一个曲折）；波谷（两相邻吸收峰之间的最低点）；最小吸收波长 λ_{min}（最低波谷所对应的波长）；末端吸收（短波长一端出现的强吸收但并未形成峰的部分）。

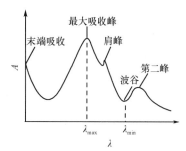

图 5-1　紫外-可见吸收光谱图

（3）紫外-可见吸收光谱法的应用：紫外-可见吸收光谱法常用于不饱和有机化合物，特别是具有共轭结构体系的有机化合物的定性和定量分析。很多药物都是含有芳环或不饱和共轭结构的有机化合物，具有紫外吸收特性；有些药物本身或进行显色反应后具有可见光吸收特性。因此，紫外-可见吸收光谱法是常用的药物分析方法。

对于定性分析，吸收光谱的曲线形状、吸收峰的数目、最大吸收波长 λ_{max} 及其相应的摩尔吸收系数 ε_{max} 是定性鉴别的依据。其中，λ_{max} 和 ε_{max} 是定性鉴别的主要参数。但是，紫外-可见吸收光谱是宽带状光谱，特征性不明显，所提供的信息量少，单独作为定性分析方法应用有一定局限性。因此，UV/VIS 法用于定性分析时，通常需要与其他方法联用。对于定量分析，朗伯-比尔定律是定量依据。

UV/VIS 法操作简单、快速，有一定的专属性、准确度和精密度，常用于药物的真伪鉴别、药物制剂的含量测定及其他方面的药物定量分析（如溶出度测定、含量均匀度测定）。但是，药品中有些辅料或杂质会干扰药物的紫外-可见吸收，分析前需要先排除干扰或改用其他分析方法。

2. 红外吸收光谱法　红外吸收光谱法（infrared spectrum，IR）是基于物质分子对红外光区（一般指波长 2.5～25 μm 或波数 4000～400 cm^{-1} 中红外区）一定波长光能的吸收特性而建立的分析方法，也称为红外分光光度法。几乎所有的有机化合物在红外光区都有吸收，并且化合物在分子结构上的细微不同，都将产生红外吸收谱带的差异。因此，红外分光光度法广泛用于已知药物的定性鉴别和未知化合物的结构鉴定。

红外吸收光谱图以物质分子对红外光的透光率 T（%）与波长 λ（μm）或波数 σ（波长的导数，cm^{-1}）关系的曲线表示。如图 5-2 所示是阿司匹林的红外吸收光谱图。与紫外-可见吸收光谱曲线相比，红外吸收光谱曲线包含更多的吸收峰，图形更复杂，因此所包含的化合物结构信息量也更丰富。通常，红外吸光光谱图有两个重要区域：①4000～1300 cm^{-1} 的官能团区，它是化合物分子特定官能团产生吸收的区域，该区域内的吸收峰数目较少，是鉴定官能团最有价值的区域。如—OH、—NH—、—CO 等官能团在该区域都有吸收。②1300～600 cm^{-1} 的指纹区，化合物分子结构的细微差异，都将使该区域内的吸收呈现复杂的微小差异，就像每个人都有不同的指纹一样。指纹区对于区别结构类似的化合物特别有帮助，并且可以作为化合物含有某种基团的佐证。

3. 近红外光谱法　近红外光谱法（near-infrared spectrum，NIR）是基于物质分子对近红外光（800 ～2500 nm）的吸收特性而建立的分析方法。一般而言，物质的近红外吸收光谱强度较弱（吸收强度一般比中红外光谱的吸收强度弱 10～100 倍）、影响因素较多，导致无法通过比较待测物样品与标准品的谱图来进行定性鉴别。但是，近红外吸收光谱可以提供物质的整体特征信息，如物质的化学组成、结构、粒度、水分、晶型、纯度等物理化学参数的信息。

近红外光谱法具有分析速度快、分析成本低、样品不需预处理等特点，适用于固体、液体、胶体、粉末等不同形态样品的分析，在药学领域得到越来越广泛的应用。

4. 原子吸收光谱法　原子吸收光谱法（atomic absorption spectrum，AAS）也称原子吸收分光光度法，是基于测定样品蒸气中待测元素的原子对特征电磁辐射的吸收强度来进行定量分

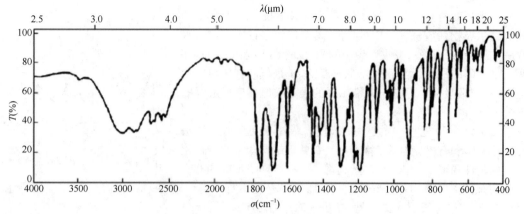

图 5-2　阿司匹林的红外吸收光谱图

析的仪器分析方法，其测定对象是呈原子状态的金属元素和部分非金属元素。原子吸收光谱仪由光源、原子化器、单色器、检测器和信号处理器等部件组成。其中，光源为空心阴极灯（hollow cathode lamp），又称锐线光源，是一个由阳极和空心圆筒状阴极组成的气体放电管；阴极由待测元素的材料制成，能发射待测元素的特征谱线。分析某一种元素必须选用该元素的空心阴极灯。

AAS 法具有灵敏度高和选择性强的特点，广泛用于微量或痕量金属元素的定量分析。在药物分析中，常用于定量检查药品中的微量或痕量金属杂质，如药品中汞（Hg）、铅（Pb）等重金属离子的定量检查；维生素 C 原料药中铜、铁离子的定量检查。

5. 分子荧光光谱法　分子荧光光谱法常被称为荧光分光光度法。某些物质分子吸收一定波长的紫外光或可见光（称为激发光）后受到激发，可发射出比激发光波长更长的光，称为荧光（fluorescence）。物质的激发光谱和荧光发射光谱可用于物质的定性分析。当激发光波长、温度、物质所用溶剂等条件一定时，物质在一定浓度范围内，其荧光发射强度与溶液中物质浓度呈正比例关系，可用于该物质的定量分析。并不是所有能吸收激发光的物质都能产生荧光。在一定条件下能产生较强荧光的物质，可用直接荧光法分析，如硫酸奎宁、硫酸奎尼丁、利血平等药物。对于一定条件下不能产生荧光或荧光很弱的物质，可用间接荧光法分析，即通过与荧光试剂发生衍生化反应，形成具有较强荧光的衍生物后，再进行分析。

荧光分光光度法具有检测灵敏度高、专属性较强的特点，常用于微量甚至痕量药物的定量分析。

6. 旋光分析法　一束平面偏振光通过旋光活性物质时，透过的平面偏振光的偏振方向会发生改变，这种现象称为旋光现象。能产生旋光现象的物质称为旋光活性物质。旋光分析法（polarimetric analysis）是基于旋光活性物质能使平面偏振光的偏振方向发生改变这一特性所建立的光学分析方法，可用于研究物质分子结构的非对称性，并能对旋光活性物质进行定性和定量分析，在药物分析中常用于旋光活性药物的定性鉴别和含量测定。

7. 质谱分析法　质谱法（mass spectroscopy，MS）是在高真空状态下使物质产生气态离子（正离子或负离子），再按质荷比（m/z）大小顺序将离子分离、检测的分析方法。质谱图是以相对离子强度为纵坐标，离子的质荷比为横坐标的图谱。利用质谱图中各离子峰的位置可进行定性鉴别和结构分析，利用离子峰的强度可进行定量分析。

质谱法具有高灵敏度和高选择性，是研究有机化合物结构的有力工具之一，也是痕量有机分析的最有效手段。质谱法与各种色谱分析法联用可以集组分分离、定性结构分析和定量分析于一体，具有更高的选择性和灵敏度，特别适用于对复杂体系样品进行定性定量分析。这些联用技术包括气相色谱-质谱联用（GC-MS）、高效液相色谱-质谱联用（HPLC-MS）、超临界流体色谱-质谱联用（SFC-MS）、毛细管电泳-质谱联用（CE-MS）等，其中，GC-MS、HPLC-MS在药物分析中被广泛应用。

（三）色谱分析法

色谱分析法（chromatographic analysis）是基于混合物中各组分在两相间具有不同分配特性而建立的分析方法。当两相做相对移动时，各组分在两相间进行连续多次分配，分配特性具有微小差异的组分，其迁移速率会产生差异，从而实现各组分的分离。其中，静止不动的一相称为固定相（stationary phase），而运动的另一相称为流动相（mobile phase）。按流动相的物理状态可将色谱法分为气相色谱、液相色谱法和超临界流体色谱法。按固定相的赋存形式和特征可将色谱法分为柱色谱法和平面色谱法。柱色谱法将固定相赋存于色谱柱（玻璃柱、不锈钢柱、毛细管柱）内，气相色谱、高效液相色谱和毛细管电泳均可归属于柱色谱法。平面色谱法包括薄层色谱法和纸色谱法，前者将固定相以均匀薄层涂敷在玻璃（或其他材料）板上，后者以滤纸作为固定相或固定相的载体。

色谱分析包括分离和检测两部分，其最主要的特点是适用于多组分复杂混合物的分离分析，这是化学分析、光学分析所不及的。薄层色谱、气相色谱、高效液相色谱和毛细管电泳是色谱分析的典型代表，是广泛应用的药物分析方法。

1. 薄层色谱法 薄层色谱法（thin layer chromatography，TLC）是将固定相涂敷于平板（薄层板）上，样品溶液加载至薄层板一端（点样），利用流动相的毛细现象推动组分在薄层板上迁移，不同组分由于在两相间分配特性或吸附作用的差异而得以分离的色谱分析方法。在流动相的作用下，不同组分在薄层板上进行差速迁移而逐步被分离的过程，称为色谱展开（development），流动相也常称为展开剂（developer）。色谱展开后，样品的组分斑点在薄层板中的位置常用比移值（R_f）表示，是对组分进行定性分析的依据，而组分斑点的面积或吸收光强度则是定量分析的依据。

TLC法不需要特殊仪器，操作简便、分析快速，至今仍是常用的药物分析方法，在药物（尤其是中药）的鉴别、杂质检查中广泛应用。

2. 气相色谱法 气相色谱法（gas chromatography，GC）是以气体为流动相的色谱法。GC的流动相也称为载气，固定相可以是固体，也可以是液体。所以，GC包括气-固色谱法（gas-solid chromatography，GSC）和气-液色谱法（gas-liquid chromatography，GLC）。其中，应用最广泛的为气-液色谱法，其所用的液体固定相（称为固定液）常用化学惰性和热稳定性高的多孔固体（称为载体）负载后装填于色谱柱内。由于流动相为气体，样品组分必须气化后才能被流动相带入色谱柱。被气化的样品组分在气-液（固）两相之间通过多次分配而得以分离。

气相色谱仪主要由气路系统、进样系统（包括进样器和气化室）、分离系统（色谱柱）、检测器、温控系统（控制气化室、色谱柱和检测器的温度）和色谱工作站等部件组成。样品组分在气化室气化后，被载气带入色谱柱进行分离，再进入检测器被检测，色谱工作站同步记录组分的信号强度（纵坐标）与保留时间（横坐标）的色谱流出曲线（称为色谱图）。对于GC-MS联用技术，MS相当于GC的检测器。

气相色谱法具有分离效率高、分析速度快、样品用量小、灵敏度高等特点，特别适合于易挥发、热稳定药物的定性定量分析。但对于难挥发、热不稳定和极性过大的药物，该方法的应用受到一定限制，需要在分析之前进行样品衍生化处理。

3. 高效液相色谱法 以液体为流动相的色谱法称为液相色谱法。采用小粒径（3～10 μm）固定相、以高压泵输送流动相而使分离效率和分析速度显著提高的液相色谱法称为高效液相色谱法（high performance liquid chromatography，HPLC）。与GC相比，HPLC中液体流动相的选择范围很广，可以更有效地选择色谱分离条件，从而提高分离效率；由于在低温下分析，HPLC不受样品组分挥发性和热稳定性的限制，适用于绝大部分有机药物的定性定量分析。

根据固定相和流动相相对极性的不同，HPLC 分为正相色谱（normal phase chromatography）和反相色谱（reverse phase chromatography），前者的流动相极性小于固定相极性，后者的流动相极性大于固定相极性。反相色谱在药物分析中应用非常广泛。

高效液相色谱仪主要由高压输液泵、进样器、色谱柱、检测器和色谱工作站等部件组成。对于 HPLC-MS 联用技术，MS 相当于 HPLC 的检测器。流动相被高压输液泵输入色谱柱，样品溶液则被流动相带入色谱柱，样品中各组分在柱内被分离，进入检测器得到检测，记录色谱图（与 GC 的色谱图相似）。图 5-3 是典型的高效液相色谱图。

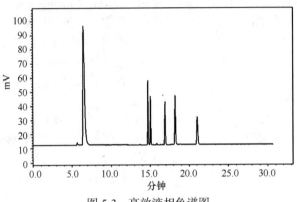

图 5-3　高效液相色谱图

4. 毛细管电泳法　毛细管电泳法（capillary electrophoresis，CE）是以弹性石英毛细管为分离通道，以高压直流电场为驱动力，依据样品中各组分电泳淌度（单位电场强度下的迁移速度）和（或）分配行为的差异而实现分离的分析方法。毛细管电泳包括多种分离模式，如毛细管区带电泳（capillary zone electrophoresis，CZE）、胶束电动毛细管色谱（micellar electrokinetic chromatography，MEKC）、毛细管凝胶电泳（capillary gel electrophoresis，CGE）、毛细管等电聚焦（capillary isoelectric focusing，CIEF）、毛细管等速电泳（capillary isotachophoresis，CITP）等。其中，CZE 是最基本，也是应用最广的一种分离模式。

与 HPLC 法相比，CE 法具有分离选择性高、分析速度快、样品用量少等优点，但是其浓度灵敏度、重复性和准确性逊色于 HPLC。CE 法在蛋白质、多肽、氨基酸、核酸、多糖等生物分子的分析中广泛应用。

（四）电化学分析法

电化学分析法（electrochemical analysis）是基于物质在电化学池中的电化学性质及其变化规律的一类分析方法。电化学池（electrochemical cell）通常简称电池，是电能和化学能相互转化的装置，一般由两个电极及其溶液体系组成，分为原电池和电解池。原电池是能够自发地将化学能转换为电能（利用自发进行的氧化还原反应产生电流）的装置；而电解池是将电能转换为化学能的装置，必须施加一个外加电源（其电动势大于电池本身的电动势），此时电池接收电能而被充电。

电化学分析通常以电位、电流、电导、电量等电学参数与待测物质浓度之间的关系为测定基础。相应地，电化学分析可以分为四类：电位分析法，伏安法（极谱法、溶出伏安法、电流滴定法），电导分析法（电导法、电导滴定法）及电解分析法（包括电重量法、库伦法、库伦滴定法）。其中，电位分析法和电流滴定法在药物分析中应用广泛。

1. 电位分析法　电位分析法（potentiometric analysis）是将指示电极和参比电极插入待测物质溶液中组成电化学电池，通过测定电池电动势或指示电极电位的变化来进行分析的方法。其中，指示电极（indicator electrode）是指电极电位随着待测物质浓度的变化而变化的一类电极，如离子选择电极（能选择性地对溶液中某种离子产生响应）、铂或金惰性金属电极（本身不参与电极反应，起电子传递作用，其电极电位取决于溶液中物质的氧化态与还原态浓度的比值）；参比电极（reference electrode）是指在一定条件下电极电位基本恒定的一类电极，如饱和甘汞电极、银-氯化银电极。

电位分析法分为电位法（potentiometry）和电位滴定法（potentiometric titration）。电位法直接根据指示电极的电位与待测物质浓度的关系进行分析，如溶液 pH 的测定就是直接利用指示电极（常用 pH 玻璃电极）的电位与 H^+ 浓度的关系，定量测定溶液中 H^+ 浓度。

电位滴定法其实是一种滴定分析法，是根据滴定过程中指示电极电位的变化来确定滴定终点的方法。当滴定达到化学反应的化学计量点附近时，被测物质的浓度发生突变，导致指示电极的电位发生突变，从而确定滴定终点。电位滴定法适用于各类滴定分析的滴定终点确定，但是不同类型的滴定分析所选择的指示电极不同。与指示剂滴定法相比，电位滴定法判断滴定终点的方法更为客观，因此滴定结果的准确度更高。

2. 电流滴定法 电流滴定法（amperometric titration）也是一种滴定分析法。在固定外加电压下，使滴定剂或待测物质电解产生电流，根据滴定过程中电流的变化确定滴定终点。

药物分析中常用的永停滴定法（dead-stop titration）是电流滴定法的一种，适用于确定氧化还原滴定分析法的滴定终点。通常，将两支相同的铂电极插入待测溶液中，在两电极之间加一个小电压（如 50 mV），然后将滴定液滴加至待测溶液中，观察两电极之间的电流突变；当电流计指针从零点附近突然发生偏转或者从有偏转突然回到零点附近，并不再变动时，即到达滴定终点。同样，与指示剂滴定法相比，永停滴定法判断滴定终点的方法更为客观，滴定结果的准确度更高。

四、药物分析方法验证

为了保证分析结果的准确、可靠，必须对所建立的药物分析方法进行验证（validation），以充分证明药物分析方法科学、合理、可行，能满足分析项目的目的与要求。我国 CFDA、美国 FDA、欧洲药品评价机构（EMEA）等机构均制定有各自的药物分析方法验证指导原则。

（一）药品质量标准分析方法验证

药品质量标准分析方法验证的目的是证明所采用的分析方法适合于相应药品质量检验的要求。在制定药品质量标准时，分析方法需经验证；在药品生产工艺变更、制剂的处方变更、对原分析方法进行修订时，药品质量标准分析方法均需要重新验证（称方法再验证）。方法再验证可以是全部验证，也可以是部分验证。方法验证的理由、过程和结果均应记载在药品质量标准起草说明或修订说明中。

需要验证的分析项目有：鉴别试验，杂质定量检查或限度检查，原料药或制剂中有效成分含量测定，制剂中其他成分的定量测定，药品溶出度（释放度）检查中药物溶出量（释放量）的测定等。

全部验证内容包括：准确度、精密度（包括重复性、中间精密度和重现性）、专属性、检测限、定量限、线性、范围和耐用性。视具体分析项目拟订验证内容，如表 5-2 所示。

表 5-2 分析项目和验证内容

内容 项目	鉴别	杂质检查		含量测定 及溶出量测定
		定量	限度	
准确度	−	+	−	+

续表

内容	项目	鉴别	杂质检查		含量测定及溶出量测定
			定量	限度	
精密度					
重复性		−	+	−	+
中间精密度		−	+①	−	+①
专属性②		+	+	+	+
检测限		−	−③	+	−
定量限		−	+	−	+
线性		−	+	−	+
范围		−	+	−	+
耐用性		+	+	+	+

①已有重现性验证，不需验证中间精密度；②如一种方法不够专属，可用其他分析方法给予补充；③视具体情况予以验证

1. 专属性 专属性（specificity）系指在其他成分共存时，采用的分析方法能正确测定出被测物的特性，即分析方法排除各种干扰的能力。鉴别试验、杂质检查和含量测定方法均应考察其专属性。不含被测物的供试品，鉴别试验应呈负反应；杂质检查和含量测定时，被测物应能与其他成分分离。

2. 准确度 准确度（accuracy）系指用该方法测定的结果与真实值（true value）或参考值（reference value）接近的程度。它反映分析方法对样品中被测组分给予全量响应的能力，以及各步操作误差的加和对测定结果的影响程度。一般用回收率（recovery，%）表示：

$$回收率(\%) = \frac{测得量}{加入量} \times 100\% \quad 或 \quad 回收率(\%) = \frac{测得量 - 本底量}{加入量} \times 100\%$$

其中，本底量为所取供试品中被测物的含有量。

（1）含量测定方法的准确度：对于原料药的含量测定，采用被测药物的对照品测定回收率，或用该方法测定结果与已知准确度的另一个方法的测定结果进行比较。

对于制剂的含量测定，可用含已知量被测物的制剂处方量的各组分混合物测定回收率。如果不能得到制剂辅料的全部组分，可在制剂中加入已知量的被测物对照品用于测定回收率，或用该方法测定结果与已知准确度的另一个方法的测定结果进行比较。

（2）杂质定量测定的准确度：可在原料药或制剂处方量的各组分混合物或制剂中加入已知量的杂质对照品用于测定回收率。如果不能得到杂质对照品，可用该方法测定结果与已知准确度的另一种成熟方法的测定结果进行比较，比如药典标准方法或已经过验证的方法。

（3）数据要求：在规定范围内，设计低、中、高3个不同浓度，每个浓度分别制备3份供试品溶液进行测定，用9个测定结果进行评价。采用在药品中加入被测物对照品的方法制备低、中、高浓度供试品溶液时，一般建议被测物对照品加入量与所取药品中被测物的含有量之比控制在0.8∶1、1∶1、1.2∶1左右（化学药），或0.5∶1、1∶1、1.5∶1左右（中药）。

3. 精密度 精密度（precision）系指在规定的测试条件下，同一均匀供试品，经多次取样测定所得结果之间的接近程度。一般用偏差（d）、标准偏差（s 或 SD）或相对标准偏差（RSD）表示。可从重复性（repeatability）、中间精密度（intermediate precision）和重现性（reproducibility）三个层次验证。

（1）重复性：指在相同条件下，同一个分析人员测定结果的精密度。在规定范围内，用至少6份同一浓度（通常相当于100%测试浓度水平）供试品的测定结果进行评价；或设计高、中、低3个不同浓度（设计方法同"准确度"项下），每个浓度分别制备3份供试品溶液进行

测定，用 9 个测定结果进行评价。

（2）中间精密度：在同一个实验室，由不同分析人员或在不同日期或使用不同仪器测定所得结果的精密度。考察分析人员、测定日期、仪器等随机因素变动对测定结果的影响。

（3）重现性：在不同实验室，由不同分析人员测定所得结果的精密度。国家药品质量标准采用的分析方法，应进行重现性试验。

4. 检测限 检测限（limit of detection，LOD 或 detection limit，DL）系指试样中被测物能被检测出的最低量。用于考察方法的检测灵敏度，其测定结果不需要符合准确度和精密度要求。常用下面两种方法测定 LOD。

（1）直观法：在实际样品基质中，用已知浓度的被测物试验出能被可靠地检测出的被测物最低浓度或量。

（2）信噪比法：用于能显示基线噪声的分析方法。即在实际样品基质中，将已知低浓度试样测出的信号（S）与空白样品测出的信号（即噪声，N）进行比较，计算能被可靠地检测出的被测物最低浓度或量。一般以信噪比（S/N）为 3∶1 时相应浓度或注入仪器的量确定 LOD。

5. 定量限 定量限（limit of quantitation，LOQ 或 quantitation limit，QL）系指试样中被测物能被定量测定的最低量，其测定结果应具有一定准确度和精密度。常用 LOQ 测定方法与 LOD 测定方法相同，但一般以信噪比（S/N）为 10∶1 时相应浓度或注入仪器的量确定 LOQ。

6. 线性 线性（linearity）系指在设计的范围内，测定响应值与试样中被测物浓度呈比例关系的程度。可用同一对照品贮备液经精密稀释，或分别精密称取对照品，制备一系列对照品溶液的方法进行测定，至少制备 5 份不同浓度的对照品溶液。以测得的响应信号对被测物浓度作图，用最小二乘法进行线性回归。一般要求列出回归方程、相关系数和线性图。

7. 范围 范围（range）系指分析方法能达到一定精密度、准确度和线性要求时的高低限浓度或量的区间。应根据分析方法的具体应用及其线性、准确度、精密度结果和要求确定范围。原料药和制剂含量测定，范围一般为测定浓度的 80%～120%。制剂含量均匀度检查，范围一般为测定浓度的 70%～130%；溶出度检查中的溶出量测定，一般为限度的 ±30%，如规定了限度范围，则应为下限的 -20% 至上限的 +20%。杂质定量测定，范围一般为规定限度的 ±20%。特殊剂型，如气雾剂和喷雾剂，范围可适当放宽。对于有毒的、有特殊功效或药理作用的成分，范围应大于被限定含量的区间。

8. 耐用性 耐用性（robustness）系指在测定条件有小的变动时，测定结果不受影响的承受程度。如果测定条件要求严苛，应在方法中写明，并注明可以接受变动的范围。典型的变动因素有：被测溶液的稳定性；样品的提取次数、时间等；高效液相色谱法中流动相的组分比例、pH 和流速，不同品牌或不同批号的同类型色谱柱、柱温等；气相色谱法中不同品牌或批号的色谱柱、不同类型的担体、载气流速、柱温、进样口和检测器温度等。

（二）生物样品定量分析方法验证

生物样品分析（bioanalysis）主要是指生物样品（或称生物基质，biological matrix，如全血、血清、血浆、尿样、组织等）中药物及其代谢物的定量分析。由于生物样品取样量少，药物、代谢物等待测物浓度低，脂质、蛋白质等内源性物质干扰及个体差异（individual variation）等多种因素影响生物样品的测定，因此所建立的生物样品定量分析方法必须通过验证，以获得准确、可靠的分析结果。验证内容主要包括选择性、定量下限、标准曲线性能、准确度、精密度、待测物在生物基质及溶液中储存和处理全过程中的稳定性、基质效应、稀释可靠性、残留等。

1. 选择性 选择性（selectivity）也即专属性，用于验证分析方法所测定的物质是预期的待测物（原形药物或特定的代谢物或内标），生物样品中其他组分（内源性物质、未知代谢物、同服药物等）不得干扰待测物的测定。应该采用至少 6 个不同个体的空白生物基质来验证分析方法的选择性，干扰组分的响应要低于待测物定量下限响应的 20%，并低于内标响应的 5%。通常需要比较待测物的对照标准物质（待测物的参比标准，可以是待测物本身，也可以是其游离碱或酸、盐或酯）、至少 6 个不同个体的空白生物基质、质控样品（在空白生物基质中加入已知量待测物对照标准物质制成的样品，用于监测生物样品分析方法的效能），以及至少 6 个不同个体用药后生物样品的色谱图及相关检测信号。

2. 定量下限　定量下限（lower limit of quantitation，LLOQ）是能够被可靠定量的生物样品中待测物的最低浓度，具有可接受的准确度和精密度。定量下限是标准曲线的最低浓度点，在药代动力学与生物利用度研究中，LLOQ 应至少满足 3～5 个消除半衰期时生物样品中的药物浓度或峰浓度 C_{max} 的 1/20～1/10 药物浓度的测定。

3. 标准曲线与定量范围　标准曲线（亦称校正曲线，calibration curve）反映生物样品中待测物浓度与仪器响应值（如色谱峰面积）的关系。标准曲线的最高、最低浓度范围为定量范围，应该尽量覆盖待测物的预期浓度范围，在定量范围内质控样品的浓度测定结果应达到试验要求的精密度和准确度。标准曲线的最低浓度点是定量下限，最高浓度点是定量上限（upper limit of quantification，ULOQ），ULOQ 应高于用药后生物样品中药物的 C_{max}。在空白生物基质中加入已知量待测物的对照标准物质，制备各浓度的校正标样，在定量范围内应该制备至少 6 个浓度水平的校正标样（每个标样中加入一定量内标），用于建立标准曲线。校正标样使用的空白生物基质应与实际生物样品的相同。

标准曲线的定量范围不能外延。在分析试验样品（待分析的实际生物样品）时，任何浓度高于 ULOQ 的样品，应使用相应的空白生物基质稀释后重新测定。对于浓度低于 LLOQ 的样品，在进行药物动力学研究时，如果是在 C_{max} 以前取样的样品则应以"零值"计，如果是在 C_{max} 以后取样的样品则应以"无法定量（not detectable，ND）"计。

4. 准确度与精密度

（1）准确度验证，是制备不同浓度（标示浓度）的质控样品，依法测定并经标准曲线计算得到实测浓度，以实测浓度与标示浓度的百分比（方法回收率）表示准确度，即方法回收率=（实测浓度/标示浓度）×100%。

（2）精密度验证，是用相同空白生物基质制备相同浓度的系列质控样品并依法测定，以测定结果的相对标准偏差（RSD）表示精密度。在生物样品分析中，通常在一个分析批（analytical run / batch，包括试验样品、一定数量校正标样和质控样品的一个完整系列）内很难完成全部试验样品的分析。因此，除了验证批内精密度（相当于"重复性"）外，通常还需验证批间精密度（相对于"中间精密度"）。

一般，准确度和精密度验证均选择定量下限和低、中、高 4 个浓度的质控样品，每个浓度至少配制 5 个样品。低浓度通常不高于定量下限的 3 倍（即在 LLOQ～3×LLOQ 之间），高浓度通常在定量上限的 75%左右，中浓度通常在标准曲线范围的中部附近。

5. 稳定性　稳定性验证应考察不同储存条件，时间尺度应不小于试验样品储存的时间。通常进行以下稳定性考察：①待测物和内标的储备液和工作溶液的稳定性；②待测物从冰箱储存条件到室温或样品处理温度，以及在生物基质中冷冻和融化的稳定性；③生物基质中待测物在冰箱储存的长期稳定性；④处理过的样品（试验样品经过提取、纯化、浓缩等各步骤处理后制成的、直接用于仪器分析的样品）在室温下或在试验过程储存条件下的稳定性；⑤处理过的样品在自动进样器温度下的稳定性。

6. 基质效应、稀释可靠性和残留　当采用质谱分析法或色谱-质谱联用分析法（GC-MS，LC-MS）进行生物样品定量分析时，由于待测物的离子化效率易受生物样品中基质成分的影响，应该验证基质效应（matrix effect）。样品稀释不应影响准确度和精密度；可以通过在空白生物基质中加入待测物至高于定量上限的浓度，并用空白生物基质稀释该样品，来证明稀释的可靠性。分析高浓度样品之后待测物在空白样品中的残留应不超过定量下限的 20%，并且不超过内标的 5%。

第三节　药物分析学前沿动态及发展方向

目前，药物分析学发展的主要趋势是能够快速、简便地从复杂的样品体系，特别是生物样品中，高灵敏、准确地检测出某些微量药物及其代谢物的含量。近年来，分析化学的不断进步，尤其是仪器分析和计算机技术的不断发展，为药物分析学的发展提供了不竭的动力，各种药物分析新技术、新方法不断推陈出新。本节简要介绍几个药物分析学研究中的热点问题，包括样品前处理技术、液相色谱-质谱（LC-MS）联用技术、微分离技术及化学计量学方法。

一、样品前处理技术

样品前处理（sample preparation）是指在分析前从样品基质中提取、分离、富集目标化合物，其对定性定量分析的灵敏度、准确度、精密度等有极大影响，是复杂样品分析过程的关键环节。在药物分析、环境分析、生物医学分析等复杂分析中，样品前处理也是一项最耗时耗力的重要过程。据调查显示，在整个样品分析的过程中，样品前处理工作占了60%~80%的时间。对于一种新的分析方法，其分析速度往往取决于样品前处理的复杂程度。

对于复杂样品中微量成分的分析通常需要先经过稀释、过滤、沉淀、离心等过程对其进行初步除杂，在进入分析前，对样品进行萃取能够起到消除杂质干扰、富集目标化合物和优化样品分析条件的作用，有利于提高分析的效率并降低检测限。目前，新型萃取技术已成为样品前处理工作的研究热点之一，其中研究和应用较多的有液-液微萃取、固相萃取、固相微萃取等。

液-液萃取法（liquid-liquid extraction，LLE），又称溶剂萃取，是应用最早的样品前处理技术，主要是基于被测物质在两相或多相溶剂之间的溶解度不同而进行分离。常规的液-液萃取方法耗时长，步骤较为繁琐，且使用大量的有机溶剂。由于有机溶剂的毒性、易燃及易挥发特性，对操作者健康及环境造成威胁，也易发生安全事故。随着绿色化学的发展，20世纪90年代以后，各种环境友好的液-液微萃取技术（liquid-liquid microextraction，LLME）应运而生，包括浊点萃取、悬滴萃取、分散液-液萃取、凝聚层萃取等。这些新型的萃取技术仅用极少量的有机溶剂，且萃取效率高，富集倍数大，操作简单，耗时少，便于与检测设备联用。例如，浊点萃取是基于非离子表面活性剂溶液的浊点现象使样品中被测物质分离的萃取方法，几乎不使用有机溶剂，表面活性剂用量也很少；分散液-液萃取于2006年出现，是基于样品溶液、萃取剂（与水互不相溶）和分散剂（与水相和萃取剂混溶）组成的三重溶液系统的一种新型液相微萃取技术，其原理是在分散剂作用下，萃取剂在样品溶液中迅速形成微小的液滴，待测物在两相之间快速达到分配平衡，三重溶液系统形成均匀的乳浊液。浊液经过分相后，可对含有待测物的萃取相直接进行测定，或经适当方法处理后测定。

与液-液萃取不同，固相萃取（solid phase extraction，SPE）是利用固定相将样品中的目标物富集，再采用适当的溶剂进行洗脱的一种样品前处理技术。SPE易于收集分析物组分，可以处理小体积试样，但含有胶体或固体小颗粒的复杂样品会堵塞固定相的微孔结构，引起柱容量和穿透体积、萃取效率和回收率的降低。另外，固相萃取材料的选择是影响固相萃取富集效率最重要的因素之一，目前最常用的固相萃取材料是C_{18}、C_8等，对待测物的选择性不高。为满足分析各种试样的不同要求，有针对性地开发一些新型固相萃取材料，如分子印迹聚合物、纳米材料、磁性材料等在对目标物的选择性、增大吸附容量、增强物理和化学稳定性等方面具有广阔的应用前景。

固相微萃取（solid phase microextraction，SPME）是在固相萃取基础上发展起来的一种新型萃取分离技术，由加拿大滑铁卢大学的Pawliszyn等研究者于1990年首次提出。最早的固相

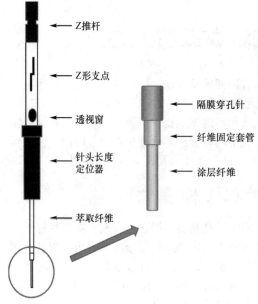

图 5-4 经典的纤维固相微萃取装置示意图

微萃取装置是基于纤维的固相微萃取，如图 5-4 所示，包括推杆、Z 形支点、透视窗、针头长度定位器和萃取纤维等部分。萃取时，调节推杆使萃取头伸出穿刺针，通过顶空或直接接触方式进行萃取。萃取完成后，调节推杆使萃取头回到穿刺针中。穿刺针可以直接插入气相色谱进样室，调节推杆使萃取头伸出穿刺针，加热使吸附于萃取纤维中的样品组分挥发进入气相色谱系统进行进一步分离检测。

作为一种新型的样品前处理技术，SPME 不仅具有萃取效果突出、萃取时间短、使用有机溶剂量较少的优点，更完美解决了与分离分析技术的联用问题，是目前最有发展潜力的样品前处理技术。近年来，固相微萃取与高效液相色谱联用技术因为其应用范围广，分离效率高越来越受到关注。

SPME 纤维由涂层和载体两部分组成。涂层用来萃取目标物，是 SPME 技术的核心。经过数十年的努力，人们在 SPME 技术的研究方面已取得了较大的进步，发展了一些新型涂层材料，如石墨烯、离子液体、分子筛、纳米阵列材料等，使 SPME 在生物医药、食品、环境等领域的应用不断深入。例如，利用生物仿生的聚多巴胺表面修饰技术，石墨烯较强的疏水作用及 π-π 键间的相互作用，将石墨烯层层组装地固定在聚四氟乙烯（PTFE）塑料管内制得固相微萃取柱，拆除高效液相色谱进样系统中六通阀的定量环，将 PTFE 萃取柱连接在定量环的位置（图 5-5）。上样时，六通阀调节为 LOAD 模式，样品溶液置于注射器内，由注射泵推动通过石墨烯层-层组装修饰的 PTFE 管而被抓取。解吸附时，六通阀切换为 INJECTION 模式，抓取样品后的 PTFE 萃取柱就会连接到液相系统中，流动相流入管内将该微管内的样品快速洗脱并携带进入液相色谱柱，进行分离和检测。该装置在传统中药材补骨脂的药物活性成分分析中显示出良好的萃取效果，并应用于补骨脂中药材灌胃后大鼠血液中活性成分的定量检测。

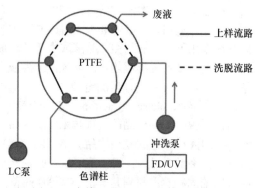

图 5-5 在线 SPME-HPLC 装置示意图

二、LC-MS 联用技术

色谱技术的优势在于分离，为混合物的分析提供了最有效的选择，但液相色谱常用的紫外、荧光、蒸发光散射等检测器难以得到物质的结构信息。20世纪60年代后，LC-MS联用技术出现并日趋完善，该技术集合了LC的高效分离能力和MS的高灵敏度与高选择性的优点，使样品的分离、定性及定量一次完成，且分析范围广，已经成为药物分析，尤其是药物代谢、药物浓度监测和药动学研究中的重要分析技术（图5-6）。

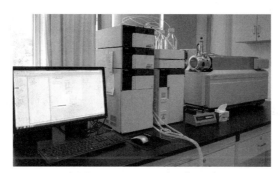

图 5-6　LC-MS 联用装置

由于 LC-MS 分离的样品大多溶解在流动相中，在进入质谱前需要转换为气相离子，因此接口技术对 LS-MS 至关重要。近些年来，随着联用接口技术和质谱技术的发展，特别是电喷雾电离（ESI）、大气压化学电离（APCI）和大气压光致电离（APPI）等大气压电离（API）接口技术的出现，使 LC-MS 在药物及其代谢物的定性定量研究中发挥了重要作用。

例如，利用 LC 与离子阱质谱联用可以对长春花中药材中的萝巴新、长春质碱、文多灵、长春碱和环氧长春碱五种活性化合物进行分析。中药样品经过 LC 分离后，通过接口进入电喷雾离子源，化合物在高电压和 N_2 的作用下，转化为气相离子，进入离子阱质谱中，根据质荷比的不同进行检测。离子阱质谱不仅可以定量检测出几种物质的含量，还可以给出几种物质的多级质谱图，用于定性分析几种物质的裂解情况。图 5-7 所示为长春碱的一级和二级质谱图，通过对比分析质谱图中质荷比的变化，可以推测长春碱的分子裂解情况。

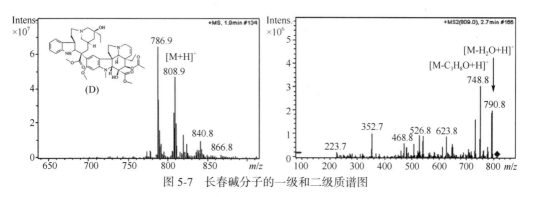

图 5-7　长春碱分子的一级和二级质谱图

三、微分离技术

目前，GC、HPLC、LC-MS 和 CE 是分析复杂样品体系常用的手段，但这些方法或多或少存在分离模式单一、适用样品范围有限、样品和溶剂消耗量较大或小型化受限等方面缺点，这为微分离分析技术的发展提供了机遇，其中毛细管电色谱（capillary electrochromatography，CEC）及微芯片技术在药物分析领域中应用备受关注。

毛细管电色谱是兼具高效液相色谱和毛细管电泳双重分离机制的一种新型微分离分析技

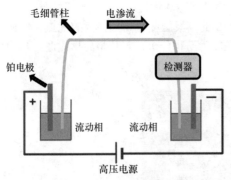

图 5-8 毛细管电色谱原理示意图

术，原理如图 5-8 所示。它将色谱填料填充到毛细管中，或在毛细管内表面化学键合、物理涂敷或原位合成色谱固相材料，然后在毛细管柱的两端施加高压电场，以电渗流为驱动力，基于溶质分子在流动相和固定相之间分配系数的不同、溶质分子之间电泳淌度的差异或是两种差异的结合而实现分离。相比于高效液相色谱和毛细管电泳，毛细管电色谱具有分离效率较高、分析速度较快、可以减少溶质的轴向扩散等优点。

CEC 是一种具有较好发展前景的分离技术，随着国内外有关 CEC 的分离机制及柱制备技术研究不断深入，其在生化药物分析、手性药物拆分、中药分析、工业药物分析、体内药物分析等领域的应用前景广阔。例如：Ohyama 等采用 1,8-萘二羧酸酐修饰氨丙基硅胶得到固定相并将其填入毛细管得到填充柱，用于分离巴比妥类（巴比妥、苯巴比妥、司可巴比妥、硫喷妥钠）和苯二氮䓬类（地西泮、硝西泮、三唑仑）药物，其中巴比妥类药物分离机制主要是疏水作用，而苯二氮䓬类药物分离机制是疏水作用和 π-π 作用。

微流控芯片技术（microfluidic chip technology）是依托现代微加工工艺，在芯片上构建微流路系统，能将分析过程中的样品制备、反应、分离、检测等基本操作单元集合至芯片结构上，自动化完成分析测试的技术。相对于常用的分析方法，微流控芯片技术具有体积轻巧、使用样品及试剂量极少，能对样品进行快速、准确和高通量分析等优势。作为生物、化学、流体、电子等学科交叉的新领域和当前分析科学的重要发展前沿，微流控芯片技术近年来得到了飞速的发展，在医药、生物、化学等领域都发挥着巨大的作用，成为科学家手中流动的"芯片"。建立药物的微全分析系统（micro total analysis system），开发新型药物分析微芯片、微小化装置也成为药物分析学科的一个重要研究方向。

由于微流控芯片在 DNA、多肽和蛋白质等生物分子分析中体现出了其高速和高灵敏度分析的特点，适用于大批量样品的高通量分析，成为当前临床诊断、药物筛选等研究领域的重要分析手段。例如，中国科学院大连化学物理研究所林炳承教授课题组成功研制了一种集成化微流控芯片，该芯片能够实现细胞水平抗肿瘤药物的筛选与分析。

四、化学计量学方法

化学计量学作为一门新兴的化学分支学科，综合运用数学、统计学、计算机科学及其他相关学科的理论与方法，优化化学量测过程，并从化学量测数据中最大限度地提取有用的信息，为解决其他技术领域或者学科的难题提供必要的数据。化学计量学的研究范围甚广，包括采样理论与方法、实验设计与化学化工过程优化控制、化学信号处理、化学模式识别、多元分辨与校正、定量构效关系、人工智能、专家系统及数据库检索等多个方面，常用的化学计量学方法有聚类分析（CA）、主成分分析（PCA）、人工神经网络、偏最小二乘法（PLS）、遗传算法、多元校正方法等。

如何避免费时而繁琐的分离手段，直接从复杂组成的样品中简便、快速、灵敏、可靠地检测一些痕量成分是药物分析发展的主要趋势。近年来，化学计量学在药物分析中的应用日渐广泛，在药物分析过程的各个环节（如样品处理和实验设计、实验条件优化和数据处理、结果统计和方法验证等）都有对应的化学计量学的相关理论和方法。

第四节 药物分析学学习指导

一、药物分析学在药学中的地位

药物分析学课程是全国普通高等教育药学专业规定设置的一门主要专业课程；在教育部学科门类中，属于药学一级学科下设的二级学科之一；也是国家执业药师（licensed pharmacist）（西药）资格考试科目之一。

二、药物分析学与相关学科的关系

1. 药物分析学与化学相关学科的关系　在药物分析方法的发展中，必须应用各种分析化学（特别是仪器分析）的方法与技术，需要根据药物及其代谢物、杂质、辅料（属于有机物或无机物）等待测物的结构和性质选择合适的分析方法，也必然涉及各种有机化学反应和无机化学反应。因此，分析化学（包括仪器分析）、有机化学和无机化学是药物分析学非常重要的基础课程。

2. 药物分析学与生命科学相关学科的关系　化学药物分析是药物分析学的主要组成部分，而中药分析和生物药物分析也是药物分析学的两个重要分支。由于中药（中药材、中药制剂等）和生物药物（蛋白质、多肽、酶、核酸、氨基酸、多糖、生物制品等）来源于植物、动物、微生物或人源的组织、细胞和体液等生物材料，其分析方法除包括化学分析法和仪器分析法以外，还包括多种生物学分析方法，如免疫分析、DNA 条形码分析等。此外，体内药物分析也会涉及动物或人源的细胞、组织、体液、内源性活性物质等生物样品。因此，生物化学、分子生物学、微生物学、免疫学、细胞生物学、药用植物学、人体解剖生理学等生命科学相关学科也是药物分析学的重要基础。

3. 药物分析学与其他药学相关学科的关系　一方面，药物化学、药剂学、药理学等药学相关学科的发展都离不开药物分析学。药物分析学可以为这些学科提供药物及其相关物（药物的合成中间体和副产物、药物的杂质、制剂辅料、药物的代谢物等）的定性定量分析方法，解决这些学科遇到的科学问题。另一方面，药物分析学的发展也离不开其他药学相关学科。为了建立科学、合理、可行的药物分析方法，必须全面了解药物的相关信息，如药物及其相关物的化学结构和理化性质，药物合成工艺和条件、药物制剂处方和制备工艺、药物及其杂质的药理和毒理、药物代谢动力学等方面的信息，这必然离不开药物化学、药剂学、药理学等学科。其他药学相关学科也不断对药物分析学提出更高更新的要求，促进药物分析学的进一步发展。

总之，药物分析学是在无机化学、有机化学、分析化学、生物化学、微生物学、免疫学、人体解剖生理学等课程基础上开设的一门药学专业课程，并与药物化学、药剂学、药理学等药学相关课程联系紧密。因此，学生必须掌握这些基础课程和药学专业课程的理论知识和实验操作技能，为学习药物分析学的理论和实验课程奠定坚实的基础。

三、药物分析学的教学目标

药物分析学的教学目标是培养学生具备强烈的全面控制药品质量的观念和严谨求实的科学态度，掌握药物分析学的基本理论、基本知识和基本操作技能，能够胜任药品研究、生产、供应、使用及监督管理过程中的各种药物分析工作，并初步具有创新药物研究及解决药品质量问题的思维和能力。具体来说，学生通过药物分析学课程的理论学习和实践训练，在药物分析学的基本理论、基本知识、基本操作三方面应达到以下要求。

（一）基本理论

（1）掌握用于控制药品质量的分析方法所依据的相关理论、化学反应和生物学的原理及规律；化学变化中的质量关系；药物的化学结构、理化性质、存在状态与分析方法选择之间的相互关系。

（2）熟悉药物及其代谢物或降解物的分离提取方法所依据的原理。

（3）了解制药过程分析理论等。

（二）基本知识

（1）掌握药物分析方法验证的分析项目及其验证内容，各项验证内容的试验方法；药物鉴别试验、杂质检查和含量测定的基本方法；制剂分析的特点与基本方法；制定药品质量标准的基本方法；各类典型药物的法定分析方法。

（2）熟悉各类药物的通性、典型药物的特性，一般鉴别试验方法；中药和生物药的质量分析方法；生物样品预处理方法和建立生物样品定量分析方法的基本方法。

（3）了解制药过程分析方法，药物分析学前沿研究动态和发展方向。

（三）基本操作

（1）掌握各类仪器的使用方法。

（2）掌握药物的鉴别试验技术，药物的杂质检查技术，光谱法（紫外、荧光）、色谱法、电位滴定法、永停滴定法、比色法、比浊法、旋光法等药物的含量测定技术。

理论知识的学习和实验操作技能的训练相辅相成，缺一不可。只懂理论知识而不会操作技能，则是"纸上谈兵"；只会照本操作而不懂理论知识，则面对出现的问题时就会束手无策。因此，学生在药物分析学这门课程的学习中，既要认真学习理论知识，又要重视实验实践，同时还应注重药物分析方法与技术在药物研究、生产、使用等过程中的灵活应用；培养根据药物的结构和性质及分析样品的特点，建立药物分析方法的能力；最终具备独立发现问题、分析问题和解决问题的能力及良好的专业素养，为我国的创新药物研究和药品质量的全面提升做出贡献。

四、药物分析学的主要学习资料

（一）推荐学习书目

1. 中国药典委员会. 2015. 中国药典（2015 年版）. 北京：中国医药科技出版社.

2. 曾苏. 2014. 药物分析学. 2 版. 北京：高等教育出版社.

3. 杭太俊. 2016. 药物分析. 8 版. 北京：人民卫生出版社.

4. 姚彤炜. 2011. 药物分析习题与考试指南. 杭州：浙江大学出版社.

5. 姚彤炜. 2011. 药物分析. 杭州：浙江大学出版社.

6. 柴逸峰，邸欣. 2016. 分析化学. 8 版. 北京：人民卫生出版社.

7. 方亮. 2016. 药剂学. 8 版. 北京：人民卫生出版社.

8. David G Watson. 2005. Pharmaceutical Analysis. 2nd ed. Elsevier.

9. Richard J Smith，Michael L Webb. 2007. Analysis of Drug Impurities. Oxford：Blackwell Publishing.

10. US Pharmacopeia National Formulary. 2016. USP 40 NF 34. Rockville.

11. The Stationery Office. 2016. British Pharmacopoeia. 2016 ed. Edition.

（二）推荐学习网站

1. 国家食品药品监督管理总局：http：//www.sda.gov.cn
2. 国家食品药品监督管理总局药品审评中心：http：//www.cde.org.cn
3. 中国食品药品检定研究院：http：//www.nicpbp.org.cn
4. 国家药典委员会：http：//www.chp.org.cn
5. 美国食品药品监督管理局（FDA）药物研究指南：http：//www.fda.gov/drugs
6. 人用药品注册技术要求国际协调会（ICH）：http：//www.ich.org
7. Drug Future 药物在线：http：//www.drugfuture.com
8. 湖北省药物分析精品课程网站：http：//jpkc.whu.edu.cn/jpkc2010/ywfx

（三）推荐学习期刊

1. 中文期刊 药物分析杂志、药学学报、药学进展、中国药品标准、中国药学杂志、中草药、中国中药杂志、中国新药杂志、中国生化药物杂志、中国抗生素杂志、中国医药工业杂志、中国医院药学杂志、中国临床药学杂志、分析化学、分析试验室、色谱。

2. 英文期刊 *Journal of Pharmaceutical Analysis*，*Journal of Pharmaceutical and Biomedical Analysis*，*Journal of Food and Drug Analysis*，*Journal of Pharmaceutical Sciences*，*Pharmaceutical Research*，*Therapeutic Drug Monitor*，*Drug Metabolism and Disposition*，*Journal of Chromatography A*，*Journal of Chromatography B*，*Analytical Chemistry*，*TrAC Trends in Analytical Chemistry*，*Analytica Chimica Acata*，*Talanta*，*Analytical and Bioanalytical Chemistry*，*Analytical Biochemistry*，*Biomedical Chromatography*.

思 考 题

1. 简述药物分析学的主要内容。
2. 简述药品质量检验的一般程序和检验项目。
3. 浅谈药物分析学在新药研究、药品生产和药品临床使用中所发挥的作用。
4. 如果将来从事药物分析学相关工作，你将如何设计大学四年的学习计划？

（肖玉秀　陈子林）

第六章 生物技术药物学

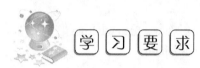

1. 掌握：生物技术药物相关概念、特点与分类。
2. 熟悉：生物技术药物学的基本内容，前沿研究进展。
3. 了解：DNA 重组制品的质量控制要点、有效性和安全评价的主要事项。

第一节 生物技术药物的概念及发展简史

一、相关概念

1. 生物技术　生物技术就是利用生物有机体（包括从微生物至高等动、植物）或其组成部分（包括器官、组织、细胞或细胞器等）发展新产品或新工艺的一种技术体系。生物技术主要内容包括基因工程、细胞工程、酶工程、发酵工程和蛋白质工程等技术体系。

2. 生物技术药物　一般药品管理机构如药品监督管理局将药物分为化学药、中药天然药物和生物制品三类。在实际生产或者生活中，我们常见的有生物药、生物制品、生物技术药物、基因工程药物等容易混淆的概念，目前常用的名称包括生物技术药物（biotechnology medicine）、生物制品（biologicals）及生物药（biopharmaceuticals）等。三个名称的概念及内涵既有差别，也有交叉；其中生物制品（biologicals）范围最广，泛指应用基因工程、细胞工程、蛋白质工程、发酵工程等生物技术获得的，用微生物、细胞及各种动物或人源的组织和液体等生物材料制备的，用于人类疾病预防、治疗和诊断的药品，包括疫苗、血液制品、生物技术药物、微生态制剂、免疫调节剂、诊断制品等。《中国药典》和其他法规一般使用生物制品概念。美国 FDA 按生物制品许可证申请（Biologics License Applications，BLA）法规对该类产品进行审批。生物技术药物（biotechnological medicine）是指应用重组 DNA 技术生产的蛋白、多肽、酶、激素、疫苗、细胞生长因子、单克隆抗体及基因治疗和细胞治疗产品等，产品类型为治疗药物、预防药物、诊断试剂。生物药（biopharmaceuticals）限定范围较窄，与小分子化合物药物（NCE）相对应，一般指应用重组 DNA 技术生产的蛋白类和核酸类大分子药物。

为了突出生物药物的前沿性和技术性，本章主要以生物技术药物为重点，介绍生物药物的基本知识和研究进展。

3. 生物技术药物学　生物技术药物学指研究利用生物技术制备药物的过程，以及获得这些有别于化学药物和中药天然药物的生物技术药物的药理药效和质量控制及其合理用药的学科，属于三大类药物中生物药物的主要来源学科，是传统意义上药学二级学科微生物与生物技术药学的核心组成部分。

二、生物技术药物的分类

生物药物的分类有很多种方法。按照结构分类，也就是按照其化学属性分类，生物药物可分为氨基酸类、酶和辅酶类、核酸及其降解产物类、多肽及蛋白类等；按照来源分类，可分为人源类、动物源类、植物源类、微生物源类等。《中国药典》按照药物使用目的的不同分为预防类和治疗类生物药物。本章所提的生物技术药物是生物药物中发展速快最快、最具代表性的品种，主要是指采用现代生物技术为核心技术生产制造的生物药物。

生物技术药物主要包括：①基因工程药物，包括重组细胞因子、重组激素与多肽、重组酶类、融合蛋白等分子生物学和现代生物技术制备的蛋白类生物大分子；②单克隆抗体药物，包括鼠源性单克隆抗体、嵌合抗体、人源化抗体、全人源单抗；③基因治疗与核酸药物，包括病毒载体类基因治疗药物、核酸药物等；④基因工程疫苗，如基因工程细菌疫苗、基因工程病毒疫苗、合成多肽疫苗等；⑤细胞与组织工程产品，是指用细胞为基础的用于疾病治疗的产品，包括体细胞治疗、干细胞和成体干细胞治疗产品等。目前研发的热点类型是重组蛋白或者融合蛋白，以及人源化抗体及抗体药物偶联物。

三、生物技术药物的特点

1. 生物技术药与化学药的区别（表6-1）

表6-1 生物技术药与化学药的主要区别

	生物技术药	化学药
有效成分	通常为具备生物活性的蛋白质、DNA、病毒或细胞组织等	通常为没有生物活性的小分子化合物等
分子质量	通常大于5000Da	通常小于5000Da
剂型/给药方式	因分子质量大难于被细胞直接吸收，且易分解，所以很难通过呼吸道或消化道给药，一般需要通过注射方式	片剂、胶囊剂、汀剂等多种剂型，口服、注射、吸入等多种给药手段
制备过程	在生物组织/细胞中直接培养，通常不能精确复制	组织培养或者化学合成，通常可以精确复制
销售渠道	通常处方药渠道销售	销售渠道灵活多样
存储方式	低温冷藏	常温或者低温

2. 生物技术药物的特点 生物技术药物在结构和质量控制方面的特点：分子质量较大，分子结构复杂，较不稳定，易失活，易被微生物污染，易被酶解破坏；结构确证不完全，有种属特异性和免疫原性，有效性、安全性和质量可控性评价困难；生产起始材料均为生物活性物质；生产加工全过程是生物学和无菌操作过程；质量控制和质量检定需要采用生物学分析方法，效价或生物活性检定有变异性；原材料、中间品、成品、运输、储存、甚至使用保持在"冷链"系统中；质量控制实行生产全过程监控。

生物技术药物药理学活性方面的特点：①药理活性高。生物技术药物是体内原先存在的生理活性物质，以生物分离工程技术从大量生物材料精制而成，因此具有高效的药理活性。例如，干扰素 IFN-α 纯品的比活 $>10^8$ U/mg，而临床使用一次剂量一般为 $3 \times 10^6 \sim 5 \times 10^6$ U，才才相当于 $30 \sim 50$ μg 蛋白量。②治疗的针对性强，从而达到精准治疗的目的性更强，如抗体药物的靶向性更强。③毒副作用较少。生物技术药物的组成单元多为机体所需要的蛋白质成核酸成分，因此其化学组成更接近人体的正常生理物质，进入体内后更易为机体吸收、利用和参与人体的正常代谢与调节，所以生物技术药物对人体的毒副作用一般较少，而且还具有一定的营养作用。④生理副作用常有发生。生物技术药物来自生物材料，不同生物或相同生物的不同个体，所含的生物活性物质结构上常有很大差异，尤其是分子质量较大的蛋白质类药物更为突出，这种差异在临床使用时常会表现出免疫原性反应和变态反应等。另外，生物技术药物在机体内的原有生理活性一般受到机体的调控平衡，当用这些活性物质作为治疗药物时，常常使用大大超过正常生理浓度的剂量，致使其超过了体内的生理平衡调节以致发生副作用，如注射高剂量 α-干扰素，常会引起发热症状等。

四、生物技术药物的发展简史

1. 相关理论和技术的产生 DNA 重组技术兴起于 20 世纪 70 年代初，其迅速发展得益于现代遗传学和生物化学成果的积累和运用。20 世纪从 40 年代开始，科学家以理论和技术两方面为 DNA 重组技术的产生奠定了坚实的基础，分子生物学领域理论上的三大发现及技术上的三大发明对基因工程的诞生起到了决定性的作用。

DNA 重组技术的三大理论发现：①20 世纪 40 年代证明生物的遗传物质是 DNA。1934 年 Avesry 首次报道了肺炎球菌（*Diplococcu spneumonas*）的转化，他不仅证明 DNA 是遗传物质，还证明了 DNA 可以把一个细菌的性状传给另一个细菌。Avery 的工作是现代生物科学的革命开端，也可以说是基因工程的先导。②20 世纪 50 年代明确了 DNA 的双螺旋结构和半保留复制机制。1953 年 Watson 和 Crick 提出 DNA 结构的双螺旋模型，这对生命科学的意义足以和达尔文学说、孟德尔定律相提并论。③20 世纪 60 年代明确的遗传信息的传递方式和中心法则。科学家们经过艰苦的努力，确定遗传信息是以密码子方式传递的，每三个核苷酸组成一个密码子，代表一个氨基酸。1965 年 64 个密码全部破译，确立了中心法则，提出遗传信息是 DNA—RNA—蛋白质的传递方式。

三大技术发明：①限制性内切酶和 DNA 连接酶的发现。20 世纪 60 年代后期限制性内切酶 *Hind* III 的发现，打破了基因工程的禁锢，随后又相继发现了 *Eco*R I 等限制性核酸内切酶，使研究者可以获得所需的 DNA 特殊片段。1967 年世界上有五个实验室几乎同时发现了 DNA 连接酶，这种酶能够参与 DNA 裂口的修复。1970 年美国 Khorana 实验室发现了 T4 DNA 连接酶，具有更高的连接活性。②载体的发现。科学家有了对 DNA 切割与连接的工具（酶），还不能完成 DNA 重组工作，因为大多数 DNA 片段不具备自我复制的能力，因此还需要一个能运送重组的 DNA 分子到细胞中去的"车子"，这就是载体（vector）。载体是一种特定的、能自我复制的 DNA 分子。1973 年 Cohen 首次将质粒作为基因工程的载体使用。这是基因工程诞生的第二个技术准备。③反转录酶的发现。1970 年，Baltimore 等和 Temin 等同时各自发现了反转录酶，打破了中心法则，使真核基因的制备成为可能。

2. 第一个生物技术药物——重组人胰岛素引发了蛋白类药物的开发热潮 1976 年诞生了全球首家 DNA 重组技术新药研发公司—美国的 Genentech 公司，1982 年 Genentech 公司成功将重组人胰岛素投放市场，开启生物技术药物新纪元。自从 1982 年美国 FDA 批准第一个基因工程产品——重组人胰岛素以来，全球先后已对数千种生物技术药物开展了临床试验，先后上市百余种蛋白多肽类药物。其主要包括多肽类激素药如重组人胰岛素（rh Insulin）、重组人生长激素（rh GH）、重组人甲状旁腺激素（rhPTH），人造血因子如重组人促红细胞生成素、粒细胞/单核细胞集落刺激因子（GM-CSF），人细胞因子如干扰素（Interferon）、白细胞介素（interleukin），人血浆蛋白因子如重组人凝血因子Ⅷ、重组人凝血因子Ⅸ、组织血浆酶原激活物 t-PA，融合蛋白如依那西普、阿柏西普、康柏西普等。

现代生药技术药物发展的几个里程碑见图 6-1。

重组蛋白药物虽然仅占全球处方药市场的 7%～8%，但是发展非常迅速，尤其在 21 世纪，更是进入其发展的黄金时节。1989 年重组蛋白药物的销售额为 47 亿美元，2009 年为近 600 亿美元，20 年时间增长了 13 倍，而到了 2015 年仅依那西普一个品种的销售额就达到近 90 亿美元，胰岛素仅赛诺菲一家的甘精胰岛素（来得时）销售额就达到 72 亿美元。据不完全统计，目前约有 300 多种重组蛋白质药物在进行不同阶段的临床试验，数千种在进行临床前研究。

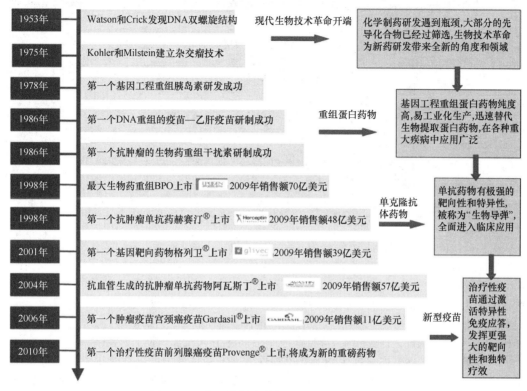

图 6-1　现代生物技术药物发展的几个里程碑

3. 抗体药物为代表的生物技术药物成为新药研发和市场的新宠　1975 年 Kohler 和 Milstein 创立了体外杂交瘤技术，得到了鼠源单克隆抗体，开创了单克隆抗体技术的新时代。随着分子生物学技术、抗体库技术、转基因技术的发展，单克隆抗体经历了嵌合单抗、人源化单抗、全人源单抗几个阶段。单克隆抗体以其特异性、均一性、可大量生产等优点，已经广泛用于疾病的治疗。截至 2015 年 12 月，美国 FDA 共批准了 36 种单抗用于临床，主要集中在肿瘤、自身免疫等疾病的治疗方面。单克隆抗体主要通过中和阻断作用、抗体依赖的细胞介导的细胞毒性（antibody dependent cell-mediated cytotoxicity，ADCC）、补体依赖的细胞毒性（complement dependent cytotoxicity，CDC）等机制杀伤靶细胞。为了增加抗体的效应功能，人们不断对抗体分子进行改造，其中，抗体药物偶联物（antibody-drug conjugate，ADC）、小分子抗体、双特异性抗体成为增强抗体治疗效果的主要研发方向。1986 年，FDA 批准了第一个鼠源单克隆抗体药物 Muromonab-CD3 上市，用于预防肾移植时急性器官排斥。从 20 世纪 90 年代以来，单克隆抗体产业进入快速发展时期，单抗药物的年销售额从 1997 年的 3.1 亿美元增长到 2012 年的 625 亿美元左右。单克隆抗体类型也从鼠源单抗、改构单抗逐渐过渡到全人源单抗。目前，FDA 批准的单克隆抗体药物中，人源化单抗和全人源单抗数量已占据 72%。2015 年药物全球销售额排名前十的药物中有 8 个生物药物、5 个抗体、2 个重组蛋白或者融合蛋白，1 个疫苗（表 6-2），其中阿达木单抗（商品名修美乐）自 2012 年荣登"全球最畅销药品"榜首以来，已连续四年蝉联冠军，2015 年销售额已达到 140 亿美元。

表 6-2　2015 年全球销售额排名前十的药物

排名	药品名	公司	适应证	销售额（亿元）	药品来源
1	Humira（阿达木单抗）	Abbive（艾伯维）	自身免疫性疾病	140.1	单抗
2	Harvoni（来地帕韦/索非布韦）	Gilead（吉利德科学）	慢性丙肝	138.6	化学合成
3	Enbrel（依那西普）	安进/辉瑞	自身免疫性疾病	87.0	融合蛋白
4	Remicade（英夫利西单抗）	强生/默沙东	自身免疫性疾病	83.5	单抗
5	Lantus（来得时）	赛诺菲	糖尿病	71.8	蛋白药物
6	Mabthera/Rituxan（利妥昔单抗）	罗氏	肿瘤/自身免疫疾病	69.0	单抗
7	Avastin（贝伐珠单抗）	罗氏	实体瘤	64.8	单抗
8	Hecerceptin（曲妥珠单抗）	罗氏	乳腺癌	64	单抗
9	Prevnar（肺炎球菌疫苗）	辉瑞	肺炎	62.5	疫苗
10	Revlimid（来那度胺）	瑞士 Celgene	骨髓瘤	58.0	化学合成

　　单克隆抗体药物在生物技术制药中占有重要地位，并逐渐成为生物医药领域发展的主要方向。从全球市场来看，抗体药物成了国际制药业争夺的焦点，并购成为国际制药业巨头快速切入生物药物产业的捷径。世界药业巨头罗氏公司正是因为用近 200 亿美元兼并了基因泰克公司才获得了几个重磅抗体药物如利妥昔单抗、贝伐珠单抗、曲妥珠单抗的控制，以至于每年这几个抗体药物能回报公司产生 200 亿美元以上的销售业绩。此外，目前市场上 75% 的抗体药物于 2016 年左右专利到期，这给我国生物制药公司提供了介入抗体药物的时机。

　　4. 生物技术药物为主导的生物医药战略性新兴产业快速发展　我国生物制药行业面临良好发展环境。首先，健康中国的相关政策如健康 2030 计划对生物医药行业发展形成有利支撑。医药行业本身是一个易受政策影响的行业，积极的政策环境能够加速行业的发展，我国各级政府对生物制药行业发展的扶持力度逐渐加大。其次，医疗卫生水平提高有利于生物制药行业发展。随着我国经济的发展及医疗卫生水平的提高，越来越多的人有能力支付价格相对较高的生物药品。

　　在市场需求旺盛和政策大力扶持等利好因素的推动下，我国生物制药行业产销规模均保持较快增长。2012 年全年，生物药品制造业实现工业销售收入 1775.43 亿元，同比增长 19.42%；2013 年，我国生物药品制造业需求稳定增长，实现销售收入 2381.36 亿元；2014 年我国生物药品制造业实现销售收入 2749.77 亿元，增长速率远高于化学制药行业。整个生物医药产业远远高于传统行业 8% 的平均 GDP 增长率，因此生物医药产业被多地列为重点支持的战略新兴产业加以培育。

第二节　生物技术药物学的基本内容

一、生物技术药物的制备技术

　　1. 生物技术药物制备的一般流程　生物技术药物的生产涉及 DNA 重组技术的产业化设计与应用，包括上游技术和下游技术两大部分（图 6-2）。上游技术指的是外源基因重组、克隆后表达的设计与构建（狭义基因工程）；下游技术则包括含有重组外源基因的生物细胞（基因工程菌或细胞）的大规模培养，以及外源基因表达产物的分离纯化、产品质量控制等过程。广义的基因工程是一个高度统一的整体，上游 DNA 重组的设计必须以简化下游操作工艺和装备为指导思想，而下游过程则是基因工程蓝图的体现和保证，这是基因工程产业化的基本原则。

生物技术制药的制备主要包括以下步骤：

（1）从供体细胞中分离基因组 DNA，用限制性核酸内切酶分别将外源目的 DNA 和载体分子切开（简称切）。

（2）用 DNA 连接酶将含有目的基因的 DNA 片段接到载体分子上，形成 DNA 重组分子（简称接）。

（3）将人工重组的 DNA 分子导入它们能够正常复制的受体（宿主）细胞中（简称转）。

（4）短时间培养转化细胞，以扩增（amplification）DNA 重组分子或使其整合到宿主细胞的基因簇中（简称增）。

（5）筛选和鉴定转化细胞，获得使外源基因高效稳定表达的基因工程菌或细胞（简称检）。

（6）基因工程菌发酵，收获有目的蛋白的发酵液，采用一系列分离纯化手段从发酵液中获得高纯度的目的产物。

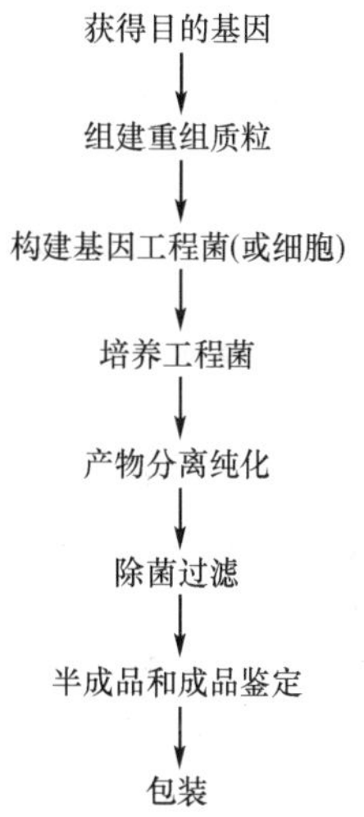

获得目的基因
↓
组建重组质粒
↓
构建基因工程菌(或细胞)
↓
培养工程菌
↓
产物分离纯化
↓
除菌过滤
↓
半成品和成品鉴定
↓
包装

图 6-2　生物技术药物制备的流程图

（7）对目的蛋白进行过滤除菌，对某些要求严格的药物而言，还需要除热原等处理。

（8）对目的蛋白进行制剂研究，并进行半成品或成品检测，检测合格后进行包装。

由上述可知，一个完整的基因工程药物的制备包括上游的基因分离、重组、转移、基因在宿主细胞中的保持、转录、翻译，以及下游的分离纯化、除菌检测等多个步骤，其中切、接、转、增、检为基因工程药物上游技术的主要操作过程，为了下游获得大量的目的蛋白，必须对上游技术进行优化（表 6-3）。

2. 生物技术药物制备的关键技术

（1）基因工程菌的上游构建：应用基因工程技术生产新型药物，首先必须构建一个特定的目的基因无性繁殖体系，即产生各种新药的基因工程菌株。上游构建的好坏直接影响目的基因表达产量、表达产物稳定性、生物学活性、分离纯化等。构建最佳的上游基因表达体系是研发必不可少的基础。目前常用的上游基因表达体系及适宜的宿主细胞主要有大肠杆菌、酵母和哺乳动物细胞三大类。

表 6-3　重组蛋白不同表达策略的优点和缺点

表达策略	优点	缺点
分泌表达至细胞外	增强正确二硫键的形成降低蛋白酶对表达蛋白的降解，可获得确定的 N 端，显著减少杂蛋白水平，简化纯化，不需要细胞破碎	表达水平低 多数蛋白不能进行分泌表达 表达蛋白需要进行浓缩
细胞周质空间表达	增强正确二硫键的形成，可获得确定的 N 端，显著减少杂蛋白水平，简化纯化	一些蛋白不能分泌进入周质空间，没有大规模选择性地释放周质蛋白的技术，周质蛋白酶可引起重组蛋白酶解
胞内包涵体表达	包涵体易于分离，保护蛋白质不被降解，蛋白质不具有活性，对宿主细胞生长没有大的影响，通常可获得高的表达水平	需要体外的折叠和溶解，得率较低，具有不确定的 N 端
胞内可溶性蛋白表达	不需要体外溶解和折叠，一般具有正确的结构和功能	高水平的表达常难以得到，需要复杂的纯化，可发生蛋白质的酶解，具有不确定的 N 端

（2）下游分离与纯化技术：依据重组蛋白的性质，以合理的效率、收率和纯度从细胞或菌体的全部组分中分离纯化目的蛋白是重组蛋白药物制备的关键。因为用基因重组技术得到的重组蛋白药物，其产物浓度低、环境组分复杂（含有细胞、细胞碎片、蛋白质、核酸脂类、糖类和无机盐等）、性质不稳定、在分离的过程中容易失活（如 pH 和温度的影响，蛋白水解酶的作

用）等，因此用于重组蛋白分离纯化的相关技术应该满足以下要求：条件要温和，能保持目的产物的生物活性；前后技术自然衔接，不需对物料做处理或调整；选择性好，能从复杂混合物中分离目的产物并达到较高纯化倍数；产物回收率高，得率高；整个分离纯化过程要快。最常用的技术主要包括细胞破碎技术、离心和沉淀等分离技术、离子交换层析、凝胶过滤层析、反相层析、亲和层析和疏水层析等层析（chromatography）技术。

因此在重组蛋白的分离与纯化过程中，应尽量减少纯化工序，缩短分离纯化时间，避免目标产物与环境的接触，只有这样才能提高目标产物的纯度和收率。

（3）中试放大技术：生物技术药物与其他药物一样，从实验室研究到产业化必须经过中间放大试验的系列工艺研究和验证，这种中间放大试验简称中试。药物从实验室的微量制备到工厂的产业化制备，并不是简单的数量级的线性放大关系，而是各种研究技术的系统集成和放大优化。中试研究就是将基因工程药物从实验室阶段到生产阶段过渡的一个中间阶段，目的是建立一条完全模拟实际生产条件的小型生产流水线，是对中试规模的一系列参数和条件进行优化研究的过程。因此中试研究的理想状况是工艺稳定，工艺规模可同等条件放大，使设计的生产批量和成本符合使用要求。

生物技术药物的中试研究需要达到几个目标：建立三级工程细胞和种子库，探索生产工艺的可行性，进行制剂研究和成品的初步稳定性研究，建立产品质量控制方法和标准，进行中试工艺验证，完善制造和检定记录和规程草案，制备和标定参比品，提供动物实验和临床研究的样品。按照基因重组蛋白的生产过程将中试工艺分为几个阶段：细胞培养与发酵、分离纯化、原液配制、分装制剂产品。基因重组蛋白类产品的工艺研究已相对比较成熟，许多产品已经写入了《中国药典》，因此在研究过程中可以参考《中国药典》的相关规范。

（4）生物技术药物的制剂研究：生物技术药物一般没有原料药的说法，而是直接称为原液。原液是指经过最后一步纯化所得，并经除菌过滤的目的产物（分装、−70℃冻存）。半成品是指分装成成品前的溶液，组分与成品一样，但有赋型剂或保护剂等成分。成品则是完成剂型制备后用于临床的最终产品，是经过特有的剂型研究后得到的终产品。

由于生物技术药物大多为重组蛋白或多肽，蛋白质和多肽的化学结构决定其活性。影响活性的因素很多，主要有两方面：一是结构因素，包括分子质量大小、氨基酸组成、氨基酸序列、有无二硫键、二硫键位置、空间结构；二是蛋白质分子周围的环境因素，蛋白质多肽易受复杂的物理化学因素影响而产生凝聚、沉淀、水解、脱酰氨基等变化。国内已批准上市的基因工程药物和疫苗有30多种，大部分是冻干制剂，原因就是冻干制剂能长期保持蛋白质多肽的活性。因此，在新药的研发过程中，蛋白质药物冻干制剂技术是重要的一个环节。

冷冻干燥是指将药品在低温下冻结，然后在真空条件下升华干燥，去除冰晶，再进行解吸干燥，除去部分结合水的干燥方法。基因工程技术纯化制备的蛋白质和多肽样品需要经过配制、过滤与分装，再进入冷冻干燥机，进行预冻、升华和干燥等过程，因此蛋白质和多肽冻干制剂的生产过程包括药物准备、预冻、一次干燥（升华干燥）、二次干燥（解吸干燥）和密封保存5个步骤。

对于一个新型重组蛋白药物的冻干制剂的开发，必须选择合适的冻干保护剂和赋型剂做处方研究，并通过实验来确定冻干的工艺条件。冷冻干燥时间一般较长，为保证产品质量和缩短生产周期，必须通过反复试验来确定冻干曲线。因为冻干效果是以冻干制剂与原药液的活性保存率来衡量，而活性保存率既与冻干曲线有关，亦与药液的组成与配比有关，因此需多次反复试验才能进行优化与确定。

二、主要的生物技术药物类型

（一）重组蛋白类药物

1. 概况　重组DNA技术的成功开启了在任何生物中生产人类生物分子的可能性，同时也产生了一种替代从组织及器官中提取治疗性蛋白药物的安全、高效、大批量、可控制的生产方法。通过基因工程生产的重组蛋白几乎已经完全可以取代从组织中提取的蛋白，其价值不仅仅在于可以精确地复制人类蛋白，并且在药学特征、药物代谢动力学特性等多方面均能弥补天然蛋白的缺陷，成为治疗性药物中的重要分支。广义的重组蛋白质药物包括所有化学本质为蛋白质的产品，如生长因子/细胞因子、激素、蛋白酶、受体分子、单克隆抗体及抗体相关分子、部分蛋白或多肽疫苗等，各种利用蛋白质（如抗体）作为载体的药物复合体也涵盖其中。在临床应用方面，重组蛋白类药物已经为各种威胁人类生命的重大疾病提供了必需的治疗。例如，胰岛素治疗糖尿病，促红细胞生成素治疗重度肾衰竭，干扰素治疗病毒性肝炎，集落刺激因子治疗癌症相关的中性粒细胞减少症，凝血因子Ⅶ、Ⅷ、Ⅸ治疗凝血失调及溶酶体酶治疗先天代谢失调等。

2. 分类　目前对重组蛋白质药物尚无统一的分类方法。根据延续的命名和作用机制可分为生长因子、干扰素、白细胞介素、单克隆抗体、重组激素/蛋白等。根据制备重组蛋白的工程细胞来源及生产工艺可分为原核细胞来源、真核细胞来源、哺乳动物细胞来源的重组蛋白药物。重组蛋白类药物多为功能活性明确、作用位点清楚并且局限、微量强效的蛋白分子，根据作用机制可以分为以下三类：

（1）替代缺乏或异常的蛋白质重组药物：该类药物通过持续给予该蛋白，主要用于治疗由确定的分子病因学造成的内分泌及代谢性疾病，如治疗由于激素缺乏的胰岛素、生长激素等；治疗 A 型或 B 型血友病的凝血因子Ⅷ和Ⅸ；治疗因代谢酶缺乏而导致的各种严重的罕见疾病，如重组 β-葡糖脑苷脂酶用于治疗 Gaucher 病，艾杜糖苷酸酶用于治疗Ⅰ型稀多糖增多症，α-1-蛋白酶抑制剂用于先天性 α-1-抗胰蛋白酶缺乏症，重组腺苷脱氨酶用于治疗由阿糖腺苷酶缺陷造成的严重组合免疫缺陷病等。

（2）增强蛋白质生物活性通路的重组蛋白药物：主要通过增强血液或内分泌通路或增强免疫反应来达到治疗作用。这类药物多在临床上常用，特别是许多细胞因子及生长因子对疾病产生很好的疗效，如促红细胞生成素（EPO）、重组粒细胞集落刺激因子（G-CSF）、各种干扰素（IFN-α、IFN-β、IFN-γ 等）等。此外属于该类蛋白药物还包括：①凝血剂：用于治疗肺栓塞、心肌梗死、急性缺血性卒中、深静脉导管堵塞等的阿替普酶（Activase）、瑞替普酶（Retavase）、替奈普酶（TNKase）、尿激酶（Abbokinase）等。②止血剂：如凝血因子Ⅶ a（NovoSeven®）用于治疗血友病 A、B 患者，以及使用Ⅷ因子或Ⅸ因子治疗后导致的出血倾向；③内分泌紊乱纠正剂：如治疗各期骨质疏松症、骨痛的鲑鱼降钙素、人甲状旁腺激素等；④生育及发育调节剂：如促卵泡激素（FSH）、人绒毛膜促性腺激素（HCG）、重组人骨形态发生蛋白-2（rhBMP2，Infuse）、重组人骨形态发生蛋白-7（rhBMP- 7，osteogenjcprotein 7）、角质细胞生长因子（KGF，kepivance）、血小板衍生的生长子（PDGF，regranex）等。

（3）提供新功能或新活性的重组蛋白药物：主要应用天然存在的蛋白来治疗人类病理生理学疾病，如对大分子酶促降解的胶原酶、透明质酸酶，对小分子代谢物酶促降解的聚乙二醇化天冬酰胺酶，将血浆酶原降解为血浆酶的链激酶，凝血酶抑制剂重组水蛭素等。

3. 目前主要的代表性重组蛋白类药物

（1）多肽类激素药

1）重组人胰岛素（rh Insulin），适应证为糖尿病。1982 年第一个重组人胰岛素上市，目前共有 12 种制剂，包括 3 个重磅炸弹药物，Humulin（野生型胰岛素）、Humalog 和 Lantus（两者均为胰岛素突变体）。目前胰岛素类药物年销售额已超过 100 亿美元。

2）重组人生长激素（rh GH），适应证为生长激素缺陷、发育障碍和 AIDS 相关耗竭病。1985 年第一个重组人生长激素 Protropin 上市，现有 8 个品种上市。大类药物年销售额超过 30 亿美元。

3）重组人甲状旁腺激素（rhPTH），适应证为骨质疏松症，现有重组人甲状旁腺激素（1-34）

和重组人甲状旁腺激素（1-84）2 个品种上市。其中 1-34 已于 2002 年上市，已成为重磅炸弹药物，年销售额已超过 10 亿美元。

（2）人造血因子

1）重组人促红细胞生成素，适应证为贫血。1989 年上市第一个重组人促红细胞生成素，现有的 5 个产品中 4 个是重磅炸弹药物，年总销售额曾经超过 200 亿美元。

2）粒细胞/单核细胞集落刺激因子（GM-CSF），适应证为癌症或癌症化疗引发的感染预防和治疗。仅有的 3 个产品中的 2 个是"重磅炸弹"，即 Nulasta 和 Nupogen，年销售总额曾经超过 100 亿美元。

（3）人细胞因子

1）α-干扰素（α-Interferon），适应证为慢性病毒性肝炎和某些癌症。1986 年第一个重组人 α 干扰素 Referon 上市，现有 5 个同类产品，其中 2 个为"重磅炸弹"，年销售额合计已超过 30 亿美元。

2）β-干扰素（β-Interferon），适应证为多发性硬化症。上市的 3 个重组人 β-干扰素都是"重磅炸弹"，年销售额合计已超过 40 亿美元。

3）白细胞介素或白介素（Interleukin）是一组细胞因子（分泌的信号分子），刺激已被特异性抗原或致丝裂因数启动的 T 细胞增殖，适应证为癌症放化疗后的辅助治疗。目前已经发现有 30 余种。第一个上市的是白介素 2，目前已有白介素 2、白介素 11 等 6 个品种上市，其中 2 个为"重磅炸弹"，大类药物年销售额合计已超过 40 亿美元。

（4）人血浆蛋白因子

1）重组人凝血因子Ⅷ，适应证为血友病 A。现有 5 个同类产品上市，大类药物年销售额已超过 20 亿美元。

2）重组人凝血因子Ⅶ，适应证为血友病和止血。仅有 1 个产品上市年销售额已超过 10 亿美元。

3）组织血浆酶原激活物 t-PA，现有 4 个同类品种上市，适应证为急性心肌梗死，现在市场规模超过 10 亿美元。

（5）融合蛋白：这是为数很少的以抑制为作用机制的重组融合蛋白药物。1998 年批准的 Enbrel 中文名为依那西普，是 TNF 受体和 IgG 的 Fc 片段的融合蛋白，含 934 个氨基酸残基，适应证为风湿性关节炎，为"重磅炸弹药物"，一直占据销售榜前列，近 5 年的销售额已超过 300 亿美元。

（二）抗体类药物

1. 概况　抗体药物是以细胞工程技术和基因工程技术为主体的抗体工程技术制备的药物，具有特异性高、性质均一、可针对特定靶点定向制备等优点，在各种疾病治疗、特别是对肿瘤治疗的应用前景备受关注。当前，抗体药物的研究与开发已成为生物制药领域研究的热点，居近年来所有医药生物技术产品之首。根据制备的原理，抗体可分为三类：多克隆抗体、单克隆抗体和基因工程抗体。

抗体作为药物用于人类疾病的治疗拥有很长历史。第一代抗体药物称为多克隆抗体阶段，源于动物多价抗血清，主要用于一些细菌感染性疾病的早期被动免疫治疗。虽然具有一定的疗效，但异源性蛋白引起的较强的人体免疫反应限制了这类药物的应用，因而逐渐被抗生素类药物所代替。

第二代抗体药物称为单克隆抗体阶段，是利用杂交瘤技术制备的单克隆抗体及其衍生物。单克隆抗体由于具有良好的均一性和高度的特异性，因而在实验研究和疾病诊断中得到了广泛应用。1986 年，美国 FDA 批准了世界上第一个单抗治疗性药物——抗分化簇 3（CD3）单抗 OKT3 进入市场，用于器官移植时的抗排斥反应。此时抗体药物的研制和应用达到了顶点。随着使用单抗进行治疗的病例数的增加，鼠单抗用于人体的毒副作用也越来越明显。同时一些抗肿瘤单抗未显示出理想效果。到 20 世纪 90 年代初，抗内毒素单抗用于治疗脓毒败血症失败使得抗体药物的研究进入低谷。由于大多数单抗均为鼠源性，在人体内反复应用会引起人抗鼠抗体（HAMA）反应，从而降低疗效，甚至可引起变态反应。

近年来，随着免疫学和分子生物学技术的发展及抗体基因结构的阐明，DNA 重组技术开始用于抗体的改造，人们可以根据需要对以往的鼠抗体进行相应的改造以消除抗体应用不利性状或增加新的生物学功能，还可用新的技术重新制备各种形式的重组抗体。抗体药物的研发进入了第三代，即基因工程抗体时代。与第二代单抗相比，基因工程抗体具有如下优点：①通过基因工程技术的改造，可以降低甚至消除人体对抗体的排斥反应；②基因工程抗体的分子质量较小，可以部分降低抗体的鼠源性，更有利于穿透血管壁，进入病灶的核心部位；③根据治疗的需要，制备新型抗体；④可以采用原核细胞、真核细胞和植物等多种表达形式，大量表达抗体分子，大大降低生产成本。

1986 年，美国 FDA 批准上市了第一个抗体药物 Ortheclone，用于抑制急性肾移植排斥反应，翻开了生物医药历史崭新的一页。时隔 8 年，美国才批准了第二个抗体药物上市。进入 21 世纪，抗体药物研发上市的速度明显加快，到 30 年后的 2015 年，全球共批准上市 36 种抗体药物。进入临床验证的数量也直线上升，从 20 世纪 80 年的 70 个，到 90 年代的 140 个，到 2015 年的近 400 个，显示出了抗体药物研究的异常活跃。据 2013 年美国在开发中的生物技术药物显示，目前在临床研究阶段的 907 种生物技术药物中 338 种为单抗药物，比例超过 1/3。2015 年全球治疗用单克隆抗体的销量达到 600 多亿美元，其中销售额超过 50 亿美元的重磅抗体药物 5 个，总销售额超过 410 亿美元。如果加上 100 亿美元的单克隆抗体诊断和研究试剂，那么总的单克隆抗体市场规模超过 700 亿美元。这些说明抗体药物正在成为生物技术药物发展的主要趋势。当前，我国正处于抗体药物快速发展的起步阶段，至 2015 年，中国已有多个自行研发的治疗性单抗产品如唯美生、利卡汀和泰欣生等获准生产上市，几十个诊断和治疗性产品处在临床试验阶段或临床研究阶段，初步形成了北京、上海和西安 3 个研发中心，单抗药物产业化正在起步。

2. 单克隆抗体药物的基因工程改造　在早期，单抗为鼠源性的，相对于人体，其本身也是一种异源蛋白。因此当鼠源单抗注射到人体内以后，人体免疫系统也会将其视为异源蛋白产生相应抗体将其清除，这必将影响单抗在人体内的功效，甚至会引起强烈的副作用导致严重的后果。随着基因工程技术的发展，人们开始改变鼠源单抗的结构，使其更接近人源蛋白的构造，从而减轻其在人体内的免疫反应。目前的单抗产品主要可以分为以下四类：鼠源单抗、嵌合单抗、人源化单抗及完全人源化单抗（图 6-3）。

（1）鼠源单抗：指鼠分泌的抗体，其所有序列都是鼠的，注射人体易产生人抗鼠反应（即 HAMA 反应）。最初上市的单抗药物大多是鼠源性的，鉴于副作用较大，目前已经很少使用，2003 年以后未见新品种批准上市。但是由于鼠源单抗代谢快，适用于像国内自主生产的利卡汀这样偶联放射性物质的药物。

（2）嵌合单抗：利用 DNA 重组技术把鼠单抗的轻链、重链可变区基因插入含有人抗体的恒定区域的表达载体中，并转入合适的宿主表达出来的抗体。这样抗体即具有识别抗原的特异性，有新抗体 70% 以上的区域均为人源抗体的稳定区域，这样可以大大降低抗体的异源性，减少抗体的人抗鼠反应。此外，嵌合抗体结合目标抗原以后，其人源保守区域能够被免疫系统识别，达到通过人体免疫来清除抗原的效果。这类药罗氏公司的 Rituximab（利妥昔单抗），商品名 Rituxan（美罗华）为代表，用于治疗 B 细胞非霍奇金淋巴瘤。

（3）人源化单抗：将鼠源抗体基因中的活性片段转接到人源抗体的基因表达框中，这样表达出来的抗体人源化区域的比例更高，能够达到 90% 左右，这样能够进一步提高单抗在人体内的活性。可以最大限度地减少抗体的人抗鼠反应，而且特异性、亲和力不变，应用性较强，已经成为主流技术。但是实现人源化具有一定的技术难度，是国内企业努力克服的技术难点。这类药以基因泰克公司 Trastuzumab（曲妥珠单抗），商品名 Herceptin（赫赛汀）为代表，用于治疗转移性乳腺癌，目前年销售额已超过 50 亿美元。

（4）完全人源单抗：将小鼠体内的目标抗体基因敲出，然后用对应的人源抗体基因代替，这样产生的抗体与人体内产生的抗体几乎完全一样，效价能能够达到最高。目前主要是通过转基因小鼠及噬菌体展示文库制备的抗体，其重链和轻链都是来源于人，因此副作用更小，免疫亲和力基本保持不变，是未来的主流技术。目前已经获批生产的全人源抗体有 7 个，主要代表品种为安进公司的 Etanercept（依那西普），商品名 Enbrel（恩利），用于治疗慢性类风湿关节炎、强直性脊柱炎、银屑病等，2015 年销售额已达到 70 亿美元。另外雅培的阿达木单抗（Humira）是由剑桥抗体技术中心的噬菌体展示技术制备而来，Evaluate Pharma 于 2010 年曾预测到 2016 年，Humira 的销售额将超越罗氏公司的抗癌药物 Avastin，成为世界上最赚钱的药物，实际上 2012 年开始到 2016 年，阿达木单抗已经连续保持了 5 年的单品种药物世界销售冠军，最高销售额达到 160 亿美元。

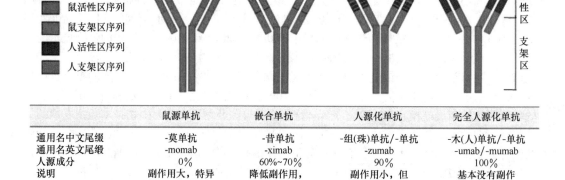

鼠活性区序列 鼠支架区序列 人活性区序列 人支架区序列				活 性 区 支 架 区
	鼠源单抗	嵌合单抗	人源化单抗	完全人源化单抗
通用名中文尾缀	-莫单抗	-昔单抗	-组（珠）单抗/-单抗	-木(人)单抗/-单抗
通用名英文尾缀	-momab	-ximab	-zumab	-umab/-mumab
人源成分	0%	60%~70%	90%	100%
说明	副作用大，特异性好，代谢快，常带放射性元素	降低副作用，保留其与抗体结合的特异性	副作用小，但与抗原结合能力通常下降	基本没有副作用，功效好

图 6-3　各种类型单克隆抗体的基因工程改造比较

三、生物技术药物的有效性和安全性评价

每一种生物技术新药与传统新药一样，必须于临床研究前在合适的实验系统中研究药效学、药物代动力学、急性和慢性毒理等内容，进行药物有效性和安全性评价。进行临床前评价的目的是确定药理学和毒理学效应，确定人用最初的起始剂量和随后的扩大剂量的方案；确定潜在的毒性靶器官和可疑的可能性；确定临床监测的参数。由于生物技术药物本身的特殊性，其有效性和安全性评价也具有各自的特点。这里以重组 DNA 制品为主的治疗类生物制品为例讨论生物技术药物的有效性与安全评价问题。

1. 安全性担忧的性质和来源　治疗用生物制品的安全性担忧主要包括三个方面。一为其药理作用的放大或延伸；二为免疫毒性，包括免疫原性、免疫抑制和刺激反应及变态反应；三为杂质或污染物所致的相关毒性。

其安全性担忧的来源主要包括生物制品本身和杂质，前者一般包含活性成分和产品相关蛋白，杂质主要包括与工艺相关的杂质和产品相关杂质及环境污染杂质。工艺相关的杂质是指生产过程中产生的杂质，如宿主细胞蛋白、DNA，培养物（诱导剂、抗生素或其他培养基成分等），纯化等工艺产生的杂质（酶、化学试剂、无机盐、溶剂、载体、抗体等）；产品相关杂质是指产品肽链的截短或延长形式、修饰形式（去酰胺化、异构体、二硫键错配、糖基化、磷酸化等）、聚合体、多聚体等；环境污染杂质包括细菌内毒素、可能携带的病毒和有害微生物等；宿主细胞（如细菌、酵母、昆虫、植物和哺乳动物细胞）的污染也存在潜在的危险性。这些均应严格控制。

若理化性质和生物活性与产品本身相似，变异体可作为产品相关蛋白而不是杂质来对待。总之，对具体产品安全性担忧的性质和来源的分析与判断可以有针对性确定非临床安全性研究的试验项目和具体设计，以最大限度地为人体临床研究提供有价值的安全性信息。

2. 受试物的质量要求　安全性考虑可能涉及产品中存在的杂质或污染物，可通过纯化过程去除杂质和污染物，而不是为其质量控制建立一套非临床的试验方案。非临床安全性评价主要是针对生物制品的活性物质本身，杂质的安全性问题应尽可能地通过质量控制手段来解决。

一般来说，药理和毒理试验所用产品应与拟用于初期临床试验的产品具有可比性。药物开发过程中允许为提高产品质量和产量进行正常的生产工艺改进，但应考虑此类改变对于动物试验结果外推至人体的可能影响。

药物开发过程中若采用了一种新的或改进的制备工艺，或产品及其处方出现重大改变时，应证明其可比性。可比性评价应基于生化和生物学特征（如鉴别、纯度、稳定性和效价），某些情况下可能需要增加其他试验[如药代动力学、药效学和（或）安全性试验]来阐明所用方法的科学合理性。

3. 相关动物种属/模型的选择　生物技术药物的生物活性与动物种属和（或）组织特异性相关，其安全性评价常常不能按标准毒性试验采用常规动物（如大鼠和犬），而应使用相关动物种属。相关动物种属是指受试物在此类动物上受体或抗原表位有表达，能够产生药理活性，其对生物技术药物的生物学反应能模拟人体反应。例如，细胞因子在相关动物种属上可与相应细胞因子受体结合，亲和力与其在人相应受体上的表现相似，且产生与预期人体反应相似的药理作用。免疫化学和功能试验等许多技术可用于确定相关动物种属，体外亲和力试验、传统的竞争结合试验或细胞功能试验常可用于比较种属间的药理活性。生物技术药物在人体作用靶点的克隆、表达和纯化，通常是种属比较时应进行的研究工作，了解有关受体/抗原表位分布的知识有助于科学评价潜在的体内毒性。

用于单克隆抗体试验的相关动物，应能表达所预期的抗原表位并能证明其与人体组织具有类似的组织交叉反应性，从而提高评价其与抗原决定族结合及其非预期组织交叉反应所致毒性的能力。若能证明非预期的组织交叉反应性与人体的类似，即使是一种不表达所预期抗原决定簇的动物，对毒性评价仍有一定意义。

安全性评价方案一般应包括两种相关动物种属，但在某些已证明合理的情况下，如只能确定一种相关动物种属或对该生物技术药物的生物学活性已十分了解，一种相关动物种属已足够。此外，即使短期毒性试验必须用两种动物确定毒性，随后的长期毒性试验可能仍有理由使用一种动物，如当两种动物的短期毒性试验结果类似时。不相关动物种属的毒性试验可产生误导，因而应避免。如果无相关动物种属时，建议考虑使用表达人源受体的相关转基因动物或使用同系蛋白进行安全性等研究。应用同系蛋白应关注其生产过程、杂质/污染物种类和含量、药代动力学特征和确切的药理机制，及其与拟用于临床产品的可能不同之处。如不能应用转基因动物模型或同系蛋白时，可考虑采用一种动物进行有限的毒性试验如包括心血管和呼吸等重要功能指标的长期毒性试验（也称重复给药毒性试验），但应结合疾病适应证特点、产品性质、技术难度等来判断其必要性和可行性。

4. 动物数量/给药剂量的确定　每个剂量所用的动物数直接影响毒性的检测。样本量小可能会导致未能观察到一些毒性表现。受样本量小限制的非人类灵长类动物试验可通过增加观察的次数和延长观察时间而得到部分补偿。

应关注生物制品在所用动物种属的药代动力学、生物利用度，以及可安全、人道地给予的药物容量。如果活性成分清除较快或溶解度低，可采用补偿的方式，增加实验动物的给药次数

（与拟用临床试验方案相比）。应确定试验动物的暴露水平，并与临床暴露量比较，也应考虑容量、浓度、制剂和给药部位的影响。若受到生物利用度、给药途径、动物大小或生理状态等限制，采用与临床不同的给药途径也可被接受。

剂量设置应反映剂量-毒性反应关系，包括一个中毒剂量和一个未观察到不良反应的剂量。对某些毒性很小的产品，不可能规定一个特定的最大剂量，但应提供剂量选择及与预计人体暴露量倍数（安全范围）的合理性。为此，应考虑其预期的药理/生理作用、足量受试物的可获得性和推荐的临床适应证等。当一个产品在所选动物细胞的亲和力和效力比人细胞的低时，应该用更高剂量进行动物试验。

5. 免疫原性　很多拟用于人的生物制品对动物有免疫原性，因此该类产品进行长期毒性试验时，给药期间应检测抗体以帮助解释试验结果。应明确抗体反应特点，如滴度、出现抗体的动物数、中和或非中和抗体等，并将抗体的出现与所有药理和（或）毒理的变化综合考虑。尤其在解释数据时应考虑抗体形成对药代动力学/药效参数、影响范围和（或）不良反应的严重程度、补体活化或出现新毒性作用等的影响，也应注意评价与免疫复合物形成和沉积有关的病理变化。

除非大多数动物的免疫反应中和或消除了生物制品的药理和（或）毒理作用，否则检出抗体（即使是中和抗体）不能单独作为提前终止非临床安全试验或改变试验设定观察期限的标准。若对安全试验数据的解释不受这些问题的干扰，可认为抗体反应并无特殊意义。

在动物中诱导了抗体形成并不能预示在人体可能产生抗体。人体可能产生抗人源蛋白的血清抗体，但往往出现抗体后仍存在治疗作用。人体很少发生对重组蛋白的严重过敏反应。一般对蛋白产品呈阳性的豚鼠过敏试验结果不能预测人体反应，但对那些针对试验动物和人体均为异体蛋白的生物制品，豚鼠等动物的过敏试验结果对预测人体临床的过敏反应可能仍有一定价值。非人灵长类作为一个良好的模型可预示多种重组蛋白在人体的相关免疫原性。

生物制品的长期暴露试验中，一些小分子质量的人源蛋白在动物体内不会产生免疫原性，或者产生很弱的免疫原性，它们也未见产生中和性抗体。即使对人蛋白产生抗体，也不一定会引起免疫病理改变或中和活性。

四、生物技术药物的质量控制研究

生物技术药物与传统药物有许多不同之处，表现为来源方面是利用活的细胞作为表达系统，蛋白质产品分子质量往往较大且结构复杂。另外许多生物技术药物还是参与人体生理功能精密调节所必需的蛋白质，微量就能产生显著生理效应（达到微克级），任何药物性质或剂量上的差异都可能导致治疗出现误差。由于生物技术产品的复杂性及易变性，仅通过对终产品的质量检定难以实现对产品的全面质量控制，所以要保证产品的安全有效和质量可控，必须从原材料（包括菌、毒种或细胞库）、生产工艺、原液、半成品、成品到储存条件等进行全程的质量控制。

（一）生物技术药物质量控制特点

生物技术药物是一类化学结构难以通过标准化学分析方法确认，需要应用免疫学、生物分析技术测定表达量和活性的高分子质量物质。该类产品的生物活性与其氨基酸序列和空间结构等有密切关系。与化学药物相比，其质量控制的特点表现在以下几个方面。

1. 结构确认的不完全性　生物技术药物多数为蛋白质或多肽及其修饰物，具有分子质量相对较大、结构复杂多样性和可变性等特点，通过现有的理化方法和手段不能完全确认其化学结构特征，如产品的空间构象等。

2. 质量控制的过程性　生物技术药物的结构特性容易受到各种理化因素的影响，且分离提纯工艺复杂，因此其质量控制体系是针对生产全过程，采用化学、物理和生物学等手段而进行的全程、实时的质量控制。生产过程中每一环节或制备条件的改变均可能影响其非临床安全性评价的合理性。

3. 生物活性检测的重要性 生物技术药物的生物活性与其药效和毒性有一定或较好的相关性，因此药效学和安全性研究应关注生物活性的测定。鉴于生物技术药物结构确认的不完全性，生物活性检测成为反映生物技术药物天然结构是否遭受破坏、生产各阶段工艺合理性和评价终产品质量控制的重要内容，也成为非临床药理毒理、药代动力学等试验方案中剂量确定的依据。

（二）生物技术药物质量标准的研究内容

完善的质量控制体系是保证新药安全的必要条件。生物技术新药的质量控制必须建立合适的质量标准，遵循相应的技术指导原则。目前我国生物技术药物质量标准的制定主要参考人用药品注册技术要求和国际协调会（International Conference on Harmonization of Technical Requirement for Registration of Pharmaceuticals for Human Use, ICH）、世界卫生组织、美国食品药品监督管理局的相关指南和药典，针对处于不同研究阶段的目标产品的不同特点，查阅国内外已有的相应的质量控制标准，结合我国的实际条件，制定出适合药品特征的保证质量安全有效的质量检定标准和分析方法。

生物技术药物质量标准的研究内容主要包括：研究生物技术药物产品的均一性；研究建立生物技术药物产品生物学活性或者免疫学活性测定方法；研究建立生物技术药物产品的国家标准品或参考品；建立生物技术药物目标产品生产相关杂质限量分析方法和标准；在以上研究的基础上制定出保证上述生物技术药物产品安全有效，并与 WHO 标准相一致的质量控制标准和药物分析方法。

第三节 生物技术药物的前沿研究动态及发展方向

一、长效重组蛋白药物的研究进展

重组蛋白药物是生物技术药物中很重要的一类药物，临床上一般通过静脉和皮下注射给药。经静脉和皮下注射后常伴有蛋白质降解，导致活性降低，生物利用度低，要达到需要的血药浓度和治疗效果需要反复给药，不仅给患者带来不便，且易产生耐受性、耐药性及免疫原性等不良反应，因此临床上需要研制长效的重组蛋白药物。

1. 蛋白药物长效化的实现策略 包括糖基化改造、聚乙二醇化、白蛋白融合、转铁蛋白融合、Fc 融合等，其中 PEG 化是通过增加水力半径延长半衰期，白蛋白融合、转铁蛋白融合和 Fc 融合则通过 FcRn 介导的循环途径和增加分子大小来延长半衰期。其他方式还包括惰性蛋白融合，如 XTEN 融合、HAP 融合、ELP 融合等，以及负电蛋白融合如 CTP 融合等。融合蛋白成为开发长效化蛋白药物的主要方法。

目前增加蛋白药物半衰期的主要方法：①增大蛋白药物的分子质量，减少肾小球滤过率；②利用游离型药物和结合型药物在血浆内形成平衡的特点，缓慢释放游离型蛋白药物，使结合型药物和游离型药物的平衡向游离型药物方向移动；③减少异源蛋白的免疫原性，从而减少其体内清除率。

2. 已上市和研发中的长效化蛋白/融合蛋白药物 欧美市场已经上市了 13 个 Fc 融合蛋白药物、12 个 PEG 化蛋白药物、2 个白蛋白融合蛋白药物、2 个糖基化改造蛋白药物、1 个 CTP 融合蛋白药物。Fc 融合蛋白的技术较为成熟，Alprolix、Eloctate、Trulicity 是基于 Fc 技术的 Biobetter 药物，延长了Ⅷ因子、Ⅸ因子、GLP-1 的半衰期，减少了给药频率。PEG 化虽然也被

FDA 作为 GRAS（generally recognized as safe），通常认为是安全的方法，但是有研究显示 PEG 成分与肾小管上皮细胞空心化有关，存在潜在的风险。

生物药物不同于化学药，多为天然蛋白分子，不存在专利障碍，因此可以利用长效化技术平台开发新药或者生物类似药，既节省开发成本也有一定的市场空间。虽然融合蛋白等技术会有活性变化、免疫原性提高、稳定性等潜在风险，但从目前的发展来看，风险较小。以免疫原性为例，CTP 融合蛋白药物 Elonva 只有 0.2%患者产生了抗药抗体，ELP 融合蛋白药物 Glymera 只有不到 4%的患者产生了抗药抗体，白蛋白融合药物 Tanzeum 只有不到 5%的患者产生了抗药抗体。在这几个药物中，均未产生中和性抗体。虽然有待继续验证，但目前来看多个融合蛋白技术都表现出了非常好的安全性。融合蛋白技术尤其适用于国内企业，通过专注技术平台，仿效韩国企业，开发仿创药物，或许是避免陷入生物类似物恶性竞争的另一条出路。

二、抗体药物偶联物的研究进展

1. 抗体药物偶联物的概念与发展　抗体药物偶联物（antibody drug conjugates，ADC）是由单克隆抗体和强效毒性药物（toxic drug）通过生物活性连接物（linker）偶联而成，是一种定点靶向癌细胞的强效抗癌药物。

近 100 年间，基于抗体的免疫疗法与基于化学药物的化学疗法，一直是临床上癌症治疗的两大治疗策略。抗体药物以肿瘤细胞过度表达的抗原 HER2、EGFR、CD20 等为靶点，多种治疗性单抗（曲妥珠单抗、西妥昔单抗、利妥昔单抗）已经在临床上取得巨大成功。化学疗法也先后出现了遏制肿瘤增生的烷化剂（氮芥等）、抗体代谢剂（甲氨蝶呤等）、抗肿瘤抗生素（多柔比星等）多种药物。在临床实践中，治疗性抗体虽然靶向性强，但是由于其分子质量大，故对于实体瘤的治疗效果有限。小分子的化学药物虽然具备对癌细胞的高度杀伤效力，却也常常误伤正常细胞，引起严重的副作用。因此，在癌症治疗的临床实践上，常常互补地使用"化学疗法"和"免疫疗法"。临床上的需求为制药界研发抗癌药物提出了新的挑战。能否直接构建"抗体-化学药物偶联剂"，利用抗体对靶细胞的特异性结合能力，输送高细胞毒性化学药物，以此来实现对癌变细胞的有效杀伤。在这种药物设计的构想中，抗体成为定点输送化学药物的"生物导弹"，化学药物则是"生物导弹"具有杀伤效力的"弹头"。20 世纪 80 年代末 ADCs 药物开始进入临床研究阶段。2000 年，第一个 ADCs 药物 MylotargTM 经 FDA 批准上市，用于治疗急性髓系白血病。

2. 药物特点　ADC 药物由起靶向作用的抗体与能杀死癌细胞的"弹头"药物两部分构成。抗体所针对的靶标通常为肿瘤细胞表面的肿瘤相关抗原或特定的受体。用作"弹头"的物质主要有 3 类，即放射性核素、药物和毒素，其与抗体连接分别构成放射偶联物、化学偶联物和免疫毒素。有证据表明，ADC 单用即可对化疗不敏感的肿瘤患者有较高的客观反应率，因此它将成为一类重要的肿瘤治疗剂。

ADCs 药物由重组抗体、化学药物及"连接物"共同构成。ADCs 药物的开发涉及药物靶点的筛选、重组抗体的制备、"连接物"技术开发及高细胞毒性化合物的优化等四个方面，上述四个方面任一个环节出现问题，都会影响到 ADCs 药物的安全性和有效性。

ADCs 药物靶点选择的原则是应为肿瘤细胞特异性表达，或过度表达的抗原。这样才能确保 ADCs 药物在机体内的靶向性。目前在研的 ADC 药物靶点几乎涵盖了所有已经确证的药物靶点，除了已有上市抗体药物靶点，如 HER 2、EGFR，CD19、CD22、CD70 等，诸多新型靶点如 SLC44A4（AGS-5）、Mesothelin、PD-L1 等也成为 ADCs 药物的作用靶点。

抗体在 ADCs 药物的作用在于精确"制导"，高细胞毒性的化学药物连接抗体后，可精确锁定靶细胞。抗体的优化也可大幅降低 ADCs 药物的非特异性结合，延长 ADCs 药物在血液中的半衰期。ADCs 药物的连接物实现抗体与化学药物的连接，在 ADCs 药物进入靶细胞前，它能确保偶联药物的完整性。而一旦 ADCs 药物进入作用靶点，连接物又要确保化学药物的有效释放。所以，ADCs 药物连接物的解离与否，直接影响到其药代动力学。

ADCs 使用的化学药物主要有三种：微管蛋白抑制剂（如美登霉素）、烷化剂和 DNA 小沟抑制剂（如烯二炔类抗生素）。这些化学药物与传统的化疗药物相比，对癌细胞具备更强的杀伤效力。通常平均 4~6 个分子的剂量就可实现对靶细胞杀伤。此外，ADCs 药物偶联的小分子化学药物，进入人体后应不具有免疫原性。

3. 研发现状 2000 年，首个抗体偶联药物（商品名 Mylotarg，Pfizer 研发）被 FDA 批准用于治疗急性粒细胞白血病，但由于偶联技术、靶向性、有效性等受限，完整的抗体偶联药物在血液不稳定，导致致死性毒性的产生，于 2010 年撤市。随着 Takeda /Seattle Genetics 通过对原有技术的改进，利用自己的抗体偶联技术开发了新型 ADC(商品名 Adcetris)，并于 2011 年被 FDA 批准用于治疗霍奇金淋巴瘤和系统性间变性大细胞淋巴瘤。2013 年抗体偶联药物再次取得突破，Genentech/ImmunoGen 联合开发的 Kadcyla 被 FDA 批准用于 HER 2 阳性乳腺癌，这是首个针对实体瘤的抗体偶联药物。随着这两个药物的研发成功，ADC 药物再次以火热的状态进入人们的研究视野。

目前，经 FDA 已批准上市的 ADCs 药物有三种，分别为 MylotargTM、AdcetrisTM 和 KadcylaTM。MylotargTM 由作用靶点为 CD33 的吉姆单抗和烯二炔类抗生素类构成，用于治疗急性髓系白血病。由于该药存在 "静脉闭塞性病" 等副作用，所以适用人群严格的限定在 60 岁以上，且常规化疗无效的患者。2010 年，该药由于副作用严重、临床有效性受到质疑而被 FDA 撤市处理。AdcetrisTM 由作用于霍奇金淋巴瘤患者体内 CD30 的单抗 Brentuximab 和微管蛋白抑制剂 vedotin 偶联而成，用于治疗霍奇金淋巴瘤和系统型间变性大细胞淋巴瘤。该药是目前唯一在市场上取得成功的 ADCs 药物，上市第一年销售额就达 1.36 亿美元。KadcylaTM 由靶向 HER2 的曲妥珠单抗和细胞毒素美登素衍生物 DM1 偶联而成，用于治疗 HER2 阳性的转移性乳腺癌患者。DM1 对癌细胞的杀伤效力是常规化学药物的 1000 倍，因此该药在临床上被寄予厚望。

截至 2015 年在世界范围内进入临床研究的 ADCs 药物累计已达 30 余种。ADCs 候选药物在数量上已经超过同为 "改型抗体" 的双特性抗体、抗体片段等类别，成为单克隆抗体药物，尤其是肿瘤治疗用单抗的研究热点与发展方向。

ADCs 药物的产业化制备工艺复杂，包括重组抗体制备、化学药物与抗体的偶联反应、ADCs 药物的制剂与质控等环节。这其中利用动物细胞表达重组抗体的成本，占据整个 ADCs 药物生产成本的 2/3。ADCs 药物所使用的化学药物具备高效力的化学毒性，其保存、转移都需在密闭的负压容器里。工作环境中化学药物对于操作人员的职业暴露范围应低于 $40ng/m^3$。此外，化学药物与抗体的连接反应一般在中性缓冲液中完成，缓冲液的配制、使用应杜绝 "微生物污染" 等问题。因此，ADCs 药物的生产车间对于环境的要求，一般远高于生产生物制品 cGMP 车间。因此，构建新一代稳定性 "连接物"，建立可靠的 ADCs 药物质控体系，以及药物生产车间的资金投入，是目前 ADCs 药物产业化开发所面临的主要问题。

三、预防性医学模式的改变——新型疫苗的研究

疫苗（vaccine）是指为了预防、控制传染病的发生、流行，用于人体预防接种的免疫生物制品，经人工减毒、灭活或利用基因工程等方法获得微生物的全部、部分成分或其代谢产物而制成的生物制品。疫苗接种后会刺激人体产生特异性免疫应答，继而产生抵御外界某种有害微生物侵袭的防护能力，对于预防控制感染性疾病，保护人类健康，具有十分重要的社会效益与经济价值。在人类发展的历程中，疫苗也经历了不同的发展阶段，因此疫苗也被分为不同的类型。其主要包括减毒活疫苗、灭活疫苗、亚单位疫苗、联合疫苗、核酸疫苗和治疗疫苗等（表6-4）。减毒活疫苗（live attenuated vaccine）是指通过不同的方法手段，人为

使病原体的毒力减弱或丧失后获得的一种由完整的微生物组成的疫苗制品，如伤寒疫苗、卡介苗、水痘疫苗等。灭活疫苗（inactivated vaccine）指将病原微生物经培养增殖，采用物理的（如加热、紫外线或 γ 射线辐射）或化学的（如甲醛、醚等）方法进行灭活处理，使其完全丧失感染性，但保留了病原体的几乎全部组分和免疫原性从而制成的疫苗，如百白破疫苗、脊髓灰质炎疫苗、狂犬病疫苗等。亚单位疫苗（subunit vaccine）是指除去病原体中无免疫保护作用的有害成分，保留其有效的免疫原成分制成的疫苗，如 23 价肺炎多糖疫苗、肿瘤特异性抗原肽疫苗、结核杆菌短肽疫苗等。基因工程亚单位疫苗（genetic engineering subunit vaccine），主要是通过 DNA 重组技术，将病原体的保护性抗原编码基因克隆出来，构建表达载体，在受体菌或细胞中高效表达抗原蛋白，通过目的蛋白的分离、纯化和（或）修饰等，再加入佐剂而制成，如重组乙肝病毒疫苗、人乳头瘤病毒（宫颈癌）疫苗等。随着生命科学的飞速发展，特别是基因工程、细胞工程、发酵工程、蛋白质工程等现代生物工程技术的发展，疫苗学理论和技术工艺都得到了极大提高和突破。现代疫苗的概念也已经超越了预防传染病的传统含义，包含治疗性疫苗与非感染性疾病（肿瘤、自身免疫性疾病等）疫苗范畴。以下着重介绍核酸疫苗和治疗性疫苗。

表 6-4　传统疫苗与新型疫苗的比较

类别	减毒活疫苗	灭活疫苗	重组载体活疫苗	蛋白疫苗	肽疫苗	核酸疫苗
抗体反应	有	有	有	有	有	有
CTL 反应	有	无	有	无	不一定	有
T 辅助细胞反应	有	有	有	有	有	有
完整抗原	是	是	否	否	否	不一定
针对载体的免疫反应	无	无	不一定	无	无	无
反应持续时间	长	短	长	短	短	长
需要免疫次数	一次	多次	多次	多次	多次	一次或多次
安全性	否	是	是	是	是	可能
转化危险	是	否	否	否	否	否
生产成本	不一定	昂贵	昂贵	昂贵	昂贵	低廉

1. 核酸疫苗　核酸疫苗（nucleic vaccine）又名基因疫苗（gene vaccine），包括 DNA 疫苗和 RNA 疫苗。目前研究得最多的是 DNA 疫苗，所以一般泛指的基因疫苗就是 DNA 疫苗。基因疫苗是通过重组 DNA 技术，定向插入保护性抗原基因至动物细胞表达载体，直接导入机体细胞后，通过宿主细胞的转录系统表达蛋白抗原，诱导宿主产生特异性细胞免疫和体液免疫应答，从而达到预防和治疗疾病的目的。其合成的抗原蛋白类似于亚单位疫苗，但核酸疫苗的抗原蛋白是在免疫对象体内产生，并能引起全面的免疫反应。

核酸疫苗的出现，标志着第三次疫苗革命的到来。由于核酸疫苗在作肌内注射时不需要载体和佐剂，因而又称为裸核酸疫苗。这种疫苗通过肌内注射，能在肌细胞中获得较持久的抗原表达，该抗原能诱导抗体产生、T 细胞增殖和细胞因子释放，尤其是能诱导细胞毒性 T 细胞（CTL）的杀伤作用。而细胞毒性 T 细胞介导的特异性免疫应答在抗肿瘤、抗病毒及清除胞内寄生物感染方面起着重要作用。

核酸疫苗的优势：①较高的免疫持久性，质粒 DNA 在宿主体内可较长时间存在，抗原基因在体内持续表达产生抗原蛋白，不断刺激机体免疫系统产生长程免疫，免疫具有持久性。一次接种可获得长期免疫力，无需反复多次加强免疫。②强的免疫保护效力，接种后抗原蛋白在宿主细胞内表达，直接与组织相容性复合物 MHC Ⅰ 或 Ⅱ类分子结合，同时引起细胞和体液免疫，对慢性病毒感染性疾病等依赖细胞免疫清除病原的疾病的预防更加有效。③交叉免疫防护得到加强，用针对编码病毒保守区的核酸序列作为目的基因，可通过对基因表达载体所携带的靶基因进行改造，从而选择抗原决定簇。其变异可能性小，可对多型别病毒株产生交叉免疫防护，所以核酸疫苗特别适用于流感病毒、HIV、HCV 等多基因型、易变异病毒的免疫防护。此外，一个质粒载体可克隆多个抗原基因组成多价苗，从而一种基因疫苗可预防多种疾病。④制备与操作更简便，核酸疫苗作为一种重组质粒，易在工程菌内大量扩增，提纯方法简单，易于质控，且稳定性好，不需低温保存，储存运输方便。⑤可用于免疫治疗，核酸疫苗诱导机体产生的 CTL，不仅可预防病原体的感染，还可对已感染病原体的靶细胞产生免疫攻击，对细胞的恶变进行免疫监视，对癌变的细胞产生免疫应答，发挥免疫治疗作用。此外，在遗传疾病、心血管疾病等领域，核酸疫苗的免疫治疗作用均有其独特效用。

核酸疫苗的不足：①核酸疫苗的安全性尚不确定，质粒 DNA 一般不会整合到宿主细胞的基因组上，但不能完全排除少数质粒 DNA 插入到染色体上引起突变的可能性。这可能使宿主细胞抑癌基因失活或癌基因活化，从而转化成癌细胞。如果疫苗基因整合到生殖细胞，则影响更为深远。这是核酸疫苗的诸多安全性问题中最值得深入研究的地方。此外，质粒长期高水平地表达外源抗原，也可能导致机体对该抗原的免疫耐受。②免疫效果与稳定性有待提高，持续低水平表达的抗原可能会被血中的中和抗体清除，不能引起足够的免疫应答，从而使疫苗的预防作用得不到充分的体现。基因疫苗的免疫效率很难达到百分之百的免疫保护，且存在明显的种属个体差异。③可能有抗核酸免疫反应，质粒核酸可能诱发机体产生抗双链核酸的自身免疫反应，引起自身免疫性疾病（如系统性红斑狼疮等）。④免疫效力受影响因素多，影响核酸疫苗诱发机体免疫应答的因素很多，目前已知的主要有载体设计、核酸疫苗的导入方法、佐剂及辅助因子等。另外受试者年龄和性别因素、肌内注射剂量和体积、预先注射蔗糖溶液等都会对肌内注射质粒 DNA 表达有影响。

正是因为存在这些无法解决的难题，目前国际上核酸疫苗仍处于研究探索阶段，尚无核酸疫苗上市。

2. 治疗性疫苗　治疗性疫苗（therapeutic vaccine）即是指在已感染病原微生物或患有某些疾病的机体中，能够诱导特异性的免疫应答，起到治疗或防止疾病恶化作用的天然、人工合成或用基因重组技术表达的产品或制品。这是一种新型并具有很大潜力的特异性主动免疫疗法，将从本质上改变"主动特异性免疫预防"的传统的疫苗概念。美国 FDA 于 2010 年正式批准前列腺癌疫苗 Sipuleucel-T 的上市申请，这是第一个被 FDA 批准的肿瘤治疗性疫苗，从此开启了治疗性疫苗的大门，使得疫苗的概念和功能得到极大的提升。

治疗性疫苗与传统意义上的预防性疫苗的区别主要表现在以下方面。

（1）抗原性质不同：天然结构的病原体蛋白一般难以诱导机体产生特异性的免疫应答，必须经过分子设计和重新构建以获得与原天然病原体蛋白结构类似的靶蛋白。

（2）诱导的免疫作用机制不同：预防性疫苗接种后主要产生的是保护性抗体，即激发体液免疫反应。治疗性疫苗能"教会"人体免疫系统正确识别"敌人"，打破机体的免疫耐受状态，以激发细胞免疫反应为主要目的，对胞内病原体可有免疫攻击作用。

（3）监测指标不同：预防性疫苗接种后监测手段主要是看有无保护性抗体产生。可通过实验室进行监测，结果准确可靠。而治疗性疫苗接种后看疾病是否改善，需要结合临床症状、体征、疾病相关的实验指标进行综合测试，使用时可能有一定的不良反应，伴有不同程度的免疫损伤，因此，较为复杂且其准确性尚有争议。

治疗性疫苗使人们在患严重疾病之后通过激发的免疫力再次获得对疾病的控制力，可能改变疾病的病程和预后，甚至可能改写生命科学及医药治疗史。当前，治疗性疫苗已成为现代生物技术、免疫学及疫苗学发展的新领域。

四、生物类似药的研究

近年来，生物药快速发展并在治疗一些疾病方面显示出明显的临床优势。随着原研生物药专利到期及生物技术的不断发展，以原研生物药质量、安全性和有效性为基础的生物类似药的研发，有助于提高生物药的可及性和降低价格，满足群众用药需求。生物类似药是指在质量、安全性和有效性方面与已获准注册的参照药具有相似性的治疗用生物制品。生物类似药候选药物的氨基酸序列原则上应与参照药相同。对研发过程中采用不同于参照药所用的宿主细胞、表达体系等，需进行充分研究。参照药是指已批准注册的，在生物类似药研发过程中与之进行比对研究用的产品，通常为原研产品。而原研产品是指按照新药研发和生产并且已获准注册的生物制品。由于生物类似药可以更好地满足公众对生物治疗产品的需求，有助于提高生物药的可及性和降低价格，许多国家都十分重视生物类似药的研发和管理工作，全球已有 20 余个国家或组织制定了生物类似药相关指南。

近几年来，生物药中的重磅炸弹药物频出，越来越多生物药的年销售额超过数十亿甚至上百亿，如阿达木单抗，2013 年、2014 年和 2015 年的销售额分别为 110 亿、128 亿和 141 亿美元，预计 2020 年其销售额将超过 150 亿美元。强生/默沙东联合开发的英夫利昔单抗，自 1999 年被 FDA 批准在美国上市后销售额持续攀升，2013 年、2014 年均约有 100 亿美元的销售额，而随着 2015 年以后其专利到期，生物类似药参与市场竞争，预测其 2020 年的销售额为 74.86 亿美元。早期生物技术产业，如重组人生长激素、促红细胞生成素、细胞集落刺激因子的专利尤其是欧洲专利已经过期，已有大批仿制或者生物类似药上市。截至 2015 年 6 月，在欧洲批准的生物类似药为 15 个，主要为生长激素、促红细胞生成素及细胞集落刺激因子（CSF）。2015 年 3 月，经历重重波折，山德士研发的非格司亭类似药，成为 FDA 批准的第一个真正意义上的生物类似药。2016 年 8 月，FDA 宣布批准诺华旗下 Sandoz 开发的 Enbrel（etanercept）生物类似药上市，商品名 Erelzi（etanercept-szzs），用于治疗多种炎症疾病，成为 FDA 批准的第三个生物类似药。从生物类似药专利到期时间角度分析，2014~2020 年将是生物类似药发展的黄金时段，未来会有更多生物类似药期待获批。一些干扰素、胰岛素及其类似物专利已经到期并有多家企业申报，肿瘤坏死因子受体抑制剂及单克隆抗体的专利即将到期，已经有许多类似药在临床前或临床研究。到 2020 年，这些原研生物药的销售额会受到较大影响，百健公司的干扰素 beta-1b Avonex 预计会有约 50%销售额的骤跌，而赛诺菲的甘精胰岛素会有 25%以上的销售额下滑。

为指导和规范生物类似药的研发与评价工作，推动生物医药行业健康发展，国家食品药品监督管理总局于 2015 年 3 月发布《生物类似药研发与评价技术指导原则（试行）》（以下简称《指导原则》），对生物类似药的申报程序、注册类别和申报资料等相关注册要求进行了规范。生物类似药的研发和评价的基本原则为：

（1）比对原则。生物类似药研发是以比对试验研究证明其与参照药的相似性为基础，支持其安全、有效和质量可控。每一阶段的每一个比对试验研究，均应与参照药同时进行，并设立相似性的评价方法和标准。

（2）逐步递进原则。研发可采用逐步递进的顺序，分阶段证明候选药与参照药的相似性。根据比对试验研究结果设计后续比对试验研究的内容。对前一阶段比对试验研究结果存在不确定因素的，在后续研究阶段还必须选择敏感的技术和方法设计有针对性的比对试验进行研究，并评价对产品的影响。

（3）一致性原则。比对试验研究所使用的样品应为相同产地来源的产品。对候选药，应当为生产工艺确定后生产的产品，或者其活性成分。对工艺、规模或产地等发生改变的，应当评估对产品质量的影响，必要时还需重新进行比对试验研究。比对试验研究应采用适宜的方法和技术，首先考虑与参照药一致，对采用其他敏感技术和方法的，应评估其适用性和可靠性。

（4）相似性评价原则。对全面的药学比对试验研究显示候选药与参照药相似，并在非临床阶段进一步证明其相似的，可按生物类似药开展后续的临床比对试验研究与评价。

对不能判定相似性且仍按生物类似药研发的，应选择敏感的技术和方法，继续设计针对性的比对试验研究以证明其相似性。

第四节　生物技术药物学学习指导

一、生物技术药物学相关学科

1. 生物技术药物学和生物化学与分子生物学等生命科学主干学科的关系　生物技术药物学的核心是利用生物技术的相关知识开发和生产新药的过程，因此要学好生物技术药物的知识，就必须了解蛋白质的结构、代谢与调控，必须了解组学技术在新药发现中的作用，了解新药靶标发现，了解蛋白质工程改造蛋白药物和抗体药物的可能性。生物化学与分子生物学是生物技术药学的基础课程，微生物学和免疫学相关知识是研发新的蛋白药物和抗体药物的必备基础。

2. 生物技术药物学和药物学主干课程药理学、药剂学、药物分析学的关系　生物技术药物学与传统的化学药物一样，都必须评价药物的三性——安全性、有效性和可控性，都需要药理学的药效动力学和药代动力学的分析，正确评价药理毒理反应。而药物分析的检测方法对于特殊的蛋白和抗体类的生物活性分析和杂质检测具有重要意义，由于生物技术药物的用量达到微克级，因此对于体内检测方法相当于痕量的要求就更高，需要更加灵敏的药物分析方法。而生物技术药物的蛋白质和抗体因为活性原因，决定了该类药物的特殊冻干剂型为主导的生物技术药物的制剂学研究，以及特殊的质量控制体系和要点检测。

3. 生物技术药物学和精准医学的关系　生物技术药物中蛋白类药物因为很多直接来源于人类的基因，因此有更好的亲缘性和好的免疫原性，可能具有更好的疗效。而抗体类药物则具有更好的特异性，这会让其作为药物治疗病灶部位具有更好的准确性，具有较少的副作用，从而达到精准治疗的目的，因此也有人说精准医学的根本在于精准药学，某种程度上说的就是这些生物技术新药物的功劳。

二、生物技术药学案例研究性学习

1. 研究性学习　研究性学习定义为"是学生在教师指导下，根据各自的兴趣、爱好和条件，选择不同的研究课题独立自主地开展研究，从中培养创新精神和创新能力的一种学习方式，即通过对教学目标、教学内容和教学方法调整，帮助学生改变原有的单纯接受式的学习方式，在开展高效地接受学习的同时，形成一种对知识进行主动探求，综合应用各门学科知识，并重视实际问题解决的主动积极的学习方式。相对于生物技术药学课程体系与内容，因为涉及生物学、药学、工艺学等多学科知识背景，尝试研究性学习对于生物技术药学的系统知识的理解和掌握具有重要指导作用。研究性学习要求以学生为中心自主学习生物技术药学知识体系，要求学生在学习过程中，选择 1 个经典生物技术药物如胰岛素或者 1 种现在畅销药物阿达木单抗作为对象，从该药的发现背景、新药研发上市历史、技术制备路线、知识产权及其策略分析、生产厂家及其生物类似药或者同类竞争产品分析、存在的可能问题及其改进措施等全面系统调研、分析、综合写出综述，进而全班或者全组 PPT 公开学术演讲，进行问题研讨，写出报告，旨在为系统进行生物技术新药研发和生产提供思维上的实践体验。

2. 重组乙肝疫苗的研究性学习实例　20 世纪 80 年代，随着基因工程技术的成熟，

Valenzuela 等率先用啤酒酵母表达乙肝表面抗原获得成功，随即科研人员纷纷效仿，很快美国默克（Merck Sharp&Dohme，MSD）公司运用酵母表达系统开发出世界上第一瓶商品化的重组酵母乙肝疫苗（Recombivax-B），并通过美国 FDA 批准在美国获准上市。随后，比利时的百时美施贵宝公司（Smith Kline Beecham，SKB），Bioge 公司，日本的熊木、武田制药、盐野义，韩国的绿十字，美国的安进，阿根廷的莱茵美州公司，古巴、以色列等的重组酵母乙肝疫苗也都相继上市，目前共有 20 家企业被世界卫生组织认定为疫苗生产商。中国从 1994 年开始引进美国默克公司的酵母基因工程乙肝疫苗的技术。目前主要有北京天坛生物制品股份有限公司、深圳康泰制品股份有限公司、上海生研所、华北制药集团责任有限公司及大连高新等企业生产。现在市场上已发展出中国仓鼠卵巢细胞 CHO 表达系统生产的乙肝疫苗，两种表达系统生产的乙肝疫苗在国内皆有上市，产品质量和免疫原性都能得到保证。目前所应用的重组乙肝疫苗均具有很好的免疫原性，已得到世界公认和肯定，且国内外无明显差别。在治疗性乙肝疫苗方面，其治疗效果已经初见端倪，可产生良好的临床应答，目前国内外的治疗性乙肝疫苗均处于临床研究阶段。

研究性学习方案设计：①乙肝疫苗设计的保护性抗原基础；②重组乙肝疫苗表达体系的筛选：酵母和 CHO 体系的选择，酿酒酵母（*Saccharomyces cerevisiae*）疫苗的构建，甲基营养型酵母疫苗的构建；③重组乙肝疫苗生产工艺比较分析；④重组乙肝疫苗质量标准制定及生物学活性或者效价测定；⑤国内外生产乙肝疫苗制药企业竞争性分析；⑥乙肝疫苗知识产权分析；⑦治疗性乙肝疫苗研究进展；⑧目前存在的问题及改进方案设计。

三、生物技术药学学习的相关资源

1. 及时跟踪生物技术药物的新药申报与审评信息　可以及时参阅 FDA 和 CFDA 及各自的审评中心的网站。查阅最新生物技术药物批准信息。比较分析中国与美国审批生物技术新药的政策，提出中国制药企业公司全球化策略。

2. 关注国内外制药企业的生物技术药物的研发动态　了解世界 500 强公司中制药企业上市公司年报，具体分析重磅炸弹药物的销售和新研发动向；了解国内生物技术药物研发和生产企业最新品种现状，提出开发策略。

3. 积极参加生物技术制药企业合作和研发公司的实习与创新实验实践活动　了解所在学校或者家乡已有的生物技术制药企业及其开发品种，积极联系实习实践。参与学校组织的国家大学生创新实验的申报和实施，参与国家药学专业学位教育指导委员会委组织的药苑论坛论文交流比赛，参与国家大学生实验技能比赛，提高自己的实验实践能力。

4. 相关的生物技术药物的法律法规学习　主要包括以下药典内容和指导原则：《中国药典》（2015 年版）（第三部、第四部）（CFDA，2015）；《生物类似药研发与评价技术指导原则》（CFDA，2015）；《治疗用生物制品非临床安全性评价指导原则》（CFDA，2010）；《预防用疫苗临床前研究技术指导原则》（CFDA，2010）；《人用重组 DNA 制品质量控制技术指导原则》（CFDA，2003）；《人用单克隆抗体质量控制技术指导原则》（CFDA，2003）；《预防用 DNA 疫苗临床前研究技术指导原则》（CFDA，2004）；《生物制品生产企业 GMP 检查指南》（WHO，1994）；《DNA 疫苗的质量控制及非临床安全性评估指南》（WHO，2005）；《生物技术药物的临床前安全性评价》（ICH，1997）等。

四、生物技术药学相关职业分析

1. 生物技术药物的新药研发工作　正是因为最近几年药物销售额排名前十的药物中绝大多数都是生物技术药物，因此生物技术药物正在成为药物开发的前沿研究热点，也是全世界各国制药名企重点投入开发的焦点。熟悉重组蛋白药物、单克隆抗体药物、疫苗等新型药物的新药设计、开发流程、成本管理、制备技术的人才将会有较大的就业空间。

2. 生物技术药物制备的制药技术工作　在生物制药工业界,生物技术药物的工业化生产,从车间设计到质量要求与化学药物有很多不一样的地方,熟悉生物技术药学的制药工程人才目前相对紧缺,具有生物和药学背景的复合型工程技术人才将是相关生物制药企业的主力军。

3. 生物技术药物合理应用的临床药学工作　在临床上,生物技术药物的治疗和化学药物的治疗存在很多区别,其药物靶点、给药模式及潜在的安全性隐患和相应的应对措施都对临床医疗提出了新的要求,这就对生物技术药物的临床药学提出了新的挑战,务必要求临床工作者对生物技术药学有更多的关注。

4. 生物技术药物药事监管的管理工作　随着生物技术药物上市应用越来越广泛,涉及的人数越来越多,如何制定符合我国国情的生物技术药物如疫苗的监督管理法律法规,这就需要各级药监与药检机构相关人员掌握更多的生物技术药物知识和系统的经济与管理知识,现行的药物分析检验和监督管理人才大都是化学药物或者中药背景出生,因此掌握生物技术药物知识的学生在药品监督管理领域同样有一片广阔的就业天地。

思 考 题

1. 生物技术药物与化学药物的主要区别是什么,质量控制的特殊性体现在哪几个方面?

2. 分析讨论抗体药物如阿达木单抗为什么能成为连续五年全球单品种药物销售冠军,以及给我们药学生的启示。

3. 浅谈生物技术药物学学科的主要内涵以及发展趋势。

4. 如果将来从事生物技术药物新药研发工作,你将如何渡过大学生活并如何设计相关课程学习。

（胡昌华）

第七章 中药与天然药物学

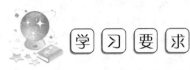

学 习 要 求

1. 掌握：中药和天然药物的概念、区别和联系；中药现代化的概念。
2. 熟悉：中药现代化主要思路和方法；中药和天然药物发展方向及存在的问题。
3. 了解：中药和天然药物的发展简史。

第一节 中药与天然药物的概念及发展简史

一、中 药

中国劳动人民几千年来在与疾病的斗争中，通过实践逐渐积累了丰富的医药经验和理论知识，在古代朴素的唯物论和自发的辩证法理论指导下，通过长期医疗实践逐步形成并发展成独特的中医药学理论体系。中医药是中华文明的瑰宝，对中华民族的繁荣昌盛做出了巨大的贡献。中药（Chinese materia medica）是在中医理论指导下应用的药物，是中医药理论体系中的重要组成部分。中药除遵循中医理论外，又有着独特的理论内涵和实践基础，包括性味归经、升降沉浮、君臣佐使、加工炮制、制剂工艺、配伍禁忌、剂量、服法等内容。

中药包含中药材、饮片和中成药（成方制剂）。在中医辨证理论指导下应用，是中药最本质的特点。无论是单味药物还是复方药，都有中医药学理论相适应的特征，并在中医理论指导下应用。就来源而言，中药中除少数品种如青黛、阿胶、冰片等为加工品外，大都是来源于自然界植物、动物、矿物的非人工合成品。

除中药外，还有"草药"这一概念。草药是地域性习惯使用的药材，在本草中未记载的天然药物，一般以植物为主且无中医药理论指导应用，例如，金荞麦等。随着药源普查和对草药的不断研究，一些疗效好的草药也逐渐被中医所应用并成为中药，如广金钱草等。中药和草药统称为"中草药"。

与中药对照而言，民族药是我国少数民族聚集地区使用的民间药。民族地区有着独特的自然条件和生活习俗，长期实践形成了对某些疾病独特的治疗经验并形成自己的独特体系，如藏药、蒙药、维药等。有些民间药物，随着人们医疗实践的深化，通过研究、归纳和总结，确定其重要的基本特性又遵循中医理论来使用，也可以称其为中药。例如，穿心莲，在民间作为一种治疗痢疾和疮疡肿毒的经典民间药，通过多年的临床实践及科学研究，归纳总结了它的中药特性，并被《中国药典》一部收载，这样不断丰富和发展了中药。

青蒿素（图7-1）是从中药青蒿（*Artemisia annua* L.）中提取分离的含有过氧基团的倍半萜内酯类药物，是继乙氨嘧啶、氯喹、伯氨喹之后最有效的抗疟特效药，尤其是对于脑型疟疾和抗氯喹疟疾，具有速效和低毒的特点，曾被世界卫生组织称为"世界上唯一有效的疟疾治疗药物"，挽救了全球特别是发展中国家的数百万人的生命。青蒿素的抗疟疾作用方式主要是干扰表膜-线粒体的功能，其主要作用于食物泡膜，从而阻断了营养摄取的最早阶段，使疟原虫较快出现氨基酸饥饿，迅速形成自噬泡，并不断排出虫体外，使疟原虫损失大量胞质而死亡。2011 年 9 月 25 日，青蒿素的主要发现者、中国女科学家屠呦呦，获得有诺贝尔奖"风向标"之誉的拉斯克临床医学奖，并于 2015 年获诺贝尔生理学或医学奖。在获奖感言中，屠呦呦说"青蒿素是传统中医药送给世界人民的礼物"。

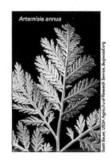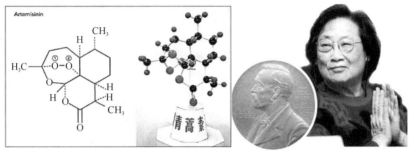

图 7-1 青蒿素的研究者屠呦呦教授获 2015 年诺贝尔生理学或医学奖

二、天 然 药 物

天然药物（natural medicine）是药物的一个重要组成部分，是相对于有机合成来源的合成药物（synthesis medicine）而言。自古以来，人类在与疾病的斗争过程中，"以身试药"、日积月累，对天然药物的应用积累了丰富的经验。天然药物是指在现代医药理论指导下使用的天然药用物质及其制剂，其来源于动物、植物和矿物等自然界中存在的有药理活性的天然产物，或由物质组成的基本单位——化合物分子经由动物、植物、微生物合成的。特别应当指出，若此类化合物能经人工合成，仍应视作天然产物。天然药物有别于中药，但是，经过从中药或中草药中分离提纯工艺获得有药理活性的有效部位组分或有效成分俗称为天然药物或中药化学组分，如人参提取物等。天然药物之所以能够防病治病，物质基础（即通常所说的有效成分）是其根本。目前在西方发达国家"天然药物"主要是指植物药，它是用现代西医药学的理论表述其特性，并在现代医药学理论指导下应用。

1963 年，美国化学家 M. C. Wani 和 M. E. Wall 首次从一种生长在美国西部大森林中的太平洋杉（*Taxus brevifolia*）树皮和木材中分离到了紫杉醇的粗提物（图 7-2）。在筛选实验中，Wani 和 Wall 发现紫杉醇粗提物对离体培养的鼠肿瘤细胞有很高活性，并开始分离这种活性成分。由于该活性成分在植物中含量极低，直到 1971 年，他们才同杜克大学的化学教授 A. T. McPhail 合作，通过 X 射线分析确定了该活性成分的化学结构为一种四环二萜化合物，并把它命名为紫杉醇（taxol）。紫杉醇作为天然的抗癌药物，多年来一直畅销不衰，被誉为癌症患者的最后一道防线。1994 年，美国的 R. A. Holton 与 K. C. Nicolaou 两个研究组同时完成紫杉醇的全合成，使紫杉醇得到了广泛的临床应用。

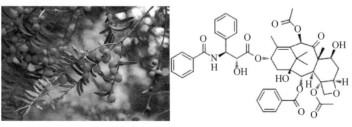

图 7-2 紫杉醇的伟大发现

三、中药与天然药物的联系与区别

在 21 世纪的今天，遍及全球的医药工作者将目光投向来自绿色生命的中药和天然药物。随着现代科学技术的不断发展和人类对自然界认识的不断深化，中药和天然药物在本世纪将以更加引人注目的战绩独领风骚。绝大部分中药和天然药物均来源于大自然，有着"药物的属性"，用于预防、治疗和诊断疾病，因而有较多的药物品种既作为中药使用，又作为天然药物应用。然而，由于许多天然药物在我国起源于中药研究，天然药物与中药的概念始终未能够明确进行区分。由于未能明确天然药物和中药的范畴，无论是在研发、使用还是在管理方面，一直存在二者的概念互为替换、互为混淆的情况，这对中药科学本身的发展及中药现代化都产生了较大的影响。

从天然药物和中药的内涵和本质出发，在认识理念上天然药物和中药的范畴有所区分。有些天然药物与中药具有一定的同源性，但随着现代医药学的发展，天然药物与中药在范畴上的界限越来越有必要进一步明确。

（一）天然药物与中药的范畴之分

1. 天然药物的范畴　习惯上，人们把传统医学使用的天然来源（植物、动物和矿物等）的药用原材料称之为天然药物，是中药的主要来源，但天然药物不等同于中药。天然药物应包括来自于药材的有效部位、单一药材来源的提取物、有效成分及通过注射途径给药的天然药用物质等。现阶段的天然药物范畴不应包括来源于基因修饰的动植物和其他生物及经化学等修饰的物质。

2. 中药的范畴　中药在本质上与传统中医学理论密切相关，并在中医理论指导下强调其作用的整体性和系统性，通过对机体的整体调控作用来系统纠正疾病造成的机体失衡，包括部分天然药物。因此，在范畴上看中药可包含部分天然药物，但是天然药物不等同于中药。

（二）研究领域不同

天然药物是运用现代科学理论与方法研究天然药物中的化学成分、生物活性、药效作用机制、质量控制、药物制剂等的一门学科，其核心内容是天然药物的活性成分，包括天然药物的化学成分（主要是生理活性成分或药效成分）的结构特点、物理化学性质、提取分离方法、生物活性及作用机制等。由于天然药物研究的核心和主要内容是天然药物化学，同时天然药物化学研究内容也涵盖了天然药物的研究内容，因此本章在介绍天然药物时主要是介绍天然药物化学。

中药学是研究中药的基本理论和临床应用的学科，其主要研究内容包括中药基本理论和中药的来源、产地、栽培、采收、炮制加工、鉴定、性能、物质基础、功效及临床应用等知识。

（三）研究目的不同

天然药物的研究目的在于揭示天然药物作用的物质基础，为天然药物应用提供理论依据；通过对天然药物的研究，寻找活性天然产物，进一步开发新药；研究天然产物对有机体的作用及机制，有助于理解自然界诸类生物间的相互作用的化学本质和机制。

随着现代生命科学、工程技术的快速发展，中药学除了传统的药用新资源开发及药性研究的任务外，药效物质基础、药材的规范化种植、药材鉴定新技术、药材种质的评价、现代中药制药技术的研究也是当今中药学的主要任务。

（四）研究思路不同

1. 天然药物研究的主要思路　天然药物的主要研究思路包括：针对国内外重要疾病，结合我国资源优势进行研究；根据前期工作发现的有苗头中药成分、或利用我国资源丰富、地区特产，或民间使用历史悠久等有开发利用前景但尚未深入研究的植物进行深入系统研究；针对一些天然产物生物活性强、疗效好而资源有限或含量极微的状况进行合成或半合成，或对药材传统非药用部位进行化学和药理研究，旨在解决供需矛盾；根据新发现的活性进行作用特点和机制研究，为开辟新类型、新作用机制的新药提供科学依据；某些疾病目前在西药领域尚无安全有效药物，期望在中药或中药成分中有所发现；中药成分研究步骤繁多，寻找一种选择性强、定向提取分离目标化合物的方法使步骤简化等。

新药研发一般由先导化合物的发现、先导化合物的优化及新药创制的基本过程三个部分组成，而天然先导化合物的发现则为新药的目标化合物提供了结构模式，从天然结构活性成分出发，经结构修饰、类似物的合成及系统的活性研究，总结结构与活性（毒性）的相关性（构效/构毒关系），作为设计新药目标化合物的基础，是国际上研究天然活性成分的主要思路和方法。

2. 中药研究的主要思路 以中医药理论为指导，应用现代科学方法来研究中药复方、单味中药的功效、药性、归经、配伍、炮制、毒性等，进而阐明中药药效物质、药理活性、作用机制及临床疗效等。

上述天然药物的研究思路可以适用于中药研究，但是中药研究务必在中医理论指导下进行，离开了中医理论的中药研究，就成为天然药物研究。

四、天然药物与中药明确区分的意义

1. 有助于中药、天然药物研究技术要求更加明确和规范 现行有关中药、天然药物的法规、技术要求和指导原则一般将"中药、天然药物"混为一谈，未将中药、天然药物的性质和概念范围进行区别。对于天然药物和中药的技术要求，至少在药效学和药理学要求方面进行一定的区别。对中药的要求，应弱化现代药效学和药理学指标对其有效性判断的权重，以尽可能缓解现代药效学和药理学指标与传统药物功能主治之间关联性的矛盾；而对于天然药物，目前关于中药、天然药物的相关技术要求具有较大的适用性，其中对其化学成分研究的要求还应进一步提高。

2. 有利于中药的保护与发展 中药概念的核心内涵在于必须以"中医药理论体系"为指导加以确定，是中医理、法、方、药学术体系的统一及理论与实践的统一。对任何一味中药而言，它都应当具备一些特征，如性味、归经、功效及配伍规律等。

有不少报道在总结"中药注射剂"的不良反应时，将穿琥宁和炎琥宁（图 7-3）习惯性地归类于"中药"。从其本质上看，二者均属于由天然产物经进一步化学结构改造的药物，既不属于中药的范畴，也不属于天然药物范畴。因此，将上述二者归类于中药或者将其纳入"中药注射剂"的范畴不妥。换言之，即不属于中药的药物不良反应不应归于"中药"的不良反应，以避免中药或"中药注射剂"的不良反应被扩大化。

3. 有利于创新药物研究的明确定位 从天然产物中寻找有效成分是研制新药的有效途径。目前，我国在创新药物研究方面取得的有影响的重要成果主要来自于天然药物的研究。天然药物研究均是按照现代医学理论指导研发，抗肿瘤药物的研究中天然药物也占有相当大的比例。例如，抗肿瘤天然药物，除通过抑制增殖或诱导凋亡等直接作用于肿瘤细胞外，还可通过免疫调节、抑制转移等间接调节诱导肿瘤细胞死亡。目前多数有关天然药物的研究项目归于中药现代研究的范围。天然药物的创制不属于中药创新的范畴，而应明确定位于天然药物创新研究的范畴。

总之，明确天然药物与中药的范畴和相互关系，可为中药与天然药物研究、发展及监管方面带来新的思维模式。中医药发展的重中之重是保持中药独有的特色，以中医药特有科学理论和方式方法发展，使中医药这朵奇葩盛开于世界医药之林。

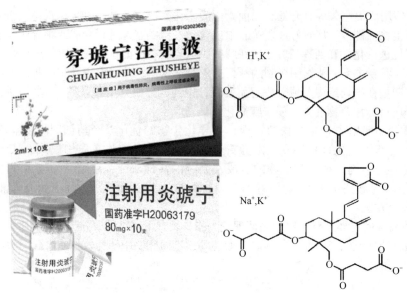

图 7-3　穿心莲内酯衍生物穿琥宁和炎琥宁注射液

五、中药与天然药物的发展简史

中医药是中华民族的瑰宝，也是世界传统医学的重要组成部分。中医药的历史可追溯到5000多年前的炎帝神农氏。由于中药和天然药物，草类占大多数，所以记载药物的书籍称为"本草"。据考证，现知的最早本草著作为《神农本草经》，该书总结了战国时期的许多用药经验，经秦汉医家不断抄录、增补而成。《神农本草经》将药物分成上、中、下三品，每药项下载有性味、功能与主治，共录有药物365种。

南北朝，梁代陶弘景（公元452～536年）著有《神农本草经集注》，每药项下不但对原有的性味、功能与主治有所补充，并增加了产地、采集时间和加工方法等，大大丰富了《神农本草经》的内容。

唐代，由于生产力的发展及对外交流日益频繁，外国药物陆续输入，药物品种逐渐增加。为了适应形势需要，政府指派苏敬等人增修陶氏所注本草经，本书于公元659年由唐朝政府颁行，称为《新修本草》或《唐本草》，为我国和世界上最早的具有药典性质的本草，较欧美各国认为最早的《纽伦堡药典》（公元1542年）要早883年。《新修本草》载药844种，其中包括不少外国输入的药物，如安息香、血竭等，并附有药物图谱，开创了我国本草著作图文对照的先例，对我国药物学的发展有很大的影响，而且流传国外，对世界医药的发展也做出了重要贡献。

明代的伟大医药学家李时珍（公元1518～1593年），在《证类本草》的基础上，进行全面的修订，编成了符合时代发展需要的本草巨著《本草纲目》。他以毕生精力，亲历实践，广收博采，对本草学进行了全面的整理总结，历时29年编成。全书共有52卷，载有药物1892种，其中新增药物374种，收集药方11 096个，书中还绘制了1160幅精美的插图，约190万字，分为16部、60类。这部书在17世纪初传到国外，被译成多国文字，对世界医药学做出了重大贡献，也是研究动物、植物、矿物的中药典籍。

清代乾隆年间赵学敏编成《本草纲目拾遗》一书，于1765年出版，对《本草纲目》做了一些正误和补充，记载的药物达2813种。

中药经历了唐、宋、元、明、清、"中华民国"几个时代的发展，新中国成立以后，政府对中医药事业高度重视，先后制定了许多有利于中药发展的措施，中医药的教育、科研事业也有了空前的发展。1977 年出版了《中药大辞典》，收载的药物增加到 5767 种。1982 年国家组织 2 万多人的专业队伍进行全国规模的中药资源普查，历时近 10 年编写了《中国中药资源》等 6 本专著，此次普查共收集动植物药 12 727 种，其中植物药 11 146 种，动物药 1581 种。

六、中药、天然药物与现代生活

中医药与现代生活息息相关，在现代人生活中扮演了重要角色，主要体现在以下三个方面。①药：因为中草药悠久的治病历史和良好的治病功效，使得中药和天然药物是现代医药的重要组成部分，为维护人类健康发挥重要作用。②护肤品：中国古代也有利用植物和矿物美容的记载，近现代，西方化妆护肤品牌大量涌入，国内一些企业家受到启发，开发出大量中草药护肤产品。③养生：现代人的生活节奏快，精神压力大，同时也更注重自身的身体健康状态，中医药养生能够怡养心神、调摄情志，达到长寿安康的效果，中药的食补特点对养生有极大帮助。

中药应用也体现了人与自然和谐共生的原则，中医治病的药物均来自自然界已经存在的材料，如植物的根、茎、叶、花、果，动物的内脏、皮、骨、器官，还有各种矿物如芒硝、石膏、灵磁石等。中草药的生产过程有采集、净制、切制、干燥、晒干、烘干和贮藏等步骤，这些都能通过手工加工完成，在药店里出售，最后的步骤就是煎制，另外，古代医学家为了方便药剂使用，提高药效，将中药制成丸、散、膏、丹等多种剂型。总的来说，这些都是很原始的制剂工艺。西方在现代医学出现之前也是用这种方法治病，随着现代生物学、化学的发展，西方医学已经摆脱原始制剂方法，采用生化提取、高效分离技术，提炼生产出疗效更加明显的药物。

除了作为药物应用外，中草药还被广泛应用于美容产品中。中药美容历史悠久，古代的美人都有一套美容秘方，武则天就有"天后炼益母草泽面方"，它的制作方法繁杂，在此不赘述，该面方主要原料有益母草全株、面粉，使用时要加滑石粉与胭脂调匀，每日早晚用来洗面、洗手，使用后，皮肤会逐渐变得嫩滑白润，10 天即显光彩照人，30 天显红艳光泽。相对于古代比较粗制的中草药美容品，现代的中医药美容产品更加科学，国内中草药美容产品的品牌有"相宜本草"、"佰参堂"等。草本护肤，符合健康环保的现代生活观，相对于化妆品，这类草本型的美容护肤产品以天然成分为主，化学成分较低，因此大受欢迎。

中药和天然药物在现代生活中的另一种应用是养生。中医养生包括形神共养、协调阴阳、顺应自然、饮食调养、谨慎起居、和调脏腑、通畅经络、节欲保精、益气调息、动静适宜等一系列养生原则，而协调平衡是其核心思想。众所周知，当代人由于身心生活的失调，极易陷入半病态的亚健康。亚健康表现的灰色健康状态主要有：心病不安、惊悸少眠；汗出津津，经常感冒；面色有滞，目围灰暗；体温异常，倦怠无力等，这些病态用西医无法根治，但是中医疗法却能调理身体回到健康状态，因为中医讲究协调平衡，亚健康的病症就是一种体质失衡的结果。中医养生里饮食养生注重食材的搭配，也会涉及中草药，一般以药性温和的为主，这些材料既可以当食材又可以入药，比如桂圆红枣，遵循的都是中医协调平和的原理。

总之，中药和天然药物在现代生活中的更多地扮演健康保健的角色。同时，作为药物的中草药会随着现代生物技术和化学技术的提高而逐渐与西药相近，最终演化为现代医学的药物。

第二节　中药学与天然药物学基本内容

一、中　药　学

由于中药的来源以植物性药材居多，使用也最普遍，所以古来相沿把药学称为"本草"。本草典籍和文献十分丰富，记录着我国人民发明和发展医药学的智慧创造和卓越贡献，并较完整地保存和流传了下来，成为中华民族优秀文化宝库中的一颗璀璨明珠。及至近代，随着西方医药学在我国的传播，本草学遂逐渐改称为"中药学"。中药学是研究中药的基本理论和临床应用的学科，如中药的性味归经、炮制、配伍等，是中医药各专业的基础学科之一。

（一）中药的药性

药性是指药物的性质、气味和功能。中药的药性是指中药所具有的与治疗作用有关的性能，可概括为四气五味、归经、升降浮沉、毒性等。中药性能的认识和论定，是前人在长期实践中对为数众多中药的各种性质及其医疗作用的了解与认识不断深化，进而加以概括和总结出来的，并以阴阳、脏腑、经络、治疗法则等中医理论为其理论基础，创造和逐步发展了中药基本理论，是整个中医学理论体系中的一个重要组成部分。

（二）中药的四气五味

四气是指中药的寒、热、温、凉四种不同的药性。中药的寒、热、温、凉，是从中药作用于机体所发生的反应概括出来的，是与所治疾病的寒、热性质相对而言。能够减轻或消除热证的中药，一般属于寒性或凉性，如黄芩、板蓝根对于发热口渴、咽痛等热证有清热解毒作用，表明这两种中药具有寒性。反之能够减轻或消除寒证的中药，一般属于温性或热性，如附子、干姜对于腹中冷痛、脉沉无力等寒证有温中散寒作用，表明这两种中药具有热性。

此外，还有一些平性中药，是指寒、热之性不甚显著、作用比较和缓的中药。其中也有微寒、微温的，但仍未越出四性的范围。需要说明的是，四气是指相对的属性，而不是绝对性的概念。

五味，就是辛、甘、酸、苦、咸五种味。不同的味有不同的作用，味相同的中药，其作用也有相近或共同之处。

辛：有发散、行气、行血作用。一般治疗表证的中药，如麻黄、薄荷，或治疗气血阻滞的中药，如木香、红花等，都有辛味。

甘：有补益、和中、缓急等作用。一般用于治疗虚证的滋补强壮药，如党参、熟地，以及拘急疼痛、调和药性的中药，如饴糖、甘草等，皆有甘味。甘味药多质润而善于滋燥。

酸：酸有收敛、固涩作用。一般具有酸味的药物多用于治疗虚汗、泄泻等证，如山茱萸的涩精敛汗，五倍子的涩肠止泻作用。描述中药性味有时也用涩，涩味药与酸味药的作用相似，多用以治疗虚汗、泄泻、尿频、精滑、出血等证，如龙骨、牡蛎涩精，赤石脂能涩肠止泻。

苦：有泄和燥的作用。泄的含义甚广，有指通泄的，如大黄，适用于热结便秘；有指降泄的，如杏仁，适用于肺气上逆的喘咳；有指清泄的，如栀子，适用于热盛心烦等证。至于燥，则用于湿证。湿证有寒湿、湿热的不同，温性的苦味药如苍术，适用于寒湿；寒性的苦味药如黄连，适用于湿热。此外，中医认为苦还有坚阴的作用，如黄柏、知母用于肾阴虚亏而相火亢盛的痿证，即具有泻火存阴（坚阴）的作用。

咸：有软坚散结、泻下作用。多用以治疗瘰疬、痰核、痞块及热结便秘等证，如瓦楞子软坚散结，芒硝泻下通便等。

由于每一种中药都具有性和味，对性和味必须综合考虑。例如，两种中药都是寒性，但是味不相同，一是苦寒，一是辛寒，两者的作用就有差异。反过来说，假如两种中药都是甘味，但性不相同，一是甘寒，一是甘温，其作用也不一样。所以，不能把性与味孤立起来看。性与味显示了中药的部分性能，也显示出有些中药的共性。只有认识和掌握每一种中药的全部性能，以及性味相同中药之间同中有异的特性，才能全面而准确地了解和使用中药。

（三）中药的升降沉浮

升降沉浮指药物作用的趋向而言。升是上升，降是下降，浮是发散上行，沉是泻利下行。升和浮，沉和降，都是相对的。升浮类药能上行向外，分别具有升阳发表、祛风散寒、涌吐、开窍等作用，宜用于病位在上在表或病势下陷类疾病的防治。沉降类药品能下行向内，分别具有泻下、清热、利水渗湿、降逆止呕、止咳平喘作用，宜用于病位在下、在里或病势上逆类疾病的防治。

有少数药物的作用趋向表现为"双向性"，即既能升浮，又可沉降，如麻黄既能发汗解表，亦可平喘利尿。

根据"升降浮沉"的理论，药物的升降浮沉趋向，除了和药物的气、味、药用部分、质地轻重有关外，还与用药量的大小有关。

另外，中药的升降浮沉作用，是随炮制或配伍的不同而转化。比如酒炒则升，姜制则散，醋炒则收敛，盐制则下行。在复方中，少量升浮药物与多量沉降药配伍时会呈现下降特性；而少量沉降药物与多量升浮药配伍时会呈现上升特性。

（四）中药的归经

归经就是指中药对于机体某部分的选择性作用。如同属寒性中药，虽然都具有清热作用，但其作用范围，或偏于清肺热，或偏于清肝热，各有所长。因此，将中药药效进行归纳，使之系统化，这种便形成了归经理论。

归经是以脏腑、经络理论为基础，以所治具体病症为依据的。经络能沟通人体内外表里，在病变时，体表的疾病，可以影响到内脏；内脏的病变，也可以反映到体表。因此人体各部分发生病变时所出现的证候，可以通过经络而获得系统的认识。例如，肺经病变，每见喘、咳等证；肝经病变，每见胁痛、抽搐等证；心经病变，每见神昏、心悸等证。

（五）中药的炮制

中药必须经过炮制之后才能入药，是中医用药的特点之一。中药炮制是根据中医药理论，依照辨证施治用药的需要和药物自身性质，以及调剂、制剂的不同要求，所采取的制药技术。

中药炮制的目的主要有以下几方面：①降低或消除药物的毒性或副作用，如巴豆制霜；②改变或缓和药物的性能，如蜜炙麻黄；③增强药物疗效，如胆汁制南星；④改变或增强药物作用的部位和趋向，如酒制黄柏；⑤便于调剂和制剂，如制龟板；⑥有利于贮藏及保存药效，蒸种子类药材，避免种子发芽；⑦矫味矫臭、有利于服用，如酒制紫河车。

中药的炮制方法是根据药物的性质和治疗的需要而定的。中药的性质决定了药物的理化作用，不同的炮制方法和加入不同的辅料，对药物的理化性质和治疗作用有着不同的影响。中药经过炮制以后，由于温度、时间、溶剂及不同辅料的处理，使其所含的成分、含量、溶出等产生系列变化，进而影响到药效，这是中药炮制影响药效的本质要素。

中药材的化学成分十分复杂的，就某种具体的中药材来说，其中所含的具有一定生理作用的化学成分，在治疗疾病的过程中，可能是起治疗作用的有效成分，也可能是无效甚至是有害的成分。尽管目前对于大多数中药材的有效成分还不十分清楚，然而人们从实践中认识到在中药材中可能起生理作用的化学成分，主要在生物碱类、皂苷、萜类、黄酮类、苯丙素、挥发油、树脂、有机酸、油脂、无机盐等几类成分中。炮制就是要保留有治疗作用的成分，去除无效甚至是有害的成分。原则上，中药应用于临床一定要经过炮制这一环节，才能安全有效应用。

二、天然药物学

由于天然药物的主要研究内容是天然药物化学，因此本章介绍天然药物时主要介绍天然药物化学。

（一）天然药物化学的概念

在我国，基于传统中药研究的药物化学最早称为中草药成分化学，有的也称为中药化学（主要是中医药院校)、植物化学(综合性大学)。在 20 世纪 80 年代后,称为天然药物化学(医药院校)或天然产物化学(植物相关院系)。

天然药物化学是运用现代科学理论与方法研究天然药物中化学成分的一门学科,其内容包括各类天然药物化学成分(主要是生理活性成分和药效成分)的结构特点、理化性质、提取、分离方法及结构鉴定、生物活性等知识,此外也涉及主要化学成分的生物合成途径、生物转化等内容。天然药物化学是药学的专业基础课,是药学的重要学科,也是药学领域中极具生机的学科。

(二)天然药物化学的主要任务

天然药物悠久的应用历史和丰富的临床经验,为天然药物化学的发展奠定了坚实基础。随着人类社会的进步和科学技术的飞速发展,特别是计算机、信息技术和分子生物学等相关学科的诞生、发展及在天然药物中的应用,赋予了本学科新的内涵,使其成为一门极具发展潜力的学科。天然药物化学的主要任务如下:

1. 探明天然药物中作为药效物质的化学成分 探讨天然药物中所含有的具有防病治病作用的有效成分,揭示天然药物治病防病的物质基础,为保证天然药物的临床疗效、安全用药、质量控制提供理论依据。

2. 研究天然药物化学成分的类型、理化性质 探讨高效、快捷、先进的天然药效成分的提取、分离方法,为天然药物临床剂型选择和分析检测提供依据。

3. 研究天然药物中化学成分的化学结构 揭示天然药物化学成分的结构信息,了解其有效成分的化学结构性质和机体细胞间的相互作用关系,即化学结构与药理活性关系(简称构效关系),为发现新型先导化合物及先导化合物优化提供科学依据,为创制高效安全的临床药物奠定理论基础。

4. 创新新药研发 不断探索开发新药的途径和方法,包括必要的结构改造、天然活性成分的全合成等,争取创制更多新药,已构成近年天然药物化学的重要任务,同时赋予天然药物化学新的内涵、推动天然药物化学的发展。

5. 研究天然药物中主要成分的生物合成途径 探明天然产物的生物合成途径,阐明生物合成过程中的关键基因和关键酶,通过分子生物学手段对其生合成途径进行调控,为天然产物的富集及产业化服务。

三、中药、天然药物与新药研发

(一)中药及天然药物研发的总体状况

1. 我国在中药及天然药物研发中的资源优势 全世界已知的药用植物约有 20 000 种,据普查我国现有中药及天然药物资源 12 807 种,其中植物药 11 146 种,动物药 1581 种,矿物药 80 种。据统计,现在已上市的临床用药中约一半来自天然药物及其衍生物。以中医药理论为导向,采用现代研究手段,对天然药物进行系统、深入的药物化学和药理学研究,寻找新的药用化合物或从中发现新结构类型的先导化合物,是我国新药研发的一个独特优势,也是创新药物研发的一个捷径。

2. 国内中药及天然药物研发的途径来源

(1)高校或科研院所与制药企业合作,由制药企业出资,高校或科研院所研究,共同报批新药,这种形式是比较常见的。

(2)高校或科研院所设法完成新药研制,通过新药审评取得新药证书后,转让给制药企业,获得技术转让费后用于新药的研究。

(3)高校或科研院所除了完成新药研制报批工作,同时还办有制药厂,新产品投产后,其销售额以一定比例返回科研单位，用于支持新的项目开发研究。

从上述三种途径可以看出，我国目前的药品研发仍然是以政府直属的科研机构和高等院校为主体的传统模式，医药企业更多的时候只是出资方和参与者，这与国际上以医药企业为主导的新药研发模式存在较大区别。

（二）中药研究中的存在问题

经过数十年新药研发的实践证明，中药和天然药物是创新药物研发的重要途径。在我国，由于有几千年的中药临床实践，从临床疗效确切的中药出发研制新药，会减少新药研发的风险，提高新药研发的成功率，此方面已有很多成功实例。但在中药研究中，仍然存在以下亟待解决的问题。

1. 中药新药研究很多是假中医药理论指导之名，行天然药物开发之实　几乎所有的中药新药研发都声称是在中医药理论指导下进行的，但主要的研究工作与中医药理论的结合不是很紧密，甚至是完全脱节。在中药新药研究指南中，提取工艺、质量标准、药理试验、临床试验等实质性研究的内容和方法，都是参照甚至是沿用合成药的模式和要求制定的。中医药理论对中药一类、二类新药研究的指导意义是很难体现的。非中医药专业出身的新药研究人员对"中医药理论"一般比较陌生，有的干脆采取"规避"方式，不走"中药一类新药"，而按"化学药一类新药"研制申报。多年来中药一类新药的研发极为缓慢，这可能是其中的重要原因。

2. 中药新药研究申报"严进宽出"，临床试验研究水平有待提高　在现行中药研制和审评中，重基础（药学、药理、毒理）、轻临床现象较普遍，新药临床试验的中心地位未得到应有重视。我国中药新药审批给人的感觉是"严进宽出"，即对临床前研究工作的要求较高，申请新药临床批文难，淘汰率高，而一旦获得临床试验批文，风险较小，通过率高，一般都能获得新药证书。形象地说，我国新药研发多数是"只顾埋头走路（临床前试验研究），不顾抬头看路（临床疗效观察）"，从而导致不少疗效平平或无治疗特色的中药新药纷纷获准上市和充斥医药市场，影响了广大群众对中药的印象。

3. 新药类别划分不当及申报程序西化阻碍中药的研发进展

（1）新药类别划分不当：我国中药及天然药物研究申报新药的类别中，一类、二类中药新药申报的比例不到5%，而三类以下中药新药申报的比例占95%以上。《新药审批办法》中规定一类新药的"有效成分"为纯度90%以上，二类新药的"有效部位（群）"为含量50%以上，三类和四类新药为"有效提取物"。事实上，"有效部位"、"有效部位群"、"有效提取物"的概念和范围至今尚未有明确的定义，它们之间的区别很模糊，可以说只有量的差异而无质的不同。

（2）申报程序西化：由于历史原因，《新药审批办法》中未反映中医药理论的特殊性，相当一部分中药新药审批办法内容是借鉴美国FDA审批西药而制定的。从所要求的申报资料看，两种药的研究路线大致如下：

西药新药研究路线为：化学物质→药学研究→药效、毒理实验→临床试验。中药新药研究路线为：中药单方或复方→临床应用→药学研究（工艺、质量标准研究）→药效、毒理实验→临床试验。

由此可见，按申报要求，中西药的研究路线几乎相同。而事实上，中西药应用的理论体系有重大区别，如果只注重与世界"接轨"，而忽视建立一套符合中药研究发展的审批办法，将极大地遏制中药的发展和创新。

（三）完善中药及天然药物研发的对策

1. 建立以医药企业为研发主体的新模式　我国传统的药品研发模式必须转型，建立起以医药企业为研发主体的新模式，从而迅速提升我国医药行业的整体竞争力。以企业为主体的新药研发模式是未来的发展方向，但要真正实现尚需时日。一方面需要企业增强科研意识，加大科研的投入力度；另一方面需要政策予以引导。

2. 中药新药的研发必须与中医药理论和现代临床医疗实践密切结合　中医药理论指导下的中药新药研究，重视药物对机体的整体反应，辨证施治，讲究配伍用药以发挥其减毒增效、扬长避短的作用。新药作用的专一性不仅是针对某一特定的分子靶点，而且更重要的是药物所针对的"某一群体"或"某一个体"的整体作用。这一观念的转变，正与辨证论治的中医药临床理论相吻合。所以，中药新药的研发必须与中医药理论和现代临床医疗实践密切结合才能取得新的进展和成果。

3. 注重临床试验疗效在新药研究中的地位　规范中药临床研究，提高中药及天然药物申报在各期临床试验过程中的淘汰率，真正体现"以疗效为中心"的新药研发旨意。在申请初期临床试验时，对化学、生产和质控资料及药理和毒理资料要求不宜过多，但随着试验周期的深入，可以要求提供更多的各方面资料。比如，为了验证疗效的可靠性，可以强调使用同一批同一来源的药品，以消除产品差异和批间差异，以色谱指纹图谱控制供试品质量的稳定性和一致性。总之，要形成以临床疗效为中心的新药研发模式。

4. 中药新药类别的划分有必要做适当调整或补充　如能证明处方中的主要药效物质是新成分，新药研发时可列为一类新药；如处方中主要药效成分是已知的或尚不明确的，则将其列为二类或三类、四类新药，其中处方中全部中药均能同时建立定性鉴别和含量测定标准的，可作为二类新药；只有部分中药能建立定性鉴别和含量测定标准的，则视作三类新药或四类。无论几类新药，有效成分或标识性成分的转移率可制定一个量化的标准，这样既可有效地遏制三类复方中药新药研究的低水平重复，又可避免更可怕的高水平重复。

美国《植物药新药研究指南》不对植物药新药进行分类，这很值得我们借鉴。似乎也没必要将单方与中药复方的新药研发区分开来。单味中药本身也是一个小复方，有效物质可能是一个有效部位，也可能是由多个有效物质组成的有效部位。

四、中药、天然药物的主要成分类型

中药、天然药物中的化学成分种类繁多、数量巨大。同类型的化合物在理化性质、谱学特点、提取分离方法、生物活性及生物合成途径等方面具有一些共性。天然药物的化学成分可根据化学结构特点将其分为苯丙素类、醌类、黄酮类、萜类、甾体类和生物碱类等。根据化学成分的酸碱性将其分为酸性成分、碱性成分、酸碱两性成分和中性成分四类。根据化学成分的极性大小将其分为非极性成分（亲脂性、油溶性）、中等极性成分和极性成分（亲水性、水溶性）三类。根据有无活性可将其分为活性成分（或有效成分）及无效成分两类。有效成分是指具有生理活性或医疗效用的单体化合物，能用分子式和结构式表示，并具有一定的理化常数。如果尚未提纯而得到的是一个混合物，在药理和临床上称为"有效部位"或"有效部分"。无效成分即相对于某一疾病而显无效的化学成分，如糖类、蛋白质等。有效成分和无效成分的划分不是绝对的，如鞣质，在大多数中药中被视为无效成分，但在五倍子等中药中则被认为是有效成分，具有抗菌、收敛的作用。有些过去认为是无效成分，但现在发现了新的药用价值，如香菇多糖。无效成分又叫杂质，可分为水溶性杂质和脂溶性杂质。根据化学成分的生物合成途径，可将其成分分为一级代谢产物和二级代谢产物（次生代谢产物）两类。糖类、核酸、蛋白质等物质，是每种生物体中都含有的，且是维持生物体正常生存的必需物质，这类物质被称为一级代谢产物。而生物碱、黄酮、皂苷、萜类等，这些物质不是每种天然药物中都含有的，是生物体通过各自特殊代谢途径产生的，也不是维持生物体正常生存所需的，这类物质就称为二级代谢产物。因二级代谢产物往往具有特殊的生物活性，故在天然药物化学中主要介绍二级代谢产物。

（一）苯丙素类

含有一个苯环与三个直链碳连在一起为单位（C_6—C_3）构成的化合物通称为苯丙素类化合物（phenylpropanoids）。通常将苯丙素类分为苯丙酸类、香豆素类、木脂素类三类成分。在生物合成上，这类化合物多数由莽草酸通过苯丙氨酸和酪氨酸等芳香氨基酸，经脱氨、羟基化等一系列反应形成。例如，丹参中治疗心血管系统疾病的有效成分丹参素甲就属于苯丙酸类；秦皮中抗菌消炎的有效成分秦皮苷就属于香豆素类；五味子中具有保肝作用的有效成分五味子丙素就属于木脂素类。

（二）醌类

醌类化合物是一类具有醌式结构的化学成分，主要分为苯醌、萘醌、菲醌和蒽醌四种类型，其中以蒽醌及其衍生物尤为重要。用于治疗心脏病、高血压等疾病的辅酶 Q10 就属于蒽醌类，具有抗癌作用的胡桃醌就属于萘醌类，丹参中具有抗菌和扩张冠状动脉的有效成分丹参醌 Ⅱ A 就属于菲醌类，大黄中具有抗菌消炎的有效成分大黄酸就属于蒽醌类。

（三）黄酮类

泛指两个苯环通过中央三碳原子相互连接而形成的一系列化合物，即以 C_6—C_3—C_6 为基本碳架的一系列化合物。黄酮类化合物是一类重要的天然有机化合物，分布广、数量大，其不同颜色为天然色素家族增添了更多的色彩，生理活性也是多种多样。槐花米中含量很高且具有维生素 P 样作用的芦丁，在大豆中具有雌激素样作用的大豆素等都属于黄酮类。

（四）萜类

凡是由甲戊二羟酸衍生、且分子式符合（C_5H_8）$_n$ 通式的衍生物均称为萜类化合物，其烃类化合物常称为萜烯。含 10 个碳原子的称为单萜，含 15 个碳原子的称为倍半萜，含 20 个碳原子的称为二萜，依次类推。栀子中具有保肝作用的栀子苷属于单萜类，穿心莲中具有抗菌活性的穿心莲内酯属于二萜类。

穿心莲内酯（图 7-4）是中药穿心莲（*Andrographis paniculata*）的主要有效成分，为二萜类内酯化合物，分子式为 $C_{20}H_{30}O_5$，具有祛热解毒、消炎止痛的功效，对细菌性与病毒性上呼吸道感染及痢疾有特殊疗效，被誉为天然抗生素药物，但没有抗生素的耐药性。

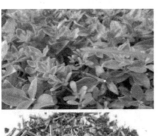
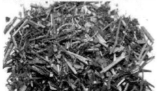
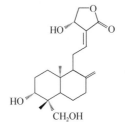

穿心莲内酯(andrographolide)

图 7-4　"植物抗生素"——穿心莲内酯

抗生素耐药性，是指引起疾病的微生物发生变化，对治疗它的抗生素产生耐药性，进而演化为耐药菌，过度使用和滥用抗生素会导致耐药菌发展壮大。抗生素耐药性是一项全球卫生危机，正在损害人类治疗传染病的能力，并阻碍医学方面的许多进步。而某些具有抗生素作用的天然药物，因不产生耐药性而备受关注。

（五）挥发油

挥发油又称精油，是存在于植物中的一类具有芳香气味、可随水蒸气蒸馏出来而又与水不相混溶的挥发性油状成分的总称。挥发油为一混合物，其组分较为复杂，以萜类成分多见，另外，尚含有小分子脂肪族化合物和小分子芳香族化合物。在低温时，挥发油中常可有固体物质（为油的组成之一）析出，这种析出物习称为"脑"，如薄荷油中析出薄荷脑，桂皮油中析出桂皮醛，樟油中析出樟脑等。

（六）甾体类

甾体是广泛存在于自然界中的一类天然化学成分，包括植物甾醇、胆汁酸、C_{21} 甾类、昆虫变态激素、强心苷、甾体皂苷、甾体生物碱等。甾体化合物具有环戊烷多氢菲的基本骨架结构母核。其中 C_{21} 甾是一类含有 21 个碳原子的甾体衍生物，是目前广泛应用于临床的一类重要药物。例如，许多强心类药物和治疗心血管疾病的药物都属于甾体类。

（七）生物碱类

生物碱是指一类来源于生物界（以植物为主）的含氮类有机物，多数生物碱分子具有复杂的环状结构，且氮原子在环状结构内，大多呈碱性，一般具有生物活性。例如，麻黄中具有止咳平喘的麻黄碱，黄连中具有抗菌消炎作用的小檗碱，秋水仙中具有抗癌作用的秋水仙碱等就属于生物碱类。

总之，由于天然药物化学成分的多样性，才使得天然药物具有各种各样的生物活性，进而具有广泛的临床应用。

五、备受关注的中药与天然药物品种

（一）备受关注的中药

1. 人参 人参（图 7-5）为五加科多年生草本植物人参（*Panax ginseng* C. A. Mey.）的干燥根和根茎，是闻名遐迩的"东北三宝"之一，自古以来享有百草之王的美誉。其性微温，味甘、微苦，归脾经、肺、心、肾经。具有大补元气、复脉固脱、补脾益肺、生津止渴、安神益智之功效，是传统的具有补益作用的中药。人参炮制品有生晒参、红参和糖参等，其主要活性成分为人参皂苷等。由于对野生资源的过度采挖，现已很少见到野生的人参（又叫野山参），多为人工栽培参（称为"园参"）。

西洋参（图 7-5）又称"花旗参"，为西洋参（*Panax quinquefolium* L.）的干燥根，主要产于美国北部及加拿大，我国有引种。其作用与人参的区别在于人参补气助火，西洋参滋阴降火。西洋参适用于气虚阴亏、虚热烦倦、咳喘痰血、内热消渴、口燥咽干等症。主要功效有提神、健脑、镇静、抗疲劳、提高免疫力及应激力等。

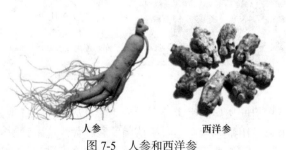

人参　　　　　　西洋参

图 7-5　人参和西洋参

2. 冬虫夏草　冬虫夏草为麦角菌科（Clavicipitaceae）真菌冬虫夏草菌[*Cordyceps sinensis*（Berk.）Sacc.]寄生在蝙蝠蛾科昆虫幼虫上的干燥子座及幼虫尸体的复合物。蝙蝠蛾的幼虫在土中生活，其间有的感染冬虫夏草菌孢子，孢子在虫体内生长至幼虫死亡，并形成菌核，至第二年夏季，从虫体头部长出似草的子实体。从外形上看，冬虫夏草虫体呈金黄色、淡黄色或黄棕色，又因价格昂贵而有"黄金草"之称。冬虫夏草含有虫草素、虫草酸、氨基酸、嘌呤和嘧啶等成分，具有抗衰老、增强免疫力、抗肿瘤、抗炎、中枢镇静和抗惊厥等作用。

现代生活中，冬虫夏草的药膳更为人们所欢迎。服用冬虫夏草补虚，要因人因病而异，或单药服用，或配合他药同用。冬虫夏草可以煎水、炖汤、做成药膳服食，也可泡酒、泡茶等。

3. 石斛　石斛为兰科石斛属（*Dendrobium*）多年生草本植物，是我国传统名贵中药，在《神农本草经》《道藏》《本草纲目》《备急千金药方》等诸多古典医书中均有记载，并将其列为"上品"。据历代本草记载，石斛具有滋阴清热、生津益胃、润喉明目、延年益寿、补五脏虚劳瀛瘦，强阴和除虚热等之功效。道家经典《道藏》把石斛与天山雪莲、三两人参、百二十年首乌、花甲之茯苓、苁蓉、深山灵芝、海底珍珠、冬虫夏草等列为中华"九大仙草"，且被列为中华九大仙草之首（图7-6）。

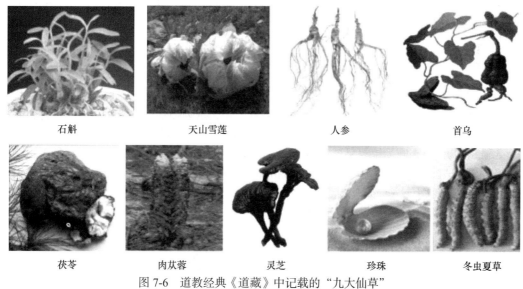

石斛　　　　天山雪莲　　　　人参　　　　首乌

茯苓　　　　肉苁蓉　　　　灵芝　　　　珍珠　　　　冬虫夏草

图7-6　道教经典《道藏》中记载的"九大仙草"

现代研究表明，石斛的活性成分主要有生物碱、氨基酸及多糖类等化学成分。药理研究表明，石斛在提高人体免疫能力、抗衰老、抗肿瘤、改善糖尿病症状、治疗萎缩性胃炎等方面有显著疗效，特别是近年用于消除癌症放疗、化疗后的副作用和恢复功能方面，效果十分明显。

石斛为《中国药典》收载品种，主要包括霍山石斛（又称米斛）、铁皮石斛、铜皮石斛等品种。在所有石斛产品中，霍山产石斛 [包括霍山石斛（又称米斛）、铁皮石斛及铜皮石斛] 最佳，是石斛中的极品，享誉东南亚和我国香港、澳门、台湾等地。《神农本草经》记载，"石斛生六安山谷水旁石上，七月八月采茎阴干"，这是历代本草中对石斛产地及生境的最早记载。在霍山产的主要三种石斛品种中，霍山石斛（*Dendrobium huoshanense*，米斛）最为稀少珍贵，自古就被医家推崇为入药石斛中的珍品，被称为"救命仙草"、"软黄金"、"植物黄金"，在《本草纲目》《中华大药典》等医学典籍中对米斛进行了详细记载及描述。目前，在粤港澳及东南亚市场销售的石斛极品中，多数冠以霍山石斛之名销售。

4. 三七　又名田七，为五加科植物三七[*Panax notoginseng*（Burk.）F.H. Chen]的干燥根和根茎，主根通称"三七"，主产于云南文山。三七是中药材中的一颗明珠，清朝药学著作《本草纲目拾遗》中记载："人参补气第一，三七补血第一，味同而功异等，故称人参三七"。三七也是我国最早的药食同源植物之一，其性温，味甘、微苦，归肝、胃经；具有散瘀止血，消肿定痛之功效；用于咯血、吐血、衄血、便血、崩漏、外伤出血、胸腹刺痛、跌扑肿痛。扬名中外的中成药"云南白药"和"片仔癀"均以三七为主要原料制成。

三七的主要成分为三萜皂苷，包括三七皂苷和人参皂苷。现代药理表明，三七还具有降血压、改善微循环、抗炎抗衰老、抗肿瘤、促进蛋白质合成等作用，素有"金不换"、"南国神草"之美誉。

5. 青蒿 青蒿为菊科植物黄花蒿（*Artemisia annua* L.）的干燥地上部分。青蒿在中国已有数千年的药用历史，中药青蒿治疗疟疾在 2000 年前的汉代医书已有记载（最早见于公元 340 年间的东晋《肘后备急方》）。青蒿现今被视为救治非洲数百万疟疾患者的灵丹妙药，其主要含有倍半萜类（青蒿素、青蒿酸、青蒿醇、青蒿酸甲酯等）、黄酮类、香豆素类、挥发性成分及其他 β-半乳糖苷酶、β-葡萄糖苷酶、β-谷甾醇等。我国女科学家屠呦呦因从青蒿中成功提取青蒿素用于疟疾的治疗而获得 2015 年诺贝尔生理学或医学奖。

屠呦呦教授回忆，当年选定青蒿作为研制抗疟特效药之前，她尝试了 200 多种中草药材，提取方式加起来达 380 多种。青蒿被圈定后，选择最佳的部位又经历了数不清的试验，终于在实验室观察到青蒿素对鼠疟、猴疟原虫的抑制率达到了 100%。一项特殊历史时期的任务，就这样转化成了全人类对抗疾病的灵丹妙药。毫无疑问，青蒿素的发现是集体协作的结晶，但屠呦呦起到了关键作用：用乙醚提取青蒿中抗疟有效成分的方法，突破了此前水煮法和乙醇提取法的瓶颈。据世界卫生组织前几年的一项统计，疟疾当前仍然是人类的最大杀手之一。以青蒿素为基础的复方药物，如今已是世界疟疾治疗的首选药物，"在全球特别是发展中国家挽救了数百万人的生命"。作为青蒿素研发成果的代表性人物，屠呦呦获得国际科学界的赞誉，既是中国科学家得到的认可，也是中医药对人类健康事业做出巨大贡献的具体体现。

6. 银杏叶 银杏叶为银杏科植物银杏[*Ginkgo biloba* L.]的干燥叶。银杏是现存种子植物中最古老的孑遗植物，和它同纲的所有其他植物都已灭绝，号称活化石，是我国特有植物。银杏树又名白果树，生长较慢，寿命极长，自然条件下从栽种到结果要二十多年，四十年后才能大量结果，因此别名"公孙树"，有"公种而孙得食"的含义，是树中的老寿星，古称"白果"。银杏树具有欣赏、经济、药用价值，全身都是"宝"。

银杏叶中含有萜类、生物碱、黄酮类、酚类、多种氨基酸和微量元素，具有改善微循环、降血压调血脂、清除自由基、抗癌等作用；还能增加脑血流量，对脑细胞损伤具有明显的保护作用。银杏叶的保健品有银杏叶茶和银杏叶胶囊。

银杏的成熟种子——白果也具有很高的药用价值，白果主要有润肺平喘、行血利尿等功效，可以治疗结核、哮喘病等。白果还具有良好的保健功能，人们常以它为原料制作药膳进补或调理。但是白果有小毒，一般不主张盲目使用，过量食用可能会引起中毒反应。

7. 木通 木通为木通科植物白木通[*Akebia trifoliata*（Thunb.）Koidz. var. *australis*（Diels）Rehd.]、木通[*Akebia quinata*（Thunb.）Decne.]或三叶木通[*Akebia trifoliata*（Thunb.）Koidz.]的干燥藤茎。木通味苦、性寒，归心、小肠、膀胱经。具有利尿通淋、清心除烦、通经下乳之功效，用于淋证、水肿、心烦尿赤、口舌生疮、经闭乳少、湿热痹痛。木通因其很好的利尿功效而被广泛应用。

目前临床上常见的木通类药材有木通、川木通、关木通和淮通，虽然都冠以木通之名，但是他们的科属不同，药性和毒性差别很大，临床使用上一定要加以区分。关木通为马兜铃科植物东北马兜铃[*Aristolochia manshuriensis* Kom.]的干燥藤茎，淮木通的原植物为马兜铃科马兜铃属植物宝兴马兜铃[*Aristolochia moupinensis* Franch]。由于马兜铃科植物含有损坏人体肾脏的马兜铃酸，毒性较大，现已禁止使用。而木通和川木通的原植物是木通科，不含马兜铃酸，《神农本草经》中所记载的木通为木通科的木通，其性无毒。1998 年布鲁塞尔自由大学医学院肾脏学系 J. L. Vanherweghem 教授首次发表关于中草药肾病的临床观察报告，而导致这个旷世空前的医学灾难和人道主义灾难的罪魁祸首是含有马兜铃酸的中药，如关木通。

长期以来中草药的毒副作用被低估，加上一些商业公司的扭曲广告宣传，很多人认为中药制剂无任何毒副作用。以至一部分中草药的被滥用、过量饮用和过长时间应用，从而导致造成肝脏、肾脏等器官损害，严重者危及生命。其实在我国历代本草和现代药典中都指出，相当一部分中草药是具有毒性的，并将其毒性分为"大毒"、"小毒"或"有毒"。为了减少毒副作用，总结出了中药应用中的"十八反、十九畏"等配伍禁忌原则。所有药物都存在治疗作用和不良反应，"是药三分毒"，中药也不例外，中药治疗应讲究适应证、禁忌证，合理配伍、合理剂量、合理疗程，只有正确使用才能降低毒性。

（二）备受关注的天然药物

1. 青蒿素

（1）青蒿素类药物的发展史：青蒿素（artemisinin，分子式为 $C_{15}H_{22}O_5$），又名黄花蒿素、黄花素、黄蒿素，是从植物黄花蒿茎叶中提取的有过氧基团的倍半萜内酯药物。青蒿素是我国首创的一种抗疟新药，是从我国民间治疗疟疾草药黄花蒿中分离出来的有效单体。它的研究始于 20 世纪 60 年代中期，在周总理亲自批示下，数百名科学家经过坚持不懈的深入研究而取得的成果。青蒿素是由我国科学家自主研究开发并在国际上注册的为数不多的一类新药之一，被世界卫生组织评价为治疗恶性疟疾唯一真正有效的药物。

由于青蒿素不溶于水，在油中溶解度也不大，其剂型仅为栓剂，生物利用度较低，影响了其药效的发挥。从 20 世纪 80 年代中期起，国内就开始研制青蒿素衍生物及复方。我国又研制成功青蒿琥酯、蒿甲醚和双氢青蒿素 3 个一类新药，青蒿琥酯、蒿甲醚可以口服和注射，而双氢青蒿素则可用于口服和栓剂。国内还开展了抗疟复方的研制，研制出了复方双氢青蒿素和复方蒿甲醚。目前已上市品种有双氢青蒿素制剂、青蒿琥珀酸酯制剂、蒿甲醚制剂和复方蒿甲醚等。

（2）青蒿素类药物的药理特点：青蒿素类药物主要用于控制疟疾症状，而对于预防和控制复发基本上无作用。经药理学及临床研究，青蒿素类药物已经得到世界范围的广泛认同，它们具有很强的抗疟原虫活性，并对恶性疟具有特殊疗效。它们对红细胞内期疟原虫有杀灭作用，而对红外期和继发性红外期无影响。其抗疟机制也很独特，它们主要作用于滋养体的膜结构，使食物泡膜、线粒体膜、核膜和内质网等发生改变，最后导致虫体结构裂解。

（3）青蒿素的资源情况：青蒿素的来源主要是从黄花蒿中直接提取得到，或提取黄花蒿中含量较高的青蒿酸，经半合成得到。其全合成的工艺复杂，成本太高；组织培养则因技术和实际应用投入产出比等原因尚不成熟。目前除黄花蒿外，尚未发现含有青蒿素的其他天然植物资源。据国家有关部门调查，在全球范围内，目前只有中国重庆酉阳地区武睦山脉生长的黄花蒿才具有工业提炼价值。对这种独有的药物资源，国家有关部委从 20 世纪 80 年代开始就明文规定对青蒿素的原植物、种子、干鲜全草及青蒿素原料药一律禁止出口。在青蒿素的科研开发中，只鼓励有实力的中国企业参与。因此，无论从资源还是研发上讲，我国具有明显的优势。

（4）青蒿素类药物的市场前景：当前，作为有全球 90% 以上疟疾病例的非洲大陆，90% 以上的非洲国家药品依赖进口。青蒿素类药物正好在抗氯喹原虫耐药株恶性疟等方面具有较大的优势。正如世界卫生组织热带传染病机构负责人戈达所说，青蒿素衍生物是当前治疗疟疾的换代新药。专家预测，该类药物将会以极快的速度取代奎宁、氯喹等传统抗疟药而跃升为未来的主流药物，将在世界抗疟药领域占领 3～5 成市场，青蒿素产业正在受到世界各国的广泛关注，已成为一个具有巨大市场前景的产业。

2. 紫杉醇

（1）紫杉醇的来源与发现过程：紫杉醇（英文名：taxol，paclitaxel）别名泰素、紫素、特素，化学名为 5β，20-环氧-1，2α，4，7β，10β，13α-六羟基紫杉烷-11-烯-9-酮-4，10-二乙酸酯

-2-苯甲酸酯-13[（2′R，3′S）-N-苯甲酰-3-苯基异丝氨酸酯]，分子式 $C_{47}H_{51}NO_{14}$。

紫杉醇来源于红豆杉科红豆杉属常绿针叶植物红豆杉（又名紫杉，*Taxus chinensis*）。红豆杉是第四纪冰川遗留下来的世界珍稀濒危物种，民间用于治疗胃病、高血压、糖尿病等。人们在利用红豆杉时，并没有完全认识到它的价值，大家只知道红豆杉是长寿植物，在自然界没有见过老死的红豆杉，只有被砍死的红豆杉（我国最大的红豆杉之王，生长三千余年，于 2000 年被砍伐）。红豆杉提取分离的紫杉醇是人类生命的第一杀手——"癌症"的克星。近来研究发现，某些树皮内生真菌中也能合成紫杉醇。

（2）抗肿瘤药理作用：微管是真核细胞的一种组成成分，它是由两条类似的多肽（α 和β）亚单位构成的微管二聚体形成的。在正常情况下，微管和微管蛋白二聚体之间存在动态平衡。紫杉醇可使二者之间失去这种动态平衡，诱导和促进微管蛋白聚合，防止解聚，稳定微管。这些作用导致细胞在进行有丝分裂时不能形成纺锤体和纺锤丝，抑制了细胞分裂和增殖，从而发挥抗肿瘤作用。

1979 年，爱尔伯特·爱因斯坦医学院的 Susan Horwitz 报道了紫杉醇独特的活性作用机制，这使它进入了成为一类新的肿瘤化疗药的雏形阶段。另外，紫杉醇还能在细胞中诱导形成特异的微管蛋白束。约翰·霍普金斯大学医学院报道了紫杉醇对晚期卵巢癌的惊人疗效。同年，施贵宝公司被美国国家癌症研究所指定为合作伙伴，共同对紫杉醇进行开发，使其产业化。1992 年 12 月，紫杉醇通过了美国 FDA 的批准，成为晚期卵巢癌的治疗药物，随后又批准用于治疗乳腺癌。今天，紫杉醇已经被成功地广泛应用于对包括乳腺癌、肺癌、卵巢癌、卡波氏肉瘤在内的多种恶性肿瘤的治疗。而且紫杉醇对其他肿瘤的疗效正在被进一步研究，测试证明它对其他的多种肿瘤也有潜在的疗效。紫杉醇是至今所知的治疗卵巢癌和乳腺癌最有效的药物。

（3）国家对红豆杉发展的政策：国家林业局明确的批示，红豆杉为我国一级保护树种，兼有很好的生态效益和极高的经济价值，国家支持在适当范围大力营造红豆杉林，社会各界以承包、租赁、拍卖、股份制合作等多种经营形式参与营造绿化事业，应予以提倡和鼓励。以南方红豆杉芽为外植体，选取疏松、浅绿色或白色的愈伤组织进行体外培养以提高紫杉醇的含量。

3. 白藜芦醇

（1）白藜芦醇的来源：白藜芦醇（resveratrol）化学名称为（e）-3，5，4-三羟基二苯乙烯。白藜芦醇是多酚类化合物，在 1940 年首次发现白藜芦醇，20 世纪 70 年代首次发现葡萄中含有这种物质，后来人们发现虎杖、花生、桑椹等植物中也含有这种成分。天然白藜芦醇是一种天然活性成分，它能以游离态（顺式、反式）和糖苷结合态（顺式、反式）等形式在植物中分布及生物合成，且均具有抗氧化效能，其中反式异构体的生物活性强于顺式。

1992 年在商业葡萄酒中首次发现白藜芦醇。国外的大量研究证明，白藜芦醇是葡萄酒（尤其是红葡萄酒）中最重要的功效成分。但是，并不是所有的红葡萄酒中都有这种成分，勾兑酒和劣质酒中是测不出的。因为白藜芦醇是葡萄藤为了抵御真菌入侵而产生一种植物抗毒素，产生后在葡萄皮里存留。只有按照传统方式带皮酿造的红酒，葡萄皮里的白藜芦醇才会在酿造过程中被逐渐产生的乙醇所溶解。一般认为反式白藜芦醇是红酒能抗动脉粥样硬化症和冠心病的重要成分。因此，葡萄酒中白藜芦醇含量的高低就决定了葡萄酒健康功效的强弱。不同葡萄品种的白藜芦醇含量差异很大。根据美国康乃尔大学园艺系教授克雷西博士（Dr. Leory Creasy）的研究，原产法国波艮第地区的黑皮诺葡萄，所含白藜芦醇的浓度最高。原产波尔多地区的美乐和赤霞珠，也有相当高的含量。除了葡萄品种，葡萄产地也影响白藜芦醇的含量。在寒冷潮湿地带种植的黑皮诺，尤其是在收获季节阴冷潮湿的地段，由于其条件有利于真菌侵染，黑皮诺的葡萄藤就会产生更多的白藜芦醇来维护自体的健康。据克雷西博士的研究，来自美国芬格湖产区的黑皮诺葡萄酒，白藜芦醇含量最高，甚至超过黑皮诺的原产区法国波艮第的同类葡萄酒若干倍。此外，花生红衣与花生仁中也含有相当多的白藜芦醇。

到目前为止至少已在 21 科 31 属的 72 种植物中发现了白藜芦醇。白藜芦醇主要来源于蓼科（Polygonaceae）植物虎杖（*Polygonum cuspidatum* Sieb. et Zucc.）的干燥根茎和根，葡萄科（Vitaceae）植物葡萄（*Vitis vinifera*）果实的皮和籽，豆科（Fabaceae）植物花生（*Arachis hypogaea*）的种子等。

（2）白藜芦醇的药理作用：白藜芦醇是一种生物性很强的天然多酚类物质，是一种天然的抗氧化剂，可降低血液黏稠度，抑制血小板凝结和血管舒张，保持血液畅通，可预防癌症的发生及发展，具有抗动脉粥样硬化和冠心病，缺血性心脏病，高血脂的防治作用。抑制肿瘤作用的同时还具有雌激素样作用，可用于治疗乳腺癌等疾病。白藜芦醇还可对骨质疏松、痤疮及老年痴呆症有预防作用，具有抗病毒及免疫调节作用。对人体内部一种单体抗衰老酶起作用，进而发挥预防各种年龄相关疾病、延长预期寿命的潜在作用。

1998 年美国艾尔·敏德尔编撰《抗衰老圣典》时，将白藜芦醇列为"100 种最热门有效抗衰老物质"之一。迄今美国宇航局已将花生定为航天食品，常吃花生制品，可缓解心血管疾病，降低血脂，延缓衰老。白藜芦醇保健食品将会成为 21 世纪营养健康的新时尚。

（3）白藜芦醇与现代生活：由于白藜芦醇具有多种生物和药理活性，使其广泛应用于食品、医药、保健品、化妆品等领域。白藜芦醇具有优良药理活性和保健功能，其市场需求很大且与日俱增，目前已有大部分国家和地区都开发了白藜芦醇及其制品。美国已把白藜芦醇作为膳食补充剂，日本已将从植物提取的白藜芦醇作为食品添加剂，中国已将含白藜芦醇的植物提取物制成降脂美容的天然保健食品。

4. 穿心莲内酯

（1）穿心莲内酯的来源：穿心莲内酯（andrographolide），分子式为 $C_{20}H_{30}O_5$，爵床科植物穿心莲的主要有效成分。本品为二萜类内酯化合物，难溶于水，通常仅能口服给药。

（2）药理作用：具有祛热解毒、消炎止痛之功效，对细菌性与病毒性上呼吸道感染及痢疾有特殊疗效，被誉为天然抗生素药物。临床上应用较为广泛的穿琥宁针、炎琥宁针、莲必治针是本类的代表性药物，已被国家卫生和计划生育委员会及国家中医药管理局列为急诊科必备药品之一。

5. 小檗碱

（1）小檗碱的来源：小檗碱又称黄连素，属于异喹啉类季铵生物碱，分子式为 $C_{20}H_{18}NO_4$，存在于黄连、黄柏、三颗针等植物中，现已通过人工合成获得。

（2）药理作用：小檗碱对溶血性链球菌、金黄色葡萄球菌、淋球菌和弗氏、志贺氏痢疾杆菌等均有抗菌作用，并有增强白细胞吞噬作用，对结核杆菌、鼠疫菌也有不同程度的抑制作用，对大鼠的阿米巴菌也有抑制效用。小檗碱在动物身上有抗箭毒作用，并具有末梢性的降压及解热作用。小檗碱的盐酸盐（俗称盐酸黄连素）已广泛用于治疗胃肠炎、细菌性痢疾等，对肺结核、猩红热、急性扁桃体炎和呼吸道感染也有一定疗效。中医常用黄连、黄柏、三颗针及十大功劳等作清热解毒药物，其中主要有效成分即小檗碱。

近年来，中国科学家与临床医师联手，从分子水平揭开了小檗碱降低血中胆固醇和三酰甘油的奥秘，研究成果发表在世界权威杂志 *Nature Medicine* 上，受到国际同行的高度重视和评价，这是发掘祖国医药宝库中的一个重要事件，标志着中国天然药物研究正逐步获得领先世界的成就。

6. 吗啡

（1）吗啡的来源：几千年前，在古希腊、埃及、罗马的史书就有罂粟的使用记载，当良效药物寥寥无几时，人们就已知道吗啡（morphine）能够显著缓解重度疼痛，因此人们将吗啡成为"上帝自备之药"。吗啡的探究历程可以看成是天然药物研究的缩影，1806 年德国化学家 Friedrich Sertürner 首次将其从鸦片中分离出来，由此奠定了吗啡的现代药理学基础，使得将天然药物发展成标准化药物成为可能。当时年仅 23 岁的 Sertürner，在对鸦片的反复研究中发现，黑色鸦片中竟能分离出一种白色的生物碱，他认为这种白粉很可能是一种重要的药品。于是，他将这一种白粉放入狗食中进行试验。结果发现，吃了带有这种白粉狗食的狗都很快昏倒在地，他用木棍打这些狗，这些狗竟然毫无所知。而一些吃了不加这种白粉狗食的狗，却活蹦乱跳，活动毫无异样。为了进一步证实这种白粉的效果，Sertürner 不惜冒着生命危险，亲自做人体试验。当他服用一定剂量的白粉后，竟然也像那条做试验的狗那样晕厥过去，差一点丧了命。所幸的是，最终还是醒了过来。由于吃了这种白粉后会产生一种想入非非的感觉，所以，Sertürner 就将这种白粉，以希腊睡梦之神摩耳甫斯（Morpheus）的名字命名为"吗啡"（morphium）。

自 20 世纪 70 年代初，研究发现脑中存在阿片受体，各种镇痛药与受体的亲和力和镇痛效果有关。1954 年科学家首次提出体内存在吗啡受体，1973 年人们终于在动物体内找到吗啡受体，1974 年发现脑内分布着与阿片受体分布相似的脑啡肽，并首次从哺乳动物脑内发现 2 种五肽。

（2）药理作用：吗啡为阿片受体激动剂，其衍生物盐酸吗啡是临床上常用的麻醉剂，有极强的镇痛作用，多用于创伤、手术、烧伤等引起的剧痛，也用于心肌梗死引起的心绞痛，还可作为镇痛、镇咳和止泻剂。吗啡的二乙酸酯又被称为海洛因，但其最大缺点是易成瘾。这使得长期吸食者无论从身体上还是心理上都会对吗啡产生严重的依赖性，造成严重的毒物癖，从而对自身和社会均造成极大的危害。吗啡和海洛因，在给临床带来巨大用途的同时，也在吞噬着一个又一个的灵魂，成为人类的"文明杀手"。

第三节　中药与天然药物学前沿研究动态及发展方向

一、中药与天然药物主要研究动态

具有五千年历史的中医药，是中华民族优秀传统文化的重要组成部分。中药因其源自天然，毒副作用相对较小，且具有保健、预防、治疗、康复等综合作用，为人类的医疗保健和生存繁衍做出了重要贡献。但是，中药和天然药物目前也面临越来越多的从理论到临床方面的问题。例如，人类疾病谱已经由过去的传染性疾病为主转变为现代身心疾病为主，而且现代疾病对人类更具威胁。化学药物对许多慢性及身心性疾病无能为力，其毒副作用和抗药性也常常难以克服，对于新出现的疾病，诸如艾滋病和其他一些世界疑难病症，化学药已显得力不从心。随着时代的发展，健康概念被赋予了新的内涵，亚健康状态（即介于健康与疾病之间的生理功能低下的状态，又称作"第三状态"）及其危害引起人们的广泛关注，而仅仅依靠化学药物解决亚健康状态问题是不够的，甚至是无能为力。同时，随着人们生活水平的提高，人们对生命质量和长寿的渴望日趋强烈，而单纯依靠化学药物难以满足人们的这些追求。人类的医学模式开始由单纯的"生物医学"向"生理-心理-社会医学"转变；由单纯的治疗疾病向预防、保健、治疗、康复相结合的模式转变。

近年来，随着人们崇尚自然、回归自然的潮流的兴起，传统天然药物日益展现出巨大的开发潜力和产业前景，已成为世界医药产业的重要发展方向之一。它的发展也代表了中国文化精粹的传承和发扬。中药和天然药物正在世界范围内引起高度重视，尤其是近年来西方发达国家逐渐开始接受天然复方药物，为中药的现代化发展提供了新的机遇和挑战。在工业化、信息化的当今社会，中药的现代化发展也是势在必行。

（一）中药现代化概念

"中药现代化"的概念和目标虽然已经提出了 30 年，但直到 20 世纪 90 年代中后期才形成真正意义上的"中药现代化"。2007 年初，科技部、卫生部、国家中医药管理局、国家食品药品监督管理局等国务院十六个部门共同制定了《中医药创新发展规划纲要（2006—2020 年）》，该纲要要求将传统中医药实现现代化。

广义的中药现代化的内容包括：首先研究对象必须是中药（天然药物），且仍然是在中医药理论指导下应用；中药现代化需要对中药的基本内容给予现代科学的宏观阐述和微观解释。总之，中药现代化就是将传统的中医药理论、优势及特色与现代科学技术相结合，并借鉴国际通行的医药标准和规范，研究出优质、高效、安全、稳定、质量可控、服用方便，并具有现代剂型的新一代中药，符合国际市场准入要求的中药（天然药物）产品，以适应当代社会发展的需要。

狭义的中药现代化是指根据中医药理论，应用现代科学技术、新工艺、新辅料、新设备研究现代中药和天然药物。其具体的研究内容包括：中药理论现代化、中药质量标准和规范的现代化、中药生产技术的现代化、中药文化传播的现代化和提高中药产品国际市场份额等。

（二）实现中药现代化的目的和意义

利用现代科学技术，实施中药现代化科技产业行动，改造和重组我国传统中药产业，建立国际认可和广泛接受的现代中药研究、开发和生产体系，能够极大提高我国中药产品的现代科技含量和市场竞争能力，使其成为我国新的经济增长点，进而推动医药产业向我国支柱性产业方向发展。

在化学药品研究与开发难度日益增大的情况下，通过建立和完善中药研究开发过程中的一系列标准规范，并争取成为国际公认的传统药物研究开发的标准规范，研制安全有效、质量可控的现代中药，进军国际医药主流市场。

在现代科学技术飞速发展的今天，通过现代科学技术对中医药的科学内涵进行证明和阐述，将不断提高中医药的学术水平，拓展自身的生存空间。在继承的同时进行创新，以获取和保护知识产权。中药现代化科技产业行动的成功，对现代科学相关学科的发展将会产生巨大的启迪和促进作用。

（三）实现中药现代化的措施

针对不同的环节，中药现代化可采取不同的途径和对策。最主要的应该是实现中药现代科学化、推进中药产业化国际化。

1. 加强中药和天然药物药效物质基础的研究　中药和天然药物药效物质基础是制约中药现代化发展的瓶颈，也是中药和天然药物研究的热点和难点。任何一种中药（主要是植物药）所含成分成百上千，中药复方成分更是复杂多样，因此，可采用"去粗取精、去伪存真"的方法筛选活性物质，在肯定其药效的情况下，可采用现代分离纯化技术除去中药中是无效及有害成分，最大限度地保留其有效成分，阐明中药药效物质的化学结构、含量及作用机制。

2. 加强中药和天然药物提取分离、分析技术平台的建设　建立规范化的中药和天然药物提取分离、分析技术平台，是中药现代化的重要基础，也是中药现代化的重要标志。在中药现代化中，一方面要积极采用新方法、新技术、新工艺，加强对新技术应用的科学性和合理性等基础研究；另一方面对简单易行的中药传统提取分离分析技术实现规范化、自动化和智能化改造和提升，以保证制剂质量和临床疗效的稳定性。

建立中药系列标准和规范，可以借鉴国际通用的医药标准和规范，主要包括：《药材生产质量管理规范》（GAP）、《药品非临床研究质量规范》（GLP）、《药品临床试验质量管理规范》（GCP）、《药品生产管理规范》（GMP）、《药品经营质量管理规范》（GSP）、《药品使用质量管理规范》（GUP）等，逐步建立并成为传统药物研究开发的国际标准与规范。

3. 加强新药开发的临床试验　在中药和天然药物研制和评审中，重基础（药学、药理、毒理）轻临床的现象普遍存在，新药临床试验中心地位尚未得到应有的重视，新药上市后的临床再评价更是稀有。鉴于中医药的优势与劣势，目前中药新药临床试验普遍采用与西药相同的策略，可能会抹杀中医药治病的特色和优势，损害中医药医疗地位和作用。为了突出中医药的特色和优势，中医药临床适应证定位及临床试验方案设计非常重要。中医药长于对证治疗，也可对症治疗，但全能型的对病治疗已很难奏效。中药临床试验治疗方案既可采取单独治疗，更应考虑联合治疗；既可重在对抗治疗，也可强化辅助治疗。中医药治疗指数既要重视有效性，也要重视安全性；既要考察近期效果，更要考虑远期效果；既要治标，更要治本。

（四）符合现代化的药物品种的基本特征

针对现代医学对于药品的要求，现代化的中药品种应该具备如下特征：①疗效肯定的中药（天然药物）制剂；②制剂工艺比较先进、剂型易于被患者接受；③组方比较简单，药效成分及药理作用机制明确；④处方中单位中药的化学成分基本清楚，无有毒成分，易于进行质量控制和稳定性研究。

总之，振兴中医药，实现中药现代化的关键是中药或天然药物中所含药效物质基础的探明，这主要是《天然药物化学》的研究内容。同时，实施产学研结合，有利于推进中药现代化。制药企业与中药科研院所科研、技术合作，研制中药新药，将科研成果尽快产业化。在进行中药研究时，还需要加强对中药知识产权保护，不仅对名称、外观形状和包装等外部特征进行保护，还要对中药产品技术实施保护，同时对中药的处方也要进行保护。

二、中药与天然药物发展方向

（一）研究和开发现代中药

1. 中药与天然药物是我国的优势，临床经验和资源丰富　中药在我国有 5000 多年的历史，临床经验十分丰富，且有系统完善的中医理论为指导，为中药的现代研究奠定了坚实基础。我国现有的中草药种类已达 12 807 种，其中植物类药物达到 11 146 种，为我们科技工作者提供了非常丰富的资源。新中国成立以来，经过我国广大科技工作者的精心研究，也创制了一批从传统药物中发现的化合物，我国自己成功研究制作了几十种新药，如青蒿素、靛玉红、石杉碱甲等，事实证明这样的研究是可行的，也是新药研发的一条捷径。

2. 我国有种类非常繁多的中成药　在临床上，我国拥有数目庞大的中成药制剂。有些产品经过长期的临床应用，已经证明其具有良好的疗效和可靠的质量，但是相关的基础研究工作还不能通过国际上的认可，因此我们可以对其进行重新评价，经过严格的科学实验，提供科学依据，已达到其现代化。

3. 中药复方的二次开发　我国自古以来复方药物非常多，但是这些复方药物的有效成分、药效、质控及作用机制等大多缺乏现代科学的量化标准，中药材的质量优劣更是参差不齐。在安全、有效、均匀、稳定等方面缺乏规范和标准。因此，需要利用现代科学手段对有关的复方药物所用药材的质量、有效组分、制备工艺、质量标准、药效、药理、给药方式等做大量的研究，以便利用多学科的协同作战，开发出安全有效、低毒的新型中药。

4. 中药剂型亟待改进　传统的中药剂型已经陈旧落后，研究开发能适应市场需要，并充分发挥中药制剂药效的中药新剂型，对开拓中药市场起着非常重要的作用。因此研究开发中药新剂型，提高中药产品的使用和疗效水平，这是我们面临的又一个重要问题。

（二）建立我国中药与天然药物的现代研究体系

现代中药的研制与开发需要充分的基础研究工作的支持，也需要严格可行的标准规范的约束，需要一批既懂中医理论，又懂现代科学技术高水平的科技人员，也需要有符合标准规范条件的单位进行验证和评价。因此，建立中药与天然药物的现代研究体系是中药走向国际化和现代化的基础。

当今人类社会正大规模高速度进入信息时代，近 20 年来建立药用植物及天然药物数据库和信息系统的工作已在国际上引起广泛重视，美国芝加哥伊利诺大学药学院从 20 世纪 70 年代中期开始建立规模庞大的信息系统，该系统主要收集全世界发表的天然产物中活性成分及相关信息。经过多年的努力，我国中医药界已建成中医药文献数据库。

另外，利用人工智能开发研制中药新药也已收到广泛重视，在中药药理学的研究也引入了计算机图像分析处理技术，这对于建立客观规范的药理实验评价指标体系具有重要意义。

（三）加强生物技术在中药与天然药物中的应用

生物技术是一门应用生物研究成果以工程手段增加数量和提高质量，从而满足人类日益增长的对生物制品的需求技术。生物技术在中药与天然药物中的应用目前已经开始，并且已经获得可喜的成果，如广西药物研究所的快速繁殖罗汉果、山东大学的去病毒洋地黄和上海中医药大学的毛状根大规模培养等。

现代生物技术可广泛应用于药用植物栽培方面，如利用试管育苗、植物的快速繁殖、植物的脱毒等新的技术培育优良品种；通过诱变、杂交，有意识地选择突变体，发展新品种；应用细胞工程，发展大规模的组织培养和细胞悬浮液培养，生产特定成分；应用发酵工程，发展真菌类中药和天然药物的多糖类成分等。在生物多样性的保护方面，生物技术将起到非常重要的作用，可用于种子保存及快速繁殖一些珍稀濒危的药用植物。利用生物技术还可以工厂化生产一些紧缺的中药和天然药物，如我国在冬虫夏草、天麻蜜环菌发酵培养、人参和紫草的组织培养生产有用的次生代谢产物都取得了成功。

（四）加强我国中药与天然药物的知识产权保护

中药与天然药物经过几千年的临床应用实践，具有明确的预防治疗与保健作用，从中药与天然药物中创制新药，具有巨大的潜力和广阔的前景。

过去，由于我国对药品没有保护，中成药企业互相无偿仿制，同一品种重复生产严重，如牛黄解毒片全国有 150 多家企业生产。历史上，由于缺乏知识产权保护，许多老中医对于自己长期临床经验总结出来的、疗效显著的经验方秘而不宣，有的已经失传，造成无法弥补的损失。

目前，国内外掀起回归大自然的热潮，人们对传统的天然药物倍加青睐，国外的企业纷纷来我国寻找传统药物，甚至购买我国学者研究的化合物，加以深入研究，开发药物，申请专利。

总之，我国重要和天然药物资源丰富，利用现代科学的新进展，创造新的研究方法，采用多学科协同创新，必将在中药和天然药物的研究领域开创出我国药物研究的新天地，为世界药学事业做出贡献。

三、中药与天然药物发展中存在的问题

改革开放以来，我国中药产业持续发展，已初步成为我国国民经济和社会发展中一项具有较强发展优势和广阔市场前景的朝阳产业。从总体来看，中药的发展仍存在不少问题，其关键点是中药创新能力弱，直接影响中药产品的市场竞争力。主要表现在：①中药药效物质和药理作用基础研究薄弱，影响现代中药的发展。药物进入人体后，经过吸收、分布、代谢、排泄的体内过程，药物中的活性成分对人体疾病发挥治疗作用，达到防病治病的目的。要使药物发挥最好疗效，必须对药物所含有效成分或有效部位及它们的药理作用了解清楚。中药所含成分比较复杂，单味中药就是多种成分的复合体，中药复方所含的成分就更加复杂，往往多达几十种或上百种植物成分混合在一起。这些成分只有一部分是有效成分。要从众多的成分中鉴别出哪些是有效物质，哪些是无效物质，确实不易。这主要由两方面原因造成，一是目前中药分离纯化技术不够先进，将中药有效成分分离纯化有较大的困难；二是药理学作用基础研究比较薄弱，没有很好地与中药提取分离、纯化工艺结合，致使很多提取、分离、纯化工作处于盲目摸索、无的放矢状态，没到达到活性指导下追踪分离。②受中医理论的影响，在中药药理学研究中，很多动物模型无法建立，致使很多情况下无法通过药理学试验反映出中药药效物质基础的实际情况。

尽管天然药物近年来发展迅速，但也存在一些问题：①天然药物化学或中药化学的研究似

有边缘化趋势，其受重视程度远不及生物学的研究；②化学与生物学功能研究结合不紧密，追求新化合物的发现及文章发表，而与活性研究结合较少；③重视研究容易产生新化合物且前人研究少的植物，忽视具有临床疗效的中药和民间药；④缺乏适合天然药物特点的生物活性筛选模型或筛选模型选择不合理；⑤缺乏更深入的化学生物学研究工作。针对上述问题，有如下建议：①重视学科交叉，将化学与生物学研究紧密结合，促进天然药物化学的发展；②建立各实验室共享生物活性筛选模型的机制；③建立各实验室之间的信息互通机制，避免对相同植物进行重复研究；④建立并共享天然药物波谱数据信息数据库，避免对已知化合物进行重复鉴定；⑤建立国家天然产物样品库，促进我国创新药物的发展。

总之，近年来国际上对中药及天然药物表现出越来越浓厚的兴趣，主要是缘于化学合成药研制开发的成本越来越高及人类疾病谱的变化，而中药及天然药物是一个充满挑战和机遇的天然化学成分库，同时又有悠久的应用历史。从中药和天然药物中不仅筛选出有价值的先导化合物，并以此为基础开展合成或半合成，开发成新的化学药物，而且可以开发成中药有效部位及复方药物，为人类健康服务。

第四节　中药与天然药物学习指导

一、中药与天然药物相关的主要学科

21 世纪是科学技术迅速发展、新技术、新方法和新理论不断产生的世纪。在这个世纪，信息科学和生命科学将是最活跃、发展最迅速、影响最广泛的科技领域，生物技术、新材料、航空航天、环境保护领域将不断取得新突破，人类将继续拓展对宇宙空间、海洋、地球深部的研究探索，将更加注重人、自然、社会的协调发展，为天然药物与中药的发展开辟了新的空间。作为交叉学科，中药和天然药物主要相关学科如下：

（一）相关的基础学科

化学是中药和天然药物研究相关工作的基础学科，在两者的相关工作中起着重要的作用。主要相关的化学学科包括无机化学、有机化学、分析化学和物理化学。

无机化学是研究无机物质的组成、性质、结构和反应的科学，它是化学中最古老的分支学科。其与中药和天然药物的联系主要体现在以下几个方面：①许多中药和天然药物是无机物，如矿物类药物；②无机化学中学习到的一些基本理论会直接应用到有机化学和分析化学中，如有机化学中的原子理论，分析化学中含金属药物的分析等。

有机化学是中药和天然药物的最基础和最重要的化学学科，通过有机化学的基本理论和操作技能，提取、分离、修饰或合成中药和天然药物中的活性单体，再通过各种化学及波谱学手段进行化合物的结构解析，它更直接地为学好天然药物化学和中药化学奠定了基础。

分析化学以无机化学、有机化学和物理学为基础，是药物分析、中药鉴定学、中药化学和中药制剂分析等课程的基础，通过化学反应产物的颜色、性质等理化特征等来进行定量或定性地分析中药和天然药物所含的复杂化合物的类别，或通过色谱学（如薄层色谱、气相色谱、高效液相色谱等）、波谱学手段（如紫外光谱、红外光谱、核磁共振波谱、质谱等）对中药和天然药物的化学成分进行分析，为进一步研究提供重要基础。

物理化学是在物理和化学两大学科基础上发展起来的，它以丰富的化学现象和体系为对象，大量采纳物理学的理论成就与实验技术，探索、归纳和研究化学的基本规律和理论，构成化学科学的理论基础。物理化学是研究中药和天然药物活性成分的某些重要参数的重要手段，也是药物制剂学的基础学科。

（二）相关的中医药特色学科

1. 中医基础理论（basic theory of traditional Chinese medicine）　中医基础理论是研究中医学的基本理论和知识的一门学科，是中医对人体生命活动和疾病变化规律的理论概括。中医基础理论体系是经过长期医学临床实践，在古代朴素唯物主义哲学思想指导下，融合自然科学知识而逐步形成的，并且在实践中不断丰富和发展。中医基础理论主要内容包括中医学的哲学基础、中医学关于正常生命现象的理论知识、中医学关于疾病的理论知识、中医养生和治病原则四个部分。中医学理论有两个主要特点：一是整体观，二是辨证论治。

2. 方剂学（science of Chinese medical prescription）　方剂学是研究中医治法与方剂配伍规律及临床运用的一门学科，是中医药学各类专业必修的基础课程。方剂学在辨证审因、确定治法的基础上，按照中医组方原则，选择恰当的药物合理配伍，酌定合适的剂量、剂型、用法。方剂学研究指导原则以中医学术思想为基础，以科学方法论为指导，以中医方剂为主要研究对象，引入和吸取现代科学方法发展起来的体现了中医学整体、系统、辨证的哲学思想与现代自然科学方法的结合，方剂学科理论与现代多学科技术手段的结合。

方剂学与药理学、中药化学、分析化学、药物制剂学及生命科学等多学科的相互渗透，运用现代实验研究的手段，从实证的角度认识方剂效用与方内药物之间的配伍关系，阐明方剂效用的物质基础和作用机制，发现方剂的潜在功效和新用途及改进传统剂型，研发复方新药。

3. 中药鉴定学（science of identification of Chinese materia medica）　中药鉴定学是研究和鉴定中药的品种和质量，制定中药质量标准，寻找和扩大新药源的学科。中药鉴定学在继承祖国医药学遗产和传统鉴别经验的基础上，运用现代自然科学的理论、知识、方法和技术，系统地整理和研究中药的历史、来源、品种形态、性状、显微特征、理化鉴别、检查、含量测定等，建立规范化的质量标准，以及寻找和扩大新药源的理论和实践问题。简而言之，就是一门对中药进行"保质、寻新、整理、提高"的学科。

4. 中药炮制学（science of processing Chinese materia medica）　中药炮制学是研究中药炮制理论、工艺、规格、质量标准、历史沿革及其发展方向的一门学科。中药炮制是根据中医药理论，依照辨证施治用药的需要和药物自身性质，以及调剂、制剂的不同要求，所采取的一项制药技术。用现代科学的方法来探讨中药炮制的深奥理论内涵、挖掘丰富用药经验，进而改进炮制工艺和制定饮片质量标准，提高中药饮片质量，保证临床用药安全有效。

5. 中药药理学（pharmacology of Chinese medicine）　中药药理学是以中医药基本理论为指导，运用现代科学方法，研究中药和机体相互作用及规律的一门学科。它是中药相关专业的一门专业课，也是中医相关专业的专业基础课。中药药理学的基本研究范畴包括中药药效学、中药药代动力学和中药毒理学。中药药效学研究传统中药功效的现代科学内涵及中药产生作用的机制和物质基础；中药药动学研究中药、中药复方及其所含化学成分，尤其活性成分的体内过程及动态变化规律；中药毒理学研究中药毒性作用及其机制和物质基础。

中药药理学是新兴学科，既遵循中医药理论，又结合现代医药知识，是中西医药结合的产物，也是中药学和药理学的分支学科，同时还是沟通中西医、联系中西药、跨越医学和药学、衔接基础与临床的桥梁。

除了中药单体成分外，单味中药、中药复方、中药方剂、中药有效成分等，具有多成分、多靶点、多效应的作用特点，明显区别于西药的药理学。现代中药药理学的研究从简单的药效学研究，发展到药效物质基础、作用机制、方剂组成、配伍规律、药代动力学、毒性与安全性评价等综合性研究。在中药新药研究程序中，新药必须通过严格的药效和安全评价等试验，中药药理在中药新药研究与开发中具有重要作用。随着现代研究方法的发展和多学科的交叉，中药药理学学科向更广、更深的方向发展，不断探索发现中药的新作用、新用途，丰富传统医学对中药功效的认识，同时促进了中药的现代化、标准化、产业化和国际化。

6. 中药药剂学（pharmacy of Chinese medicine） 中药药剂学是以中医理论为指导，运用现代科学技术研究中药制剂的配制理论、生产技术、质量控制、合理应用的一门综合性应用技术科学。该学科研究任务包括：继承和整理中医药学中有关药剂学的理论、技术与经验，为发展中药药剂奠定基础；充分吸收和应用现代药剂学的理论研究成果，加速实现中药剂型现代化；加强中药药剂学基本理论研究，是加快中药药剂学"从经验开发向现代化科学技术开发"过渡的重要研究内容；积极寻找药剂新辅料，以适应中药药剂某些特点的需要。

（三）相关的主要药学专业学科

1. 药理学（pharmacology） 药理学是研究药物与机体（含病原体）相互作用及其规律和作用机制的一门学科，是基础医学与临床医学、医学与药学之间的桥梁学科。在药理学科学的理论指导下进行临床实践，在实验研究的基础上丰富药理学理论。药理学研究的内容包括两个方面：研究药物对机体的作用，包括药物的作用和效应、作用机制及临床应用；研究药物在机体的作用下所发生的变化及其规律，包括药物在体内的吸收、分布、代谢和排泄过程，特别是血药浓度随时间变化的规律、影响药物疗效的因素等。药理学是开发研制新药时必不可少的研究内容。

2. 药物分析学（pharmaceutical analysis） 药物分析学是运用物理学、化学、物理化学、生物学和微生物学等的方法和技术，研究药物的定性和定量分析、药物的质量控制和新药开发研究的一门科学。主要研究内容包括：化学药物和生物技术药物的定性和定量分析，药物质量标准的制定；药物分析中的新技术和新方法及其在药学和生物医学中的应用；体内药物分析；中药分析和新药开发研究。它是研究中药和天然药物的基础学科。

3. 药剂学（pharmaceutics） 药剂学是研究药物配制理论、生产技术及质量控制合理利用等内容的综合性应用技术学科。药剂学其基本任务是将药物制成适宜的剂型，保证以质量优良的制剂满足医疗卫生工作的需要。现代药剂学有很大发展，还包括生物药剂学、物理药剂学、化学药剂学、工业药剂学等。

4. 药物代谢与药物动力学（pharmacokinetics & pharmacodynamics） 简称药代动力学或药动学，主要是定量研究药物在生物体内的过程（吸收、分布、代谢和排泄），并运用数学原理和方法阐述药物在机体内的动态规律的一门学科。研究内容涉及药物给药剂量和间隔时间的确定依据，药物在它的作用部位能否达到安全有效的浓度，药物在作用部位的浓度受药物体内过程的影响而动态变化等。在创新药物研制过程中，药物代谢动力学研究与药效学研究、毒理学研究处于同等重要的地位，已成为中药和天然药物临床前研究和临床研究的重要组成部分。

5. 药物化学（medicinal chemistry） 药物化学是利用化学的概念和方法发现确证和开发药物，从分子水平上研究药物在体内的作用方式和作用机制的一门学科。研究内容涉及发现、修饰和优化先导化合物，从分子水平上揭示药物及具有生理活性物质的作用机制，研究药物及生理活性物质在体内的代谢过程。药物化学主要研究药物的化学结构和活性间的关系（构效关系）；药物化学结构与物理化学性质的关系；阐明药物与受体的相互作用；鉴定药物在体内吸收、转运、分布的情况及代谢产物；通过药物分子设计或对先导化合物的化学修饰获得新化学实体创制新药。

6. 天然药物化学（medicinal chemistry of natural products） 天然药物化学是运用现代科学理论与方法研究天然药物中化学成分的一门学科。其研究内容包括：各类天然药物化学成分的结构特点、物理化学性质、提取分离方法及主要类型化学成分的结构鉴定知识。此外，也涉及主要类型化学成分的生物合成途径、生物转化、体内代谢等内容。

总之，中药研究和天然药物研究相互渗透，同时也存在区别，并且和其他学科关系非常密切。

二、中药与天然药物相关职业发展

随着中药、天然药物等传统药物疗法对各种疑难病症取得的明显成效，使全世界对传统医学有了新的认识，对中药、天然药物在维护健康或预防治疗方面的作用寄予了很大的期望，这为中药、天然药物的发展带来了机遇。另外，随着人口剧增和人们崇尚自然、回归自然理念的提升，国内外市场对中药及天然药物资源性产品的需求量激增。特别是近年来，在我国政府的重视与相关政策的鼓励下，科研院所及生产企业以"弘扬光大中医药文化，造福人类健康，打造民族品牌"为己任，加快了对中药和天然药物的研究与开发，促进了天然药物的应用与产业快速发展，并且带动了中药与天然药物相关职业发展。

医药产业是国际公认的朝阳企业，随着改革开放的深入，医药行业的快速发展，用人形势良好。与中药与天然药物相关职业涉及药品的各个方面，如药品的研发、生产、经营、临床应用、药品的管理等。很多大型、有明显优势的企业急需中药与天然药物专业的毕业生，因此毕业生就业的可选择空间也越来越大。毕业生在新药开发、药物研究、药品生产、药学教育等领域从事药物设计、药品质量检验、药物制剂、药品注册、药品安全监管和合理用药等方面的工作。

思　考　题

1. 中药和天然药物有哪些区别和联系？
2. 中药和天然药物在现代生活中扮演什么样的角色？
3. 如何从中药和天然药物中开发出创新药物？
4. 什么是中药现代化？实现中药现代化的策略是什么？
5. 中药炮制的目的是什么，并举例说明。

（何祥久）

第八章 临床药学

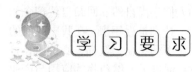

在人类生存繁衍的过程中，应用药物对抗疾病始终占据着重要的位置；然而人类依赖药物战胜疾病的同时也引发了一系列由于药物的不良反应或不合理使用导致的新的健康问题。安全、有效、经济、合理地使用药物成为医学界乃至全社会关注的问题。伴随着人类对合理用药的探求，临床药学产生并发展起来。在医院药学的发展和实践中，临床药学是其主要的组成部分，其目的是研究如何合理用药。

第一节 临床药学的相关概念及发展简史

一、临床药学的基本概念

医院药学是一门综合性的应用学科，它把各相关学科，尤其是药学等的研究成果应用到临床药物使用上，促进药物使用的科学性与合理性，保证临床疗效的同时，又需防范和规避药品不良反应。医院药学的目的为促进患者健康，提高患者的生活质量。医院药学的基本工作包括药品供应和管理；促进合理用药，降低用药风险；药师队伍建设；全面推进临床药学。

临床药学（clinical pharmacy）是以患者为对象，以提高临床用药质量为目的，以药物与机体相互作用为核心，重点研究和实践药物临床合理应用方法的综合性应用技术学科。临床药学是随着药理学、药剂学、药物治疗学、药代动力学等学科的理论与技术的发展而形成的一门医药综合性学科。2008 年度，美国临床药学学会（American College of Clinical Pharmacy，ACCP）将临床药学定义为：一门由药师为患者提供优化药物治疗，促进患者身心健康及疾病预防保健的健康科学学科；临床药学的实践以实现药学服务为目的，将治疗知识、经验及判断相融合，从而优化治疗结果。

临床药师（clinical pharmacist）是以临床药学专业知识为基础，熟悉药物性能及作用规律，并了解疾病治疗要求和疾病特点，参与临床给药方案设计、实施和评价的临床专业技术人员。在临床实践中，临床药师承担着为患者提供优质用药服务的重要责任，通过直接参与药物治疗，向医生、护士、患者等提供最新的药物信息与合理用药咨询相关知识，以提高临床药物治疗水平，减少药物毒副作用。临床药师正在成为医疗团队中不可缺少的一员。

二、临床药学发展简史

（一）临床药学产生的背景

临床药学产生于 20 世纪 60 年代的美国，它的产生一方面是由于药物应用开始面临严峻的问题，另一方面则是药学学科自身发展的需要。

20 世纪人类疾病谱发生了显著变化。20 世纪初，各种急慢性传染病、营养不良性疾病等是威胁人类健康的主要疾病，20 世纪后半叶，心血管疾病、恶性肿瘤、脑血管疾病等慢性非传染性疾病则成为影响人类健康的主要疾病。疾病谱的改变使药物治疗面临新的困难，对药物治疗提出了更高的要求。与以往传染性疾病的治疗不同的是，慢性非传染性疾病患者通常需要长期甚至终身使用药物治疗，疾病的治疗模式也由治疗急性发作期转变为发作前的预防控制。长期服用药物带来的不良反应，为患者身体带来了严重的危害，同时给患者家庭及社会带来的巨大的经济负担。

同时，药品数量与药物信息快速增长。第二次世界大战后，欧美国家经济日新月异，制药工业得到快速发展，加之药品研发能力的不断提高，药品的种类及数量飞速增长，各种类型的药物大量涌现，以美国食品和药品监督管理局为例，1985～2004 年的二十年中批准上市新药数量快速增加（图 8-1）。伴随新药的不断出现，大量的药品研究文献展现在临床医生面前。药物及药物信息的迅猛增长使药物的选择与应用成为新的难题，给药品应用技术提出了新的挑战。与之而来的是，临床不合理用药及药物不良反应不断增多，患者用药风险增加，这些都引起了医药界的关注。

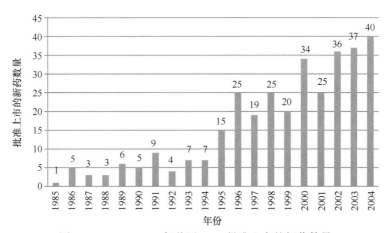

图 8-1　1985～2004 年美国 FDA 批准上市的新药数量

（引自：http://www.investbio.com/clinical_trials_biotech.asp）

影响医疗安全的五大因素有医源性因素、医疗技术因素、药源性因素、卫生学因素和组织管理因素。其中药源性不安全因素主要为用药不当、药物配伍不当或无效用药等给患者带来的伤害。统计显示，在引起医疗损害的原因中，药物治疗原因导致的比例最大，接近 20%。药物的不利影响包括药物不良反应(adverse drug reaction，ADR)、药物不良事件(adverse drug events，ADE) 及药疗差错（ medication errors，ME）。

药物不良反应是指正常剂量和用法的药物在预防、诊断、治疗疾病或调节人体生理功能的过程中所发生的任何与治疗目的无关的有害反应。1977 年，美国约有 100 万人因药物不良反应住院，因严重 ADR 导致死亡的人数约为 14 万。1987 年，美国 FDA 记录了 1.2 万因 ADR 致死的病例，另有 1.5 万名住院患者对使用的药物产生不良反应。据估计，全美国向 FDA 报告 ADR 例数可能只有实际发生数量的 10%，即美国因药物损害而死亡的患者每年约为 10 万人。我国每年 5000 万住院患者人次中，至少有 250 万人与药物不良反应有关，其中 50 万人属严重的不良反应，由不良反应致死的人数超过 20 万；我国聋哑儿童中有 2/3 是由于不合理使用抗生素所致。

药物不良事件则是逐渐被人们认识到的一个重要的公共健康问题，ADE 的一般定义是"与用药相联系的损伤"。与 ADR 不同，ADE 既包括由于药物的性状本身所造成的 ADR，又涵盖了与人为因素有关的药疗差错所造成的不良事件。药疗差错则是指根据已有药学知识理论判断、发生于药物治疗过程中有可能导致疗效降低或对患者造成损害的可预防和避免的行为。而ME 作为可预防的药物不良事件已成为造成患者损害和死亡的重要原因。美国哈佛大学研究显示，美国住院患者中可预防的 ADE 至少已成为导致死亡的第 8 位原因。

上述的药品使用面临的严峻问题促使了临床药学的产生，而药学学科自身的发展则为医院药学的转型提供了必备条件，对临床药学的发展起着重要的推动作用。作为生命科学重要组成部分的药学，在 21 世纪得到了快速发展。药物化学、药理学、药剂学等传统药物学科不断完善，药学研究者逐渐将药学更深入地与生命科学进行整合，开始更多地关注药物对疾病的作用效果。一些细胞生物学、分子生物学的研究方法被广泛应用于药学研究中。利用基因组学、代谢组学及蛋白组学等的研究方法与结果寻找疾病治疗新靶点成为快速发展的药学新领域，在抗肿瘤等的药物研发和临床应用过程中发挥了巨大作用。临床药学的产生将药学视野从药物本身扩大到药物应用环节，为药学提供了更为广阔的发展空间。伴随临床药学发展起来的临床药理学、临床药物治疗学、临床药动学、药物经济学等新学科，也使药学学科体系更为完善，对药学基础学科的发展起到了促进作用。

（二）国外临床药学的发展

1. 国外临床药学教育的发展　早在 18 世纪的法国医院中，药师便与医生一起巡视患者，参与患者的药物治疗。但"临床药学"作为专有名词出现则始于 20 世纪 60 年代的美国。美国药学教育及医院药学界首先提出了药学教育的改革，建议高等院校设置临床药学专业，培养应用、实践型药学专业人才；同时认识到医院药师应走出药房，直接参与临床药物治疗，协同医师鉴别遴选治疗药品，提高合理用药水平，保障患者用药安全。1966 年，Herfindal 等在美国南加州大学药学院率先开设了临床药学专业，除药学基本课程外，还增加了和治疗有关的课程及临床训练项目，为临床培养能协助医生做好药物治疗的临床药师。1970 年美国开始对全国药学院的学生实行强制性的临床药学教育，以期通过药学教育的改革，造就一批能够担任临床实践工作的临床药师。

美国药学教育认证委员会（Accreditation Council for Pharmacy Education，ACPE）药学专业学位（Pharm.D.）认证标准和指南规定，从 2006 年 6 月 1 日起，美国开始全面实施 6 年制Pharm.D.教育；要求经过 ACPE 认证的药学院校在 2004～2005 年必须完成从传统的 4 年制药学教育向 6 年制 Pharm.D.学位教育的过渡。根据 ACPE 规定，Pharm.D.学位的培养目标为：毕业生无论在何处工作都应具有提供最佳药物治疗及确保患者用药安全的能力，必须满足执业药师及所在学校的学位要求；学校应保证毕业生具备丰富的专业知识、良好的职业技能、态度及价值观，毕业生应具备将药学专业知识整合应用到临床实践中并推动职业发展的能力，并要求毕业生能够适应药学实践及保健服务变化的需求。Pharm.D.学位教育现已成为美国药学教育的主流，并成为美国执业药师准入的唯一学位要求。通过教育的改革，美国已培养了一大批可以胜任医疗机构临床实践工作的药师，其学位培养模式、课程及教学体系日渐成熟与完善，被世界上许多国家借鉴和学习。

2. 国外医院临床药学的发展　随着美国临床药学教育的发展历程，美国医院药学的发展也相应经历了以药品调配为主的保障供应模式、以合理用药为主的临床药学模式、以改善患者生活质量为目标的药学监护模式三个阶段（表 8-1）。第一阶段为 20 世纪 50～80 年代，医院药学处于以保障药品供应为主的被动服务阶段，这一时期医院药师主要工作即按照医生处方为临床调配药品及药品质量控制工作，药师不介入临床工作，不直接参与患者治疗过程。20 世纪 80～90 年代，为临床药学向药学监护的过渡时期，药师工作范围逐渐扩大，开始走进病房，参与患者的具体治疗工作；临床药师开始运用药代动力学、药效学等专业知识配合医生拟定用药方案，并运用药物不良反应监测、治疗药物监测等方法对患者用药过程进行监测，以保障用药的安全、合理、有效、经济。1990 年 Helper 及 Strand 等首次提出药学服务（pharmaceutical care，PC）的概念，并将其定义为：药学服务亦称为药学监护模式，是为患者提供负责的药物治疗，其目的在于改善患者生命质量的既定结果。这些结果包括治愈疾病、消除或减轻症状、阻止或延缓疾病进程、防止疾病或症状的发生。至此，临床药师的职业定位发生了根本的变化，开始转变为以患者为中心的工作模式。药师在各类卫生服务机构中为患者提供药物治疗服务，改善患者的生存质量，降低卫生资源的消耗，提高医疗质量和人类生活质量。

表 8-1　医院药学发展的三个阶段

	第一阶段 药品供应模式	第二阶段 临床药学模式	第三阶段 药学监护模式
执行者	全体药师	临床药师	全体药师及医护人员
工作目标	保证药品供应及质量	药物使用合理性	改善患者生活质量
服务对象	间接	部分患者	全体患者及公众

（三）我国临床药学的发展历程

1. 我国临床药学教育及其发展　我国临床药学概念的引入始于 20 世纪 60 年代，近年来取得了较快的发展。

随着我国医药卫生事业的发展，20 世纪 60 年代起抗生素在临床的使用不断增加，与之而来出现了氨基糖苷类抗生素引起的儿童耳神经毒性、四环素类抗生素引起的"四环素牙"等大量药源性不良事件；同时西方发达国家对药学教育的改革及临床药学的发展，对我国医院药学及药学教育产生了极大影响，加速了我国医院药学向临床药学的转型。

1978 年，上海医院药学界汪国芬、张楠森等专家在中国药学会上海分会上发表了"临床药学前瞻"专题报告，建议我国建立临床药学；之后于 1980 年发表"阐述临床药学"的文章，提出只有药学知识密切联系临床、切实地解决患者用药需求，为临床治疗服务，临床药师才能充分发挥作用。同期，著名药学教育家南京药学院（现为中国药科大学）刘国杰教授发表"国外临床药学的发展和临床药师的培训"一文，首次提出我国药学教育改革和培养临床药师的问题。1982 年卫生部在《全国医院工作条例及医院药剂工作条例》中首次列入了临床药学内容。1983 年，上海医科大学（现为复旦大学医学院）等举办了临床药学进修班，培养临床药学骨干，继而国内一些大型医院开始根据自身条件开展临床药学工作。同年，中国药学会在黄山召开了中国首届临床药学学术交流和专题研讨会。1987 年，卫生部批准了 12 家医院作为全国临床药学工作试点单位。1989 年，卫生部与世界卫生组织在哈尔滨举办了临床药学学习班，邀请中外药学专家讲学，推动了临床药学的发展。1989 年，华西医科大学药学院（现为四川大学华西药学院）在国家教育委员会指示下，开始探索 5 年制临床药学专业的本科教育模式，培养正规的临床药师；后湖北医科大学第一附属医院药学部也设立了临床药学专业。

1991 年，国家卫生部首次规定在三级医院必须开展临床药学，并将其列入医院考核标准。2002 年，《医疗机构药事管理暂行规定》明确指出临床药学工作者应面向患者，在临床诊疗活动中实行医药结合，逐步建立临床药师制。2005 年，《关于开展临床药师培训试点工作的通知》正式拉开临床药师培养的序幕。2011 年颁布的《医疗机构药事管理办法》规定医疗机构应当配备临床药师，并建立由医师、临床药师、护士等组成的临床治疗团队，开展临床合理用药工作。

2. 我国医院临床药学的发展　与美国医院药学发展较为类似，我国医院临床药学的发展也经历了药学调配、临床药学和药学服务三个阶段。20 世纪 80 年代以前，受医药技术水平较低、药品研制、生产、供应不足等条件限制，医院药学的主要工作及任务是保障临床的药品供应和质量。20 世纪 80 年代后，随着医药工业的迅速发展，药品供应不再是制约药学发展的问题，医院药师开始走进病房，逐步开展药品不良反应监测、治疗药物浓度监测、药物情报咨询等工作，并建立临床药学实验室或研究室。在临床工作中，协助医生选取正确药物、为患者制定合理给药方案，临床药学逐步成为医院药学工作的中心。但这一阶段的工作特点及重点依然是药品本身，许多工作还局限于临床药理学的内容。至 20 世纪 90 年代，随着医疗技术的巨大进步，医疗改革的逐步推进、以药养医局面的破除，医院药学的发展开始面临新的挑战，同时也面临着新的机遇。医院药学的药学服务意识增强，逐步向"以患者为中心"的药学服务模式发展。

第二节　临床药学的基本内容

临床药学是以患者为对象，研究药物及其剂型与机体的相互作用及作用规律的综合性学科，旨在用客观科学的研究指标指导具体患者的合理用药，其核心问题是最大限度地发挥药物的疗效，确保患者用药的安全与合理。临床药学的主要任务有关注药品供应与质量、促进合理用药、参与临床药物治疗方案设计、实施治疗药物监测、提供用药咨询和指导、建立药学信息系统，其基本内容包括临床药物治疗学、临床药理学、临床药动学、生物药剂学、药物流行病学、药物经济学研究、药物情报信息研究等。

一、临床药物治疗学

临床药物治疗学（clinical pharmacotherapy）是研究药物预防、治疗疾病的理论和方法的一门学科，与药学和临床医学密切相关。药物治疗学是临床药学的核心内容，在防治疾病的过程中，正确合理地使用药物始终是重要的课题。药物治疗学运用临床药学、医学相关学科的知识，针对疾病的病因和临床发展过程，结合患者的病理、生理、心理和遗传等特征，综合研究疾病临床治疗中药物合理应用的策略，以期获得最佳的治疗效果和最低的治疗风险。

药物治疗学在传统的药理学和医学之间起到了衔接作用，其主要任务包括：①研究药物效应的影响因素，揭示药物、机体、疾病、环境等诸多因素对药物效应的影响。②依据疾病的病因、发病机制、药物的相互作用、患者的个体差异及药物自身的作用特点，为患者制订个体化给药方案，促进合理用药。③依据疾病和药物研究的最新进展及成果，制订疾病的临床治疗指南，从而促进临床用药的规范与合理。

二、临床药理学

临床药理学（clinical pharmacology）是研究药物与人体相互作用规律的一门学科。临床药理学以临床医学、药理学为基础，阐述药动学、药效学及药物毒副反应特性和药物相互作用规律等。

临床药理学主要研究内容有：①药效学研究，主要研究药物对人体生理、生化功能的影响和临床效应，以及药物在机体内的作用原理。②毒理学研究，探讨药物产生药效的同时，与之而来的不良反应，并评价不良反应的性质程度等。③药物相互作用研究，主要研究两种或两种以上的药物合并或序贯使用时，所引起的药物体内过程、作用及效应等的变化。④新药的临床试验，评价新药的安全性与有效性，并初步建立药物临床应用的方法。

新药的临床试验是临床药理学研究的重要内容。药物临床试验是指任何在人体（患者或健康志愿者）进行的新药的系统性研究，以证实或发现试验药物的临床作用、不良反应和（或）吸收、分布、代谢及排泄过程。其目的是确定试验药物的安全性和有效性。我国新药临床试验分为Ⅰ、Ⅱ、Ⅲ、Ⅳ期。Ⅰ期临床试验为初步的临床药理学及人体安全性评价试验，主要进行耐受性试验和药代动力学研究，一般在健康受试者中进行，又称作早期人体试验。其目的是研究人体对药物的耐受程度和药动学特征，为制订给药方案提供依据。Ⅱ期临床试验是治疗作用初步评价阶段。目的是初步评价药物对目标适应证患者的治疗作用及药物的安全性，同时为Ⅲ期临床试验研究设计和给药剂量的确立提供依据。Ⅲ期临床试验为治疗作用确证阶段。此阶段的目的是进一步验证药物对目标适应证患者的治疗作用及安全性，评价利益与风险关系，为药物注册申请的审查提供充分的依据。Ⅳ期临床试验是药物上市后由申请人进行的应用研究，目的是考察在临床广泛应用条件下药物的疗效及不良反应，评价新药在普通或者特殊人群中使用的利益和风险关系，并不断完善临床给药方案。

三、临床药动学

临床药动学（clinical pharmacokinetics）是应用动力学原理与数学模型，定量地描述药物在人机体内的动态变化规律，并应用于临床给药方案的制订、药物临床评价的应用性技术学科。它主要研究机体对药物的作用、利用临床药动学参数指导临床用药及新药的剂型研究。临床药动学的主要内容为新药研发过程中的临床药动学及生物利用度研究，通过对机体药物浓度与药效关系、机体疾病或妊娠等状态对药动学过程的影响、合并用药对药动学过程的影响等的研究，揭示人体内药物动态变化规律。临床药动学不仅为新药的临床评价与临床应用提供了依据，也为临床个体化给药方案的制订提供了重要理论支持。

临床药动学的主要任务为临床给药方案的制订、血药浓度监测、新药的临床药动学研究；应用临床药动学知识为临床医师提供科学的给药方案，实施药物治疗个体化，提高临床用药安全性、有效性，并最大程度减少药物不良反应。

1. 临床给药方案制订 根据患者具体的生理病理状况选择合适的药物种类及给药途径。在制订个体化给药方案时，一方面要考虑药物的药效学、药动学性质，同时也要充分认识患者的生理病理因素、合并用药、患者依从性等情况。

2. 治疗药物监测（therapeutic drug monitoring，TDM） 是治疗医学领域的新兴学科，指在药物治疗过程中，观察药物疗效的同时，通过灵敏可靠的方法，测定患者血液或其他液体中的药物浓度，探讨药物的体内过程，获取药动学参数，为患者制订个体化给药方案。同时也可为药物过量中毒的诊断和处理提供有价值的实验室依据。治疗药物监测对老年人、新生儿等特殊人群，以及肝肾功能不全患者、大面积烧伤、败血症等危重患者的个体化给药方案的制订有着重要的意义。

需要进行 TDM 监测的情况有：使用治疗指数低、安全范围窄或具有非线性药动学特性的药物时，无明显可观察的药物治疗终点或指标，依药物的治疗目的所需的血药浓度不同，怀疑药物中毒，存在影响药物体内过程的病理情况如肝肾功能不全或衰竭的患者使用主要经过肝代谢消除或肾排泄的药物时，合并用药产生相互影响而影响药物疗效时，治疗无效或未达到预期疗效，提供治疗上的医学法律依据等。目前，临床进行药物监测的药物品种逐渐增多，如早期的抗癫痫药、抗心律失常药及一些抗生素等。值得注意的是，近年来随着肝、肾、心脏、骨髓移植等器官移植技术的发展，免疫抑制剂应用逐步增多，这些药物的血药浓度监测也逐渐被临床医师和药师所重视。另外还有抗抑郁药、抗结核药及抗艾滋病药的药物浓度监测也在逐步开展。

治疗药物监测发展的近 20 年来，对提高药物疗效、避免或减少药物毒副反应起到了重要的作用。TDM 有助于医生及时了解病情，注重危重患者；及时发现药物相互作用和不良反应；监测患者病情变化，及时优化用药方案；对老年、儿童或其他特殊患者谨慎制订给药方案，力求用药的安全有效。

3. 新药的临床药动学研究 根据我国药物注册管理办法，新药的临床药动学研究主要包括临床Ⅰ、Ⅱ、Ⅲ期试验。Ⅰ期临床试验中，主要进行健康受试者的药动学研究，其目的为探讨药物在正常机体内吸收、分布、代谢和排泄的动态变化规律，内容要包括单次给药和多次给药的药动学研究。新药Ⅱ、Ⅲ期临床试验中，则是进行新药在相应疾病患者体内的药动学研究，其主要目的是探讨药物浓度与药效之间的关系、疾病对药物体内过程的影响及特殊人群药动学特点。

四、生物药剂学

生物药剂学（biopharmaceutics）是 20 世纪 60 年代发展起来的药学新的分支，它是研究药物及其剂型在体内的吸收、分布、代谢与排泄等过程，阐明药物剂型因素和机体生物因素与药效之间的关系的一门学科。其目的主要是正确评价药剂治疗，设计合理的剂型及制剂工艺，为临床合理用药提供依据，保证用药的有效性与安全性。因此，生物药剂学是构成临床药学的重要部分，是临床药学研究与实践的重要基础。

生物药剂学的主要研究内容有：①剂型因素与药效之间的关系。研究片剂、注射剂等不同剂型和药效之间的关系，以及与剂型有关的各种因素如药物的理化性质（粒径、溶解度、溶解速度、晶型、化学稳定性等）、制剂处方（原料、辅料、附加剂的性质及用量）、制备工艺及体内相互作用等对药效的影响。例如，固体制剂的溶出速率与生物利用度关系的研究。②生物因素与药效之间的关系。探讨机体的生物因素如种族、年龄、性别、生理及病理条件、遗传等与药效之间的关系。③体内吸收机制等的研究。研究药物在体内的吸收、分布、代谢和排泄的机制对药效的影响。

随着生物药剂学理论的发展，其内容也在不断更新。生物药剂学新的研究方向有通过探讨微粒给药系统在血液循环中的特点，为靶向给药系统设计奠定基础；根据机体的生理功能设计缓控释制剂；研究新的给药途径及方法等。目前药物吸收的预测、多肽及蛋白类药物非注射给药研究、分子生物药剂学研究等新的领域也得到了快速发展。

五、药物流行病学

（一）基本概念

药物流行病学（pharmacoepidemiology）是临床药理学和流行病学相互渗透延伸发展而来的新的领域，是运用流行病学的原理与方法，研究药物在人群中应用与作用及其影响因素的应用型学科，其研究的重点是药物使用的安全性。药物流行病学的研究对象为医疗预防保健机构、卫生与药品监督管理机构及社会提供相关人群中药物利用、安全性、有效性的评价信息，为药品的开发、生产、使用及管理提供科学的依据。

药物不良反应、药源性危害、药物品种的不断增加等促进了药物流行病学的发展。其研究的主要内容有：①药物上市前临床试验的设计，药物流行病学专家参与到临床试验的设计、混杂因素的控制等，有助于提高临床试验的质量；②药物上市后的安全性、有效性评价，通过药物上市后大样本人群用药的监测，可发现前期未发现及罕见或迟发的不良反应，并用流行病学的方法进行验证；③药物利用情况的调查研究，用定性或者定量方法对药物的市场、分布、处方及使用等药物利用情况及其所引起的医药、经济后果进行研究，力求实现用药合理化；④药物经济学研究；⑤国家基本药物的遴选。

（二）药品不良反应监测及预警系统

1. 药品不良反应 药品不良反应指合格药品在正常用法、用量下出现的与用药目的无关的反应。任何药品在给机体带来利益的同时，都有着产生药品不良反应的风险，随着医药的迅速发展，人们对药品可能造成机体损害的认知不断增强，药品安全性越来越受重视。保障人民用药安全则是药品监督管理部门、药品不良反应监测专业机构及药品生产、经营、使用单位共同的责任。

医院是药品的重要使用单位，也是发现和监测药品不良反应的重要场所及药品不良反应报告的主要来源。研究显示，每一个因药品不良反应入院的患者平均花费为 16 177 美元。但是，如果处方医生能够充分了解药品的安全性信息，并且患者对自己的身体状况有足够认识，则约 28%的不良反应是可以避免的。因此，药品不良反应监测是临床药学的一项重要内容。当出现药品不良反应、尤其是新的不良反应时，医生、护士或临床药师有必要对此进行分析，并上报给药品不良反应监测机构。药品不良反应监测机构则对信息进一步分析汇总，为临床决策提供重要依据。

药品不良反应监测报告范围：新药监测期内的药品应报告此药品所发生的所有不良反应；新药监测期满的药品则报告该药品引起的新的和严重的不良反应。另外，卫生行政部门要求重点监测的药品应报告其所有可疑的不良反应。

2. 药物警戒 药品不良反应监测的概念在不断发展，逐渐从药品不良反应监测向药物警戒发展；工作方向也在不断突破，从发现新的与严重信号为重点到如今的强调药物合理使用与对药品的准确评价。

药物警戒（pharmacovigilance）指对药物应用于人体后所产生的不良作用和任何涉及用药问题与意外包括用药错误、调剂差错、药品质量问题等的发现，是对因果关系的探讨及对应用安全性全面的分析与评价，是发现、评价、认识及预防药物不良作用和其他任何与药物相关问题的科学活动。药物警戒不仅涉及药物的不良反应，还包括与药物相关的其他问题，如药物治疗错误、不合格药品、缺乏有效性的报告、药源性疾病、急慢性中毒的病例报告、药物的滥用与错用、药物与化学药物及药物和食品的不良相互作用。

药物警戒的主要工作内容有：早期发现未知药品的不良反应及药物的相互作用；发现已知药品的不良反应趋势；分析药品不良反应的风险因素，探索其可能的机制；定量分析风险/效益评价，及时反馈，促进药品监督管理、指导临床用药。药物警戒的目的是尽早获取药物安全问题的信号，为药品监督管理提供科学有力的依据，及时向卫生专业人员传递药品信息，以减少药物不良反应的影响及范围，最终促进药物的安全合理使用。

3. 药品不良反应监测方法 目前，国际上有多种监测不良反应的方法,包括自发报告系统、处方事件监测、病例对照研究、队列研究、医院集中监测、医学记录链等。这些方法各有优缺点。其中自发报告系统（spontaneous reporting system）是 WHO 国际药物监测合作计划大部分成员国使用的监测方法。

自发报告系统是一种自愿而有组织的报告系统，也称自愿报告系统。医生、药师等医务工作人员发现药品不良反应后按照要求填写表格并上报监测机构，监测中心对药品不良反应监测报告信息进行收集、整理、分析、评价，并及时反馈和向国家药品管理机构提供咨询，其目的是提高临床安全、合理用药水平。该报告系统的优点有：监测范围广，能监测所有的患者及所有上市药品的不良反应，不受时间限制，可长期观察；与其他方法相比，该报告系统较为经济，利于实施，耗资少，便于推广；可发现新的、罕见的不良反应及特殊人群发生的不良反应。但是该系统受人为因素也较多，其显著缺点就是一些机构或个人对发现的药品不良反应漏报和不报。

2012 年 12 月 12 日，国家食品药品监督管理局对国家药品不良反应监测体系建设项目进行验收。该系统的建成和使用，对我国药品不良反应监测质量和水平的提升有着重要作用。通过系统的标准化录入、数据规整和抽样质量评估等功能，也使得采集的数据标准性和规范性大幅提升。该体系包括了药品不良反应监测、医疗器械不良事件监测和药品滥用监测三大系统平台。

六、药物信息学

随着科学技术的快速发展，各类信息资源呈爆炸式膨胀。近几十年来，医药技术作为科技发展的推动力和收益领域，得到了迅速发展。医药护工作人员可以随时得到庞大药学信息的同时，也面临着信息筛选、掌握等的挑战。药物信息学应运而生。

药物信息学（pharmaceutical informatics）是药学与信息科学之间的交叉学科，是以计算机为主要工具，应用信息科学的理论，对药学信息流中的信息运动规律和应用方法进行研究的一门学科。药学信息是一种特殊的资源和财富，包含药学领域的所有知识数据。其主要内容有药动学、药物作用机制、药物相互作用、药物不良反应、药物经济学等与药物直接相关的信息；也包括疾病变化、生理病理状态、耐药性等与药物间接相关的信息。及时、准确、全面地掌握药学信息是开展临床药学、保证合理用药及全面开展"以患者为中心"的药学服务的基础。

2002年国家卫生部和中医药管理局颁布的《医疗机构药事管理暂行规定》中要求，医疗相关机构收集药物安全性和疗效等信息，建立药学信息系统，提供用药咨询服务。

药物信息服务（drug information service）是指向医护人员、药学人员等专业人员及患者和普通民众在内的不同群体提供及时、准确、全面的药物信息，其目的为促进合理用药，改善药物治疗效果，提高医疗质量。药学信息服务工作是临床药学的重要内容之一，药学信息服务可以快速、准确地提供大量最新的药物信息，以促进药物治疗的安全性和有效性。

七、药物经济学

药物经济学（pharmacoeconomics，PE）是将经济学基本原理、方法和分析技术运用于药物治疗过程的成本和收益的研究，以期最大限度地合理利用医药卫生资源的一门综合性应用学科。其主要任务是分析和评价不同治疗方案、不同卫生服务项目所产生的相对社会经济效应。药物经济学可以为临床合理用药和疾病防治决策提供科学的经济学依据。

其研究的目的是用有限的药物等医疗资源实现人类健康水平最大限度的改善与提高，为临床合理用药、新药的研发、医药资源优化配置、医疗保险等的决策提供重要证据。药物经济学研究的两大要素为成本和效益；根据不同的方法学角度，其研究方法可分为成本-效益分析法、成本-效果分析法、成本-效用分析法及最小成本分析法。

药物经济学应用领域主要包括：①促进合理用药，药物经济学研究可促进合理用药，有效利用药品资源，世界卫生组织将药品合理使用定义为"使患者获得临床需要的药物，采用满足个人需要的剂量，服用适当的期限，并具有最低的成本。"②制订医院用药目录或处方集，促进地方医疗行政管理部门、医院、医师等有效地利用医疗资源。③药品定价，通过对新药及已上市同类药品的经济学评价研究，确定新药的价格范围。④制订基本药物目录，运用药物经济学研究，制订国家、地区的基本药物目录，从而促进卫生体系更有效地利用药品资源。⑤药品报销管理，为政府制订合理的医疗补偿机制提供依据。⑥控制药品费用，随着经济增长、人口老龄化、疾病谱的改变及医疗技术的发展，人们对医疗服务的需求日益增高，医疗费用包括药品费用的急剧增长日益受到关注。

第三节　临床药学前沿研究动态及发展方向

一、药物基因组学与个体化用药

尽管医药生物技术的发展日新月异，新的药物、治疗技术层出不穷，但是人类在与疾病的斗争过程中仍面临着越来越多的问题。在疾病治疗过程中，人们发现除了疾病轻重程度、患者表观个体差异等因素对药效有影响外，在两个疾病诊断相同且患者状况接近的患者中，同样的治疗方案其治疗效果有时也相差甚远。例如，不同患者使用抗凝药物华法林的有效剂量可以相差 20 倍之多，同一剂量对某些患者还未产生作用，而在另一患者中可能已经产生过量甚至蓄积中毒现象。近年来，随着分子遗传学、分子生物学、基因组学等学科的发展，人们发现个体遗传差异可以很好地解释这一现象，个体对药物不同的反应中，基因的个体差异显著影响个体对药物反应。因此，临床上逐渐开始从药物基因组学（pharmacogenomics）的角度分析不良反应产生的原因，并进一步用基因检测指导合理用药，为不同患者制订个体化用药方案。

药物基因组学是以药物效应和安全性为目的，应用基因组学的信息和研究方法，通过分析 DNA 的遗传变异和检测基因表达谱，阐明药物反应差异的遗传学本质及基因变异所致的不同患者对药物的不同反应，从而研究开发新的药物和合理用药方法的一门新的学科。

细胞色素 P450（CYP450）酶系中的 CYP2D6 是第一个被阐明具有基因多态性的酶，研究发现编码此酶的基因具有多态性，导致患者对药物呈现快代谢和慢代谢两种不同方式，慢代谢型患者体内的 CYP2D6 酶不能快速分解药物，使患者血液中的活性药物浓度较高，从而易导致体温过低、惊厥或肾衰竭等不良反应。随着对药物代谢酶、转运蛋白、受体及疾病通路等的基因多态性研究的不断深入，为临床合理用药及个体化治疗开辟了新的领域。2003 年，美国 FDA 颁布了《行业指南草案：药物基因组学数据报送》，要求新药申报时提供遗传药理学数据；2005 年，国际遗传药理学研究网络和遗传药理学与药物基因组学知识库成立，旨在实现全人类个体化用药的资源共享；2007 年，FDA 批准了第一种遗传分子检测，该检测依据 CYP2C9 与 VKORC1 基因多态性预测患者对抗凝药物华法林的敏感性，至此药物基因组学开始从实验室研究走向临床实际应用。截至目前，已有 70 余种药物经美国 FDA 批准贴上了遗传标签（表 8-2），用以指示不同基因型的患者在应用药物时对疗效及不良反应的预测作用。

表 8-2　FDA 批准的说明书中包含有基因组学信息的药物

类别	药物名称
抗肿瘤药物（16）	伊马替尼、吉非替尼、埃罗替尼、尼洛替尼、拉帕替尼、达沙替尼、曲妥珠单抗、西妥昔替尼、他莫昔芬、伊立替康、卡培他滨、氟尿嘧啶乳膏和外用液：白消安、三氧化二砷、维 A 酸、来那度胺
抗真菌药（2）	特比萘芬、伏立康唑
质子泵抑制剂（3）	奥美拉唑、雷贝拉唑、泮托拉唑
抗 HIV 药物（3）	那非那韦、阿巴卡韦、马拉维诺
抗精神病和抗抑郁药（9）	阿托西汀、文拉法辛、利培酮、氟西汀、奥氮平、氯氮平、硫利达嗪、普罗替林、阿立哌唑
心血管药物（8）	美托洛尔、噻吗洛尔、普萘洛尔、卡维地洛、西维美林、普罗帕酮、肼屈嗪、硝酸异山梨酯
镇痛药（3）	塞来昔布、曲马多、对乙酰氨基酚
免疫抑制剂（3）	硫唑嘌呤、巯嘌呤、硫鸟嘌呤
抗结核药物（3）	利福平、异烟肼、吡嗪酰胺
抗癫痫药物（3）	丙戊酸、卡马西平、地西泮
其他（10）	噻托溴铵粉吸入剂、拉布立酶、托特罗定、阿托伐他汀、氨苯砜、华法林、氯喹、伯氨喹、苯乙酸钠、苯甲酸钠

药物基因组学的发展为临床合理用药提供了更加丰富和科学的信息。基因编码的各种药物代谢酶、转运体、受体及离子通道等的多态变异性，与其他因素如合并用药、疾病状态间的相互作用，均可影响到患者用药的效果。通过对不同患者的药物相关基因的分析，对不同基因型个体实现合理的个体化用药方案，增强药物疗效，降低药物毒副反应。临床药学与药物基因组学紧密结合的基因导向个体化用药，具有划时代的意义。另外，药物基因组学在治疗药物监测方面也有着重要作用。治疗药物监测目前主要的实施方法是测定血药浓度，计算药代动力学参

数，设计个体化给药方案。根据药物基因组学检测的患者基因差异设计不同的给药方案，实现药物治疗上的患者个体化的最佳的疗效。目前，临床上已将药物基因组学应用于肿瘤、高血压及哮喘等临床病例，对药物治疗方案设计起到了一定的指导作用。

随着检测技术手段的完善和进步，药物基因组学显示出了良好的发展前景。通过找出患者所属反应人群，筛选影响药物疗效的特异性基因，医生可以准确地为患者选择合理的药物及制定准确地给药剂量，获得满意的治疗效果。另外，根据基因多态性对人群进行疾病易感性和药物反应分类，研发此类诊断试剂盒，用于临床的快速鉴别，用以指导疾病的防治，针对不同患者开展个性化治疗，从而增加治疗效果并提高诊疗速度，真正做到"个体化给药"。

二、循证药学在临床药学中的广泛应用

循证药学（evidence -based pharmacy，EBP）的产生是医学技术发展的需要与必然，它是在循证医学（evidence -based medicine，EBM）的基础上产生的。循证即指遵循科学的证据，它是贯穿科学研究和科学实践的方法学。循证药学就是临床药师搜集、评价、评估相关科研文献，并以此做出药物治疗决策的临床实践方法。

在 20 世纪 80 年代以前，临床药物治疗方案选择和治疗效果的评价多以医师的经验和推论为基础，即根据某一药物对疾病的临床指标，如血压、血液生化指标（血糖、血脂等）、室性期前收缩、持续性室性心动过速等的变化来推论疾病的治疗效果。而临床药师则多以药物临床研究资料、药动学研究资料为依据，凭经验或借助治疗药物监测结果参与临床药物治疗。这种传统的药物治疗对疾病预后、诊断、治疗有效性的评价建立在非系统观察的临床经验基础上，多数依赖专家的经验。传统的药物治疗模式解决了许多临床实际问题的同时，也因为医药工作者自身工作经验、知识水平的局限性而引发了一系列问题。1993 年，McMaster 大学科研组开始撰写一系列介绍循证医学原理的文章，提出循证医学就是利用医学文献解决临床疾病问题，并由大量文献中测定、总结出的信息解决所遇到的具体临床问题。循证医学与循证药学是临床药物治疗实践的新范例，它强调临床证据，要求临床医师与药师广泛搜集有效证据，运用正确的评价指南，筛选最有效的应用证据指导临床实践。其核心思想是在临床实践中，尽量以客观的科研结果为证据指导临床治疗决策。

目前，循证医学已经建立了成熟的知识体系及实践模式，为整个卫生事业做出了巨大贡献，循证护理学借鉴循证医学的理念和方法初步形成了自己的知识体系，成为循证医学一个重要分支。当前临床药学已经成为医院药学的重要部分，临床药师成为药物治疗团队中的重要一员；在以"患者为中心"的医疗模式下，患者对药物治疗有了更高的要求，传统的医院药学实践模式面临着极大的挑战和机遇。循证药学将当前最佳研究结果、药师的专业技能与患者的意愿完美结合，是适应医院药学发展需求的实践模式，循证药学的发展也必将促进临床药学的发展，对合理用药起到推动作用，对临床药学的健全与完善有着重要的意义。

循证药学在具体实施中具体步骤为以下几点。首先，提出明确的临床问题。遵循 PICO-S 方法结合临床实际需要确定要提出的问题。然后，寻找有关问题的最佳证据。通过医药学相关数据库如 PubMed、Ebase、中国知网（CNKI）、Cochrane 图书馆等尽可能全地搜集相关证据；并对证据进行筛选、评估。其次，对证据进行评价分析。最后，总结评价结果，并向临床反馈。

循证药学在临床药学实践中有着重要作用：①为临床药学制订合理用药方案提供指导策略。具体应用为根据 EBM 选择治疗方法及其实施步骤、选择疗效指标等。②为临床药学提供设计合理的个体化给药方案的依据。临床药学应结合患者具体情况，利用循证药学思想，在广泛收集证据的基础上，设计合理的给药方案。③为临床药学提供药物经济学的评价依据。在临床诊疗技术效率评价的基础上进行药物经济学评价，通过成本-效果分析，为资源最佳配置提供经济学参数。④为评价药物不良反应提供真实全面的证据。⑤为临床药学服务的用药咨询提

供解决问题的依据和决策。

三、临床药学与合理用药

（一）合理用药的基本概念

对于合理用药的认识是一个动态发展的过程，其定义及内涵也处于不断变化之中。1985年，在内罗毕的合理用药专家会议上，WHO 将合理用药定义为：合理用药要求患者接受的药物适合他们的临床需要，剂量符合患者个体需要，疗程足够且药价对患者及其社区最为低廉。1987年，WHO 提出合理用药的标准：①处方药物为适宜的药物；②应在适宜的时间，以公众可以支付的价格保证药品的供应；③正确地调剂处方；④以准确的剂量和正确的用法、疗程服用药物；⑤确保药物质量的安全有效。WHO 及美国卫生科学管理中心于 1997 年对合理用药的标准进行了重新修订，指出合理用药应为安全、有效、经济地使用药物，具体要求有：①所用药物正确无误；②患者用药指征适宜；③药物的疗效、安全性、使用方法、适用性、价格对患者适宜；④药物剂量、用法、疗程适当；⑤药物使用对象适宜，无禁忌证且不良反应小；⑥药品调配和提供给患者的药物信息准确无误；⑦患者的依从性良好。

合理用药的四个基本要素为，①安全性：其评价指标为疗效和风险比，风险比较低为合理；②有效性：药物治疗需达到预期效果；③经济：评价指标为疗效费用比，应以尽可能低的费用支出，实现尽可能高的治疗效果，而不单指费用的绝对值；④适当：体现在用药过程的各个环节，包括个体化方案、药品、剂量、疗程及给药途径。临床药学以合理用药为中心，使药物使用符合安全、有效、经济、适当的原则。

（二）促进临床合理用药的措施

1. 开展临床药学服务　《医疗机构药事管理暂行规定》对临床药师的职责界定为：临床药学工作者应直接面向患者，在药物治疗活动中运用药学专业知识，参与到医疗团队中，为患者提供安全、有效、经济的药品，使药物治疗更趋于科学性与合理性。临床药师应是合理用药的执行者与监督者，是药物治疗规范、指导原则及有关法律性、伦理性和经济性原则的高信誉执行者。药师深入临床应该是开展临床药学日常工作的主要形式和内容。随着临床药学的发展，临床药师深入临床开展的治疗药物监测、处方检查、不良反应监测、药物上市后再评价等一系列临床药学监护工作取得了良好的效果。

经过二十多年的积极推动，临床药学工作建设已步入正确发展轨道，药学人员的整体技术素质逐步提升，临床药师培养模式初步形成，三级医院的临床药师制度已成为各医院临床药学重点建设内容，并逐步将临床药师工作纳入临床医疗核心工作制度及医疗质量管理考核内容。2009 年，国务院颁布《医药卫生体制改革近期重点实施方案（2009—2011 年）》，提出取消药品加成问题。破除以药养医机制、药品零差率、设置药事服务费等医改政策的提出，要求医院药学服务应突出"以患者为中心"，医院药师应面向患者提供直接、专业的药学技术服务。作为医疗健康服务团队中的一员，医院药师应在药品质量保证、药品供应、处方审核、药物治疗方案设计、用药安全性监测、患者及公众教育等方面发挥重要作用。

随着临床药学的发展，临床药师出现专科化趋势。临床药师专科化的实质及目的是药师利用专科化的药学知识直接为患者提供药学服务，提高临床药物治疗效果及临床用药合理性，避免药源性疾病，缩短患者住院时间，提高患者生活质量。这就要求临床药师除需要具有一定的医学基础知识与技能外，更重要的是要具有渊博的药物与药物治疗知识与技能，并不断学习、随时保持领先水平，这样才能与临床医师互补，在为患者服务中发挥实质性作用。

药师在执行药学服务时重点在于解决三个问题：发现与药物治疗有关的问题；预防与药物治疗有关的问题；解决与药物治疗有关的问题。这个流程被称为"药师参与药物治疗的流程"。

药学服务主要步骤为：首先，正确完整地评估患者，包括发现与治疗药物有关的问题；然后，制订患者个体化的药物治疗计划，包括解决及预防可能发生的与药物治疗有关的问题等，这也是药学服务过程的核心；最后，应连续追踪评价患者的药物治疗结果。

目前，药师促进合理用药深入临床的具体展开模式和工作内容主要有以下几种。

（1）参加临床查房：由医师、临床药师与护师组成现代的治疗团队。药师通过临床主任查房时对患者具体病例的详细解释及提问，了解临床诊断和治疗方案。

（2）处方审核：临床药师应及时将不合格、不合理、超长处方等进行分类登记，通过不断检查并督促提高临床合理用药水平。

（3）治疗药物监测：对于危重患者，临床药学人员应配合医生等进行患者合理用药的全程监控。对于治疗窗窄、治疗指数低的药物，应协助医生完成个体化给药方案的设计，以降低药物不良反应发生率。

（4）不良反应监测：通过不良反应监测上报系统，积极呈报用药不良反应，特别是本机构新购进且用量较大的药物，应进行全面系统的不良反应监测。

（5）药品上市后的再评价：药品上市后的监测及再评价制度是保证用药安全的有效措施，也是药品监督管理体系的重要组成部分。对新药上市后的合理使用有着重要作用。

（6）药物应用研究：立足从整体上探求合理用药与纠正不适当用药，为合理用药及新药研发策略提供实用的参考信息。

（7）开展临床药学相关门诊：有些医院已开展直接面对患者的专家咨询门诊与治疗药物监测门诊，为药师深入临床开辟了新的途径。

2. 推广基本药物政策　1977 年，WHO 正式提出基本药物的概念，定义为：基本药物是能够满足大部分人卫生保健需求的药物，WHO 的初衷是提高药物的使用效率，提升药物的可获得性。制定基本药物政策的目标为实现药物的公平可及、安全有效及合理使用。合理用药国际网络（INRUD）于 1989 年成立，该网络把推行基本药物政策作为合理用药的重要指标。WHO将基本药物的概念推广给经济较为落后、医疗资源不足的国家。目前，全球已经推行基本药物的国家有 156 个，其中 112 个国家制定了本国基本药物目录，主要是低、中收入国家。

WHO 基本药物入选标准有：绝大多数人医疗保健需要且安全使用的药物；综合考虑流行病学、医疗资源、人口统计学及环境、经济等因素；以临床研究为前提，广泛选择安全、有效、经济的药物；质量稳定且易于保存；以上条件都符合时，则综合考虑其药物疗效、安全性、质量、可获得性等条件；用药物经济学方法综合评价比较全疗程的总费用；以单药为主，具有明确优点的复方制剂才能入选；每种适应证通常只选 1 种首选药，必要时则严格入选第 2 种药物。

我国基本药物遴选标准为：防治必需、安全有效、价格合理、使用方便、中西药并重、基本保障、临床首选。在相对稳定的基础上，基本药物进行动态管理，每 3 年调整一次，调整的品种及数量主要依据我国基本医疗卫生需求及基本医疗保障水平的变化、我国疾病谱的变化、药品不良反应监测评价结果、国家基本药物应用情况监测及评估、已上市药品的循证医学评价、国家基本药物工作委员会规定的其他情况。

随着国家基本药物政策的制定及完善，国家基本药物目录、处方集和标准治疗指南，都成为促进合理用药的重要工具。

第四节　学 习 指 导

要学好临床药学，应把握临床药学的学科特色，理解临床药学与药学其他学科的关系，在学好药学其他传统学科的基础上认真学习临床药理论知识。同时，注重临床药学实践，将理论知识与临床实践有机结合，在临床实践中不断发现问题，并用临床药学相关科学方法解决实际问题。

一、临床药学学科特色

与药学领域中其他学科相比较，临床药学的学科特色可以概括为综合性、实践性及社会性三个方面。

临床药学在医学和药学的相互渗透中产生，是医药相结合的产物，且涉及心理学、法学、社会学、管理学等多个学科，内涵丰富，是一门综合性很强的学科。它以药学知识服务于临床、解决临床问题，是沟通药学和临床医学的桥梁。临床药学的学科目的为提高临床用药质量，其关注对象为药物使用环节，而药物治疗的结果影响因素众多，为达到治疗目的，临床药学就必须综合药学、医学各学科的研究成果及研究方法，这也决定了临床药学是一门综合性学科。另外，药物治疗本身具有综合性特色。影响药物治疗结果的因素众多，在治疗过程中必须充分考虑患者机体及药物等各种因素，制订合理的药物治疗方案，这就必然要求临床药学应充分综合医学、药学相关学科。在临床药学实践过程中也需要医学、药学、伦理学、心理学等的综合技能。

临床药学的学科目的决定了临床药学具有实践性，药师提高临床用药质量的过程必然是在临床药物应用实践中实现的。临床实践内容是临床药学的核心部分，临床药师的临床实践是临床药学学科赖以存在和发展的基础。而临床药学的学科价值也是通过临床药师的临床实践展现出来的。因此，相对于药学其他学科而言，临床药学是一门临床实践性很强的应用技术学科。临床药师需掌握丰富的临床药学知识，直接面向患者，优化药物治疗决策，在疾病治疗中发挥关键作用。

临床药学的产生和发展，体现着丰富的人性关怀，学科的内涵也具有丰富的人文思想。临床药学以患者为核心，无论是其研究还是实践，都与社会紧密联系，社会因素是影响临床药学实践和临床药学学科发展的重要因素。作为医疗服务中重要的学科之一，临床药学的研究工作与实践在以人的生物属性为基础的同时，更要考虑患者的社会性，关注心理、环境等因素对治疗效果的影响。另外，医疗服务是集合医生、护士、医疗管理人员等多部门相互协作的工作，临床药师作为医疗团队中一员，在制订与实施药物治疗方案时，应与其他成员及患者进行充分沟通，提高药物治疗效果；丰富的社会学理论知识及良好的人际沟通技能也是临床药学人才的特征之一。

二、临床药学与其他学科的关系

临床药学的产生与发展，完善了药学学科体系，扩展了药学学科的范畴，促进了药学学科的整体发展。因此，临床药学应是药学学科最具活力的重要领域之一。

药学的传统概念是指研究防治疾病所用药物的学科，即研究药物的来源、制造、加工、形状、分析鉴定、作用、调配分发及其管理的科学。临床药学是在药学学科发展的基础上产生的新学科，它以传统药学学科为基础，临床药学的发展必须基于传统药学学科对药品的深刻研究与认识。传统药学学科包含的药物理化性质、药物分子结构、药品质量控制方法、药物剂型、药物作用机制、量-效关系、构-效关系、药物体内变化规律、药物相互作用等理论知识，成为了构建临床药学学科体系的基础。临床药学是在临床实践环节去展示应用这些药物基础知识，并在此基础上研究和发展自身新的理论体系。同时，在临床实践环节，也体现了药学学科与药学工作人员的社会价值。临床药学与传统药学学科之间有着互为支撑、互相促进的关系。

临床药学重点关注药物的临床应用，其学科宗旨为提高药物临床治疗水平，临床药学的发展对药学学科进行了新的阐释。首先，颠覆了传统药学"以药为本"的观念，提出了"以人为本"的理念，关注患者、关注药品临床实际应用的过程与结果，使药学概念更为完整。其次，伴随着临床药学的产生与发展，临床药理学、临床药物治疗学、临床药动学、循证药学、药物流行病学等新学科也发展起来。这些学科的发展，完善了药学学科体系；同时，这些新学科的研究方法、研究思路及研究成果也将会积极推动现有药学学科基础理论体系的完善与发展。对药物临床应用结果的关注，也催生了药学研究的新思路、新课题、新方法，促进了药学学科整体研究水平的提高。

思 考 题

1. 临床药学的基本内容有哪些？
2. 阐述临床药学与合理用药的关系。
3. 简述药品不良反应监测及药物警戒的区别与联系。
4. 临床药学前沿动态有哪些？
5. 简述如何学好临床药学。

（丁玉峰　李伟杰）

第九章　药事管理学

1. 掌握：药事、药事管理、药事管理学的概念及其在药学专业课程中的地位。
2. 熟悉：药事管理学在药品研制、生产、经营、使用、价格、广告和监督管理中的作用。
3. 了解：药事管理学的分支学科和发展方向。

19世纪以来，随着药品品种的不断增加、使用范围的不断扩大，药品不良反应危害及药品获得障碍问题日益严重，保证公众用药安全已成为各国政府必须面对的现实问题。为此，各国政府逐渐加强对药品监督管理，组建了相应的药品监督管理机构，并形成了相应的药事管理体制。而且，药学事业各领域的组织机构依据药品监督管理的法律、法规、政策及制度，不断加强其自身管理。国家对药品的宏观药政管理及各药学组织机构自身的微观经营管理为公众安全用药提供了保障，同时一门新兴的学科"药事管理学"也随之形成与发展，并逐渐成为宏观药政管理及各药学组织机构微观经营管理的重要理论支撑。

"药事管理学"是高等教育药学一级学科中的二级学科，是适应药学事业科学化管理的需要而产生的一门学科，其发展和完善对药学事业的健康发展起到重要的保障和推动作用，因此，药事管理学课程被教育部列入药学类专业教育中的必修课之一，同时也是我国人事部和国家食品药品监督管理总局共同组织的执业药师资格考试中必考的科目之一。

案例 9-1

沙利度胺事件和药事管理

1957年西德格兰泰药厂（Chemie Grünenthal）上市了一种名为沙利度胺（thalidomide）的可治疗失眠、咳嗽、感冒和头痛的新药，因为该药还可以治疗孕妇晨起呕吐和恶心，因此被命名为反应停，受到广大孕妇的欢迎，风靡欧洲、加拿大、日本、澳大利亚等国。1959年，西德各地出生了许多手脚异常的畸形婴儿，这些婴儿手脚比正常人短，甚至根本没有手脚，被称为海豹肢婴儿。1961年12月，澳大利亚产科医生威廉·麦克布里德在英国《柳叶刀》杂志上发表文章，指出反应停可致婴儿畸形。截至1963年，在世界各地，如西德、荷兰和日本等国共诞生了12 000多名可怜的海豹肢婴儿。据调查这些孩子的母亲在怀孕期间都服用过反应停，麦克布里德认为是反应停导致的海豹肢症。德国儿科医生维杜金德·伦兹也得出相同的结论。

西德格兰泰药厂在西德上市的同时也委托理查森·梅里尔公司在美国申请上市，打算在美国市场上全力推出反应停。但该申请引起了美国食品药品监督管理局负责审查该申请的审查员弗朗西丝·奥尔德姆·凯尔西（Frances Oldham Kelsey）的注意，因为该药物是以治孕妇晨起呕吐和恶心为名申请上市。她想起当年她和丈夫合作研究抗疟疾药物，在实验用兔子身上发现药物可以通过胎盘屏障，因此，她一直关注孕妇用药的安全性，对这个申请格外慎重。1961年2月，凯尔西在一份英国医学杂志上读到关于服用反应停和末梢神经炎的一份医生来信，由此对反应停的安全性更加怀疑，要求梅里尔公司提供更多的动物试验数据和所有临床试验数据，证明该药真正安全后才能批准上市。梅里尔公司把该药在欧洲的动物试验和临床试验数据递交 FDA，但凯尔西对他们的数据还是不满意，并且认为反应停可能会影响到胎儿。她承受着来自药厂、游说集团、妇女界等各方面的压力，但还是坚持：安全。因此，她未批准反应停在美国的上市。1962 年 7 月 15 日，《华盛顿邮报》的一篇文章报道了凯尔西在反应停申请中的表现，认为如果不是她的坚持和勇气，会有成千上万的缺陷婴儿在美国出生。一夜之间，FDA 审查员凯尔西成为美国英雄，当年被授予联邦雇员的最高荣誉——优异联邦公民服务总统奖。反应停事件后，1962 年 10 月，肯尼迪总统签署基福弗-哈瑞森修正案，规定新药上市必须向 FDA 提交有效性和安全性数据，上市药物一旦出现问题，必须尽快召回。同时由于凯尔西表现出的慎重、毫不妥协和勇气，让 FDA 成为药品监督管理组织的表率。现在，美国 FDA 对药品的监督管理对世界各地药品监督管理体制的建设发挥着重要的影响。

第一节　药事管理学的概念及发展简史

一、药事管理学的相关概念

（一）药事

1. 药事（pharmaceutical affairs）**的定义**　"药事"一词源于我国古代医药管理用语，19 世纪成为日本药品管理法律用语。20 世纪 80 年代，"药事管理"成为我国高等教育课程和专业名称，专业教育计划用语，并广泛应用于机构名称、药学社团名称、药学期刊名称、医药卫生行政管理、药品管理立法和司法活动中。

"药事"对应的英文是"pharmaceutical affairs"，是与药品、药学有关的事项。药事的定义是动态变化，1997 年颁发的《中共中央、国务院关于卫生改革与发展的决定》提出必须依法加强对药品研制、生产、流通、价格、广告及使用等各个环节的管理。现行的《中华人民共和国药品管理法》（2015 年修订）的管理对象包括了药品的研制、生产、经营、使用、价格、广告和监督管理等环节的管理，根据以上的叙述，现阶段的药事是指与药品的研制、生产、流通、使用、价格、广告、信息、监督等活动有关的事项，同时还包括这些事项或活动正常进行的管理组织体系、法律法规体系、药学职业道德要求及社会责任等内容。

2. 药事的特征　药事是一个较为宽泛的概念，它涵盖了自然界与社会所有与药品有关的事项与活动，如药品研制、生产、流通、使用环节，每个环节中的各种要素，如与药品生产制造相关的原辅料采购、验收、储存、养护、检验、制剂生产、包装、成品检验、审核出厂等环节；在药品使用过程，包括人（药师、患者、医师、护士）的心理与行为及其交流沟通与药物治疗合理性关系等，这些事项或环节在药学实践的管理过程中不是孤立存在的，同时还会涉及保障这些事项或活动正常进行的管理组织、法规文件及职业的道德要求等方面。药事包括药品的研制、生产、经营、使用和监督管理过程中，与药品安全性、有效性、经济性、合理性有关的事项或活动。例如，保证和控制药品质量，公平分配药品，合理用药，基本药物目录等有关的事项。

（二）药事管理

1. 药事管理（pharmaceutical administration）**的定义**　药事管理系指依据国家相关法律、

法规、政策、制度，为保证药品的安全性、有效性、经济性及合理性，保障和维护公众的身体健康和用药的合法权益，在药品的研制、生产、流通、使用过程中，药品监督管理部门及药学实践单位自行实施的一系列计划、组织、领导、控制等协调活动的过程。要准确理解药事管理的含义，需注意：①药事管理工作存在于与药品相关的行业之中；②进行药事管理是为了保证药品的安全性、有效性、经济性及合理性，保障和维护公众的身体健康和用药的合法权益；③药事管理的工作本质也是协调，包括上下级监管部门间、监管部门与药学实践单位间及药学实践单位内部的协调活动；④药事管理整个过程的职能或活动同样也分为计划、组织、领导和控制。

2. 药事管理的分类　药事管理包括药政管理和各药事机构自身的经营管理。

药政管理，又称药品监督管理，是国家政府行政机关为主体，为实现国家制定的医药卫生工作的社会目标，运用政治学、经济学、管理学、法学等多学科理论和方法，依据国家的政策、法律和法规，对药事各环节进行监督的管理活动。

在我国，药政管理主要包括：①制订和执行国家药物政策与药事法律、法规、规章；②建立健全药事管理体制与药品监督管理机构；③药学技术人员、药品监督管理人员的培养、教育和管理；④药事信息资源管理；⑤绩效管理及建立药业道德秩序等。

药事机构自身的经营管理主要包括药品研制、生产、流通、使用、价格、广告、信息等机构的经营管理等，将来会在《药事管理学》的课程学习中分章节学习。

3. 药事管理的目的　药事管理的目的是保证公众用药安全、有效、经济、合理、及时方便，不断提高国民的健康水平，促进经济社会协调发展。

药事管理通过两个方面保障其目的的实现：一是药品的研制、生产、流通、使用过程中相关机构严格遵守药事管理法律法规及相关技术要求，有法必依；二是国家药品监督管理部门依法对药事机构实施有效的监督管理。

4. 药事管理的特征　药事管理的特征表现为以下几方面。

（1）专业性：药事管理是联系自然科学知识和社会科学知识的桥梁，药事管理人员应熟悉药学自然科学和社会科学的基础理论、专业知识和基本方法，总结药品生产、经营、流通等领域的基本管理规则，解决药学实践问题。

（2）实践性：药事管理是联系自然科学知识、社会科学知识与药学实践的桥梁，药事管理的法规文件的制订来自于药品生产、经营、使用的实践总结，并用于指导、监督、管理各项实践工作，同时接受实践的检验，对药事法规适时予以修订、补充、完善，使药事管理工作不断改进、提高和发展。

（3）政策性：药事管理的依据是国家药物政策、药事管理的法规文件，为保证药品质量，保障人们用药安全，国家对药品的监督管理及药事机构自身的经营管理都要依据政策、法律办事。

药事管理是指国家对药学事业的综合管理，是药学事业科学化、规范化、法制化的管理，涉及药学事业的各方面（药品研制、生产、经营、价格、广告、使用等），形成较为完整的管理体系，现已发展成为我国医药卫生事业管理的一个重要组成部分。

（三）药事管理学

1. 药事管理学的定义　随着医药经济全球化发展，国家的药事行政和医药企业管理的内容、措施日益增多并自成体系。药事管理开始列入高等药学教育，逐渐形成药学科学的一支新兴分支学科。

（1）药学（pharmacy）：是研究药品的来源、制造、加工、性状、用途、分析鉴定、调配分发、使用、管理的科学。它以人体为对象，以医学为基础，以患者为中心，研究人类防治疾病所用的药物。其所涉及的专业知识较多、较广，主要包括以下几门主干学科：药剂学（pharmaceutics）、药物化学（pharmaceutical chemistry）、药理学（pharmacology）、药物分析学（pharmaceutical analysis）、药事管理学（pharmacy administration）及临床药学（clinical pharmacy）。

药学是药学科学的简称。

（2）药事管理学：是药学科学的一个二级学科，药事管理学是应用社会科学的原理和方法研究药事各部门活动及其管理的规律和方法的科学。其具备下列特征：

1）药事管理学是一门交叉学科：药事管理学是药学与社会科学（管理学、社会学、法学、经济学）交叉渗透而形成的学科。它应用多学科理论和方法，涵盖了药学、管理学、社会学、法学、经济学、心理学等学科的理论和知识规范现代药学事业各部门活动及其管理，是一门交叉学科。

2）药事管理学是药学的一个分支学科：药事管理学是药学科学的重要组成部分，运用社会科学的原理和方法研究药品研制、生产、经营和使用中非专业技术性方面的各种问题；探讨药学事业科学管理的规律，促进药学事业的发展，是药学科学的一个分支学科。在世界各国，药事管理学科已成为药学的重要组成部分，是药学教育的基本科目，是药学生的必修课程。

3）药事管理学具有社会科学的性质：药事管理学主要探讨与药事有关的人们的行为和社会现象的系统知识，研究对象是药事活动中管理组织、管理对象的活动、行为规范及他们之间的相互关系。因此，药事管理学具有社会科学的性质。

2. 药事管理学的性质　作为药学高等教育教学形态中的一门具体课程，药事管理学则是药学课程体系中的专业基础必修课程，它以医药专业知识为基础，运用相关社会科学的原理和方法，研究药学实践各领域中与药品安全性、有效性、经济性及合理性问题有直接关系的管理事项或活动及其基本规律；研究药品监督管理法律、法规、政策、制度贯彻实施过程中的社会与人文因素的影响及其作用规律；研究药事管理活动与职能对药学实践各领域效益的影响及其作用规律，实现对药学实践各领域的科学管理，最终促进药学事业发展。

一方面，药事管理学的基础理论和方法来源于相关的社会科学，形成了药事管理学的社会科学属性；另一方面，药事管理学的研究领域和内容又属于药学科学范畴，又形成了药事管理学的自然科学属性。因此，药事管理学兼具社会科学和自然科学的双重属性。

3. 学习药事管理学的目的和意义　学习药事管理学的目的和意义在于使药学技术人员和药学学生在掌握药事管理学基础理论的同时，牢固树立药品科学管理的意识，为我国药学事业的发展培养大量既懂技术又懂管理的药学技术人员、研究人员和管理人员等，进而促进药学事业最终实现规范化、科学化、法治化、国际化的管理目标。

（1）学习药事管理学，促进我国药学事业的规范化管理：药学事业的规范化管理是药事管理工作取得最佳效果和效益的基础，也是实现科学化管理的根本保障。规范化是指一切活动进行的程序和步骤都是有序的、清晰的和结构化的，并能为他人所了解。药事管理普遍存在于世界各国的管理活动中，药品的规范化管理为人民合理安全用药提供了保障，也构成了药事管理学的主要学习目标。树立规范化管理的意识是药事管理学教育、教学的基本要求，只有达到这一基本要求，才能使药事管理学更好地指导、规范药学实践。

（2）学习药事管理学，促进我国药学事业的科学化管理：药学事业的科学化管理是药事管理工作能够保证公众用药安全、有效、经济、合理的先决条件和实现法治化管理的有效途径。科学化是指决策、管理等工作符合客观规律的程度逐步提高，或基本达到了符合客观规律的程度。近年来，随着社会经济的发展，我国公众用药安全的需求与医药产业发展的矛盾日益凸显，药品的管理工作逐渐复杂，药学事业的管理也正面临着前所未有的重大考验。由此，对药学事业科学化管理的要求日益增强。科学化管理要求我们要探索和研究药学事业的客观规律和自身结构，预测其发展趋势，为药学事业活动与发展提供最佳的决策和管理。其中，正确处理公众用药安全、有效、经济、合理的社会利益与营利性药学实践单位的商业利益的关系，努力创建公众药品安全消费的社会环境和药品市场健康有序的竞争环境是药学事业实现科学化管理的主要目的。

（3）学习药事管理学，促进我国药学事业的法治化管理：药学事业的法治化管理是药事管理工作保障公众用药合法权益的基本要求，也是实现国际化管理的必由之路。法治化是指国家和社会的基本关系和主要活动经由法律制度规范、调整和保护，使之按照合理、高效的现代原则运行并向法治国家迈进的一种趋势。药事管理学通过促使药学相关领域依法研制药物、依法生产药品、依法经营药品、依法使用药品和依法实施监督等，从而促进药学事业的法治化建设。

（4）学习药事管理学，促进我国药学事业的国际化管理：药学事业的国际化管理是药事管理工作达到规范化、科学化、法治化管理的综合要求，也是实现我国药学事业快速发展并与国际接轨的必然趋势。国际化是指资本、技术和信息通过形成单一全球市场并在某种程度上形成广泛合作途径的方式，实现跨越国家疆界的一体化。随着国际贸易日渐频繁，无论哪个国家的原料药物还是药物制剂若想进入国际市场，都必须依照国际药事法规的原则和程序行事。我国作为一个制药大国，不但具有大量生产化学药品、生物药品等的能力，还拥有独具特色的中药传统药物、方剂等，亟待开发并推进国际市场。国际药事法规、国外药事管理学等的研究，不但是药事管理学研究的重要内容之一，也是我国药学事业可持续发展的迫切要求。同时，药事管理学的国际化研究，为各国的药学事业构建了一个交流的平台，通过各国间的交流与了解，也为促进药品国际通用质量标准的制订打下了坚实的基础。

二、药事管理的发展简史

随着药学实践的不断深入，人们对药品认识的不断深化，药事管理的重要性也逐渐为人们所重视。早在古代社会便产生了药事管理的萌芽，但那时主要的管理工作只是围绕奴隶主、封建统治阶级为追求自身的健康与"长生不老"，以维护其统治地位和利益而展开的。经过长期的发展，各国的统治阶级对药事管理的内容、方式与方法发生了重大的调整与改变。药事管理所服务的对象，从过去的少数统治阶级发展到现今的绝大多数公众。各国纷纷建立了专门的药事管理机构，负责本国药学事业的监督管理工作；并制定了一系列药事管理法律、法规、政策、制度；同时，加强对药事管理的研究与教育，促进药学事业的健康和持续发展。

由于各国历史文化背景的差异、社会经济发展的不平衡等原因，当今各国药学实践发展所处阶段也不尽相同。各国药事管理发展水平存在一定的差异，药事管理的范畴和方法等也不尽相同。

（一）国外药事管理发展历程

1. 古代药事管理概况　公元 754 年，阿拉伯人在巴格达城建立的药房被认为是当时一所独立配置和发售药物的专门机构。到 9 世纪的前半叶，药剂师就已作为一种独立的职业在该城出现了。意大利的萨勒诺、西班牙的托利多在 8 世纪后也相继建立了药房，有了药剂师。药房和药剂师的出现，标志着医药的分业，他们对药学事业的发展起到了不容忽视的作用。

随着药学工作专业化的发展，药事管理法律法规也日益增多。公元 10 世纪，阿拉伯政府的法律已明确规定贩卖假药、过期药是犯罪行为，并要受到相应的制裁。公元 13 世纪，西西里的药事法规规定了药业从医学中分离出来，在官方监管下，储药仓库属药房范围；药剂师应对配置药品的可靠性、质量一致等进行检验；从行业会中选择优秀者担任检验人员等。英国于 1540 年制定了药事管理法规，任命了 4 位伦敦医生作为检查员，负责检查药商、药品和原料。到 17 世纪早期，这些医生在执行检查工作时，还要配有药剂师协会的代表参加。

随着药品品种的增多，药品标准化问题一时成为药事管理中的一项重要工作。1140 年，欧洲药学权威萨勒诺大学校长编辑的《解毒剂汇编》，成为当时药物调配的标准。1498 年由佛罗伦萨学院出版的《佛罗伦萨药典》，一般视为欧洲第一部法定药典。其后有不少城市纷纷编制具有法律约束性的药典，其中纽伦堡的瓦莱利乌斯医生编著的《药方书》赢得了很高的声誉，被纽伦堡当局承认，第一本《纽伦堡药典》于 1546 年出版，其对意大利、瑞士、法国、西班牙等国编辑药典起了十分重要的促进作用，促进了当时的药品标准化建设。

2. 近现代药事管理概况 中世纪晚期，欧洲就有许多国家出现了药学行业协会。随着社会经济的发展，这些地方行业协会对药学事业的发展起到重大的补充与推动作用，也逐渐成为全国性组织。例如，1617 年创立的伦敦药剂师协会在 1841 年成为大英药学会（即英国皇家学会）；1852 年美国药物协会（American Pharmaceutical Association，APhA）建立，它的活动几乎包括了药学事业各方面，推动了美国药学事业进步和发展。现在，美国已有 20 多个药学社团，研究有关药学事业的诸多问题。它们已经成为政府管理药学各方面工作的权威性民间组织，对药学事业的发展起到了促进作用。

为了确保人们用药安全有效，各国政府大多授权国家卫生行政部门设立药政机构，对药品质量进行监督管理，如美国的 FDA、日本的厚生省药物局等。在现代药事管理中，法律控制方法日益发挥更大作用。

当今世界大多数国家包括我国主要是通过药品管理立法来管理药品。关于药品管理立法的历史发展，我们将在《药事管理学》课程中具体学习。

（二）我国药事管理发展历程

1. 我国古代药事管理的发展情况（公元前 11 世纪～1840 年） 周武王时代，我国便建立了最早的医药管理制度。据《周礼》所载的六宫体制中，把巫祝划入春宫之列，把医师归于天宫管辖。书中还记载了当时的医疗分工制度及当时的病历和死亡报告制度。

秦朝时已设立了医药行政管理机构，设有太医令萃，掌管医药政令。后汉时期医药管理机构开始分设，设"药墨、方翠各一人。"这个时期对药物的研究也更为深入，我国最早的药学专著《神农本草经》即在此时间问世。

隋唐时期，我国的医药管理机构进一步扩大，分工更加细化。据《隋书·百官志》记载，设有尚药局、药藏局。而唐朝设有药藏局，局内设有药库，由药墨、药监等人员专管药品的收发、储存等工作。唐显庆四年，朝廷指定苏敬、李绩等 20 余人编写《新修本草》，又称《唐本草》，是我国历史上第一部由国家颁布的药典，也是世界上最早的一部法定药典。

宋朝设置的药事管理机构有御药院和尚药局。1076 年，宋朝太医局创立"卖药所"，又称"熟药所"，出售丸、散、膏、丹等成药。除此之外，还设立了"修和药所"。1114 年，"修和药所"改名为"医药和剂局"；"卖药所"也改名为"医药惠民局"，后又改名为"太平惠民局"。宋朝还在民间设置药事机构或药局，如广惠司、广济提举司、太都惠民局等，这些机构既制药又卖药，同时还行使管理的职能，对保证药品质量、控制疾病流行起到了积极的作用。

2. 我国近代药事管理的发展情况（1840～1949 年） 鸦片战争期间，西方资本主义国家派遣大量的传教士到我国各地，他们设立医院、出售西药，西医西药开始输入我国。随后，外国药商在广州、上海等地设立了各自的药房，而我国民族制药业发展一直很缓慢，进口药充斥着国内的市场。

1905 年，清政府始建全国的卫生行政机构，在警政部下设卫生科，后又在内务部下设卫生司。1912 年成立的"中华民国"南京临时政府也在其内务部下设卫生司，成为当时负责全国卫生工作的行政主管部门。1928 年，南京国民政府公布的《全国卫生行政系统大纲》中明确写明设卫生部，1931 年卫生部改名卫生署，但 1947 年又恢复卫生部建制。1947 年，在卫生部下正式成立药品仪器检验局，开始展开药品检验工作。在这一时期，民国政府先后公布了一些关于药政的法规，如 1929 年公布的《药师暂行条例》《管理药商规则》，1937 年公布的《细菌学免疫制品管理规则》，1943 年公布的《药师法》等。

1929 年药典编辑委员会成立，其编辑的《中华药典》以《美国药典》（United States Pharmacopoeia，1926 年版）为蓝本，参考英国、日本等国文献，于 1930 年 5 月由卫生部正式颁布。

1907 年中华药学会成立，1942 年该会更名为中国药学会。它是中国成立最早的自然科学团体，为药学人员的培养和药学学术的交流等工作起到了较大的推动作用。

3. 我国现代药事管理的发展情况（1949 年至今）　新中国成立伊始，我国药事管理工作就建立起来，但在"文化大革命"期间遭到破坏，之后虽然经过调整，但直至 1984 年，我国的药事管理工作才逐步实现规范化与法治化，主要表现在下列方面。

（1）颁布了《药品管理法》：1984 年 9 月 20 日《药品管理法》经由第六届全国人民代表大会常务委员会第七次会议讨论通过，并于 1985 年 7 月 1 日起正式实施。这是我国有关药品管理的第一部法律，同时也结束了我国药品管理近 35 年缺乏法律调整的局面。1997 年，《中共中央国务院关于卫生改革与发展的决定》，强调要依法加强药品的管理。随后，卫生部和 1998 年新成立的国家药品监督管理局又相继出台了一系列规章。《药品管理法》先后经过 2001、2015 年的修订，于 2015 年 4 月 24 日经由第十二届全国人民代表大会常务委员会第十四次会议《关于修改〈中华人民共和国药品管理法〉的决定》审议并最终获得通过及发布，成为现行的《药品管理法》。而且自《药品管理法》颁布实施以来，国务院又相继颁布了多部行政法规。因此我国的药事管理具备了较为完善的法律法规体系，药事法规也成为《药事管理学》的重点内容。

（2）规范了药品的国家标准：药品标准是国家对药品质量规格和检验方法所作的技术规定。药品标准是药品质量特征的量化表达形式，它用数据和指标等反映药品的安全性、有效性、稳定性、均一性等质量特征，用以检验、比较药品质量。由于药品的特殊性，药品标准除了指药物制剂等产品的质量规格和检验方法外，还包括药品生产工艺，如生物制品规程、中药材、中药饮片炮制规范和中药制剂生产方法。药品管理法明确规定药品必须按国家制定的药品标准或批准的生产工艺进行生产。

目前我国药品实行统一的国家标准。我国药品标准工作已逐步进入法制化、规范化、专业化轨道。当前，我国已建立起以《中国药典》为核心的国家药品标准体系。《中国药典》是由国内医药专家组成的国家食品药品监督管理总局主管的药典委员会制定和修订的，同时国家药品检验机构负责标定国家药品标准品与对照品。中华人民共和国成立后，我国政府非常重视药品标准工作。于 1950 年召开第一届全国卫生会议，卫生部成立了药典委员会，编辑了第一版《中国药典》（1953 年版）。其后于 1963 年、1977 年、1985 年相继修订了药典。自 1985 年后，以每 5 年更新一次的速度相继出版了 7 版，现行的为 2015 年版（图 9-1）。

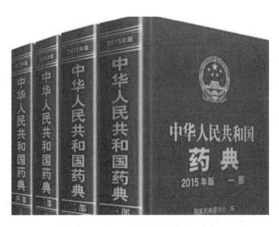

图 9-1　2015 年版《中国药典》

（3）成立了专门的药品监督管理机构：我国药品监督管理机构包括药品行政监督管理机构和技术监督管理机构。

药品行政监督管理机构代表国家行使行政监督管理的职权。中华人民共和国成立以来，由卫生行政等部门监督管理药品。经过多次机构改革，2013 年我国组建了国家食品药品监督管理总局（CFDA）（图9-2）。作为国务院直属机构，CFDA的职能主要有：负责起草食品（含食品添加剂、保健食品，下同）安全、药品（含中药、民族药，下同）、医疗器械、化妆品监督管理的法律法规草案，拟订政策规划，制定部门规章，推动建立落实食品安全企业主体责任、地方人民政府负总责的机制，建立食品药品重大信息直报制度，并组织实施和监督检查，着力防范区域性、系统性食品药品安全风险；负责制定食品行政许可的实施办法并监督实施。建立食品安全隐患排查治理机制，制定全国食品安全检查年度计划、重大整顿治理方案并组织落实。负责建立食品安全信息统一公布制度，公布重大食品安全信息。参与制定食品安全风险监测计划、食品安全标准，根据食品安全风险监测计划开展食品安全风险监测工作；负责组织制定、公布国家药典等药品和医疗器械标准、分类管理制度并监督实施。负责制定药品和医疗器械研制、生产、经营、使用质量管理规范并监督实施。负责药品、医疗器械注册并监督检查。建立药品不良反应、医疗器械不良事件监测体系，并开展监测和处置工作。拟订并完善执业药师资格准入制度，指导监督执业药师注册工作。参与制定国家基本药物目录，配合实施国家基本药物制度。制定化妆品监督管理办法并监督实施；负责制定食品、药品、医疗器械、化妆品监督管理的稽查制度并组织实施，组织查处重大违法行为。建立问题产品召回和处置制度并监督实施；负责食品药品安全事故应急体系建设，组织和指导食品药品安全事故应急处置和调查处理工作，监督事故查处落实情况；负责制定食品药品安全科技发展规划并组织实施，推动食品药品检验检测体系、电子监管追溯体系和信息化建设；负责开展食品药品安全宣传、教育培训、国际交流与合作。推进诚信体系建设；指导地方食品药品监督管理工作，规范行政执法行为，完善行政执法与刑事司法衔接机制；承担国务院食品安全委员会日常工作。负责食品安全监督管理综合协调，推动健全协调联动机制。督促检查省级人民政府履行食品安全监督管理职责并负责考核评价；承办国务院及国务院食品安全委员会交办的其他事项。

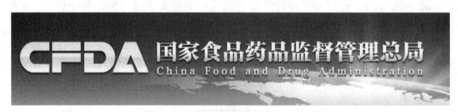

图9-2　国家食品药品监督管理总局

药品技术监督管理机构即中国食品药品检定研究院及各省市县级药检所，是代表国家对药品质量实施技术监督检验的法定机构。他们负责药品申报审批的药品检验工作和药品质量监督检查所需要的检验工作。具体职责有：药品质量的抽查抽验；药品复核检验、技术仲裁检验；各类药品标准的起草修订工作；药品标准品的研制和供应等。

三、药事管理学学科发展简介

早在19世纪，美国的药事管理学学科就已经开始形成，至20世纪初，药事管理学被美国列为药学教育的基本课程，并于20世纪30年代传入我国，但发展一度比较缓慢。新中国成立后，药事管理学学科的发展也日渐活跃起来。尤其是在1985年《药品管理法》正式颁布实施后，药事管理学学科得到了快速的发展，无论是在课程建设、人才培养、师资队伍建设方面，还是在学术交流与科研方面，都得到了长足进步。

（一）美国药事管理学学科发展历程

美国药事管理学学科的发展过程大致可分为商业药学、药事管理学、社会与管理药学三个阶段。

1. 商业药学（commercial pharmacy）**阶段**　1916 年美国药学教员协会（即现在的美国药学院协会）划分了 6 个分部，分别为物理与化学、药剂学与配制、植物学与生药学、生理学与药理学、微生物与免疫学、商业与法律药学，首次确立了商业与法律药学的正式地位。1928 年 8 月 21 日，在美国药学教员协会分部年会上，商业与法律药学分部正式更名为药学经济学分部，该名称的更改标志着药事管理学学科的开端。在这一阶段，由于美国医药企业的迅猛发展，该学科的大学教育课程主要以商业为主。

2. 药事管理学阶段　20 世纪 30 年代，由于药品生产流通领域混乱，很多从事商业药学教育的学者开始认识到，过分强调药学经济方面的因素对于药学的发展是有负面作用的。1938 年《联邦食品、药品和化妆品法案》（Federal Food, Drug and Cosmetic Act, FFDCA）的颁布使药事法规的教育变得越来越重要。20 世纪 40 年代末在美国药学院协会年会上第一次提出了"药事管理"一词。20 世纪 50 年代初，经美国药学院协会同意，药学经济学分部更名为药事管理学分部。该阶段药事管理学学科研究的内容侧重于药物政策学和市场学，协助政府制定相关政策。此时药事管理学的课程有药品市场、药房管理、药事法学等。

3. 社会与管理药学（social and administrative pharmacy）**阶段**　20 世纪 60 年代，由于临床药学的兴起，药师职责由面向药品转向患者。药学实践环境与药物治疗合理性之间关系的研究越来越受到重视。美国各药学院校兴起了一股社会学课程的热潮，开设了社会和管理科学、卫生保健管理、药学实践中的社会经济等课程。

1984 年，美国教授曼纳斯和鲁克将药事管理学作出了明确的定义，为后来的学科发展奠定了基础。

20 世纪 90 年代，社会学、心理学、市场学和管理学共同构成了药事管理学的基础。1993 年，美国药学院协会药事管理学分会正式更名为"社会和管理药学"分会。

（二）我国药事管理学学科发展历程

随着药学教育的发展，我国药事管理学学科的发展大致经历了三个阶段，即管理学早期阶段、药事组织学发展阶段和药事管理学发展阶段。从目前我国医药行业发展现状及我国药事管理学学科研究的侧重点来看，我国药事管理学学科现在所处的发展阶段相当于美国的 20 世纪 30～50 年代，即药事管理学阶段。因此，如何促进以法管药，加快药品的规范化、科学化、法治化、国际化管理，保障公众用药安全、有效、经济、合理仍是我国现阶段药事管理学学科研究的重点。

1. 药事管理学早期阶段（1949 年以前）　从 1911～1949 年间，我国先后创办的高等药学学校、系共有 20 余所。其中办学时间较长，规模、影响较大的有：1913 年成立的浙江公立医药专门学校药科；1929 年成立的齐鲁大学理学院药学专修科（于 1941 年改为药学系）；1929 年成立的私立中法大学药学专修科；1936 年成立的私立华西协和大学理学药学专修科；1943 年成立的北京大学医学药学系。1945 年，原陆军医学堂药科更名为国防医学院药科。此外，在一些大城市还曾举办过一些中等药学职业学校，培养药剂师。这一阶段开设的与现阶段药事管理学相类似的相关课程有"药物管理法及药学伦理"、"药房管理"等，这些都是药事管理课程的早期形式。

2. 药事组织学发展阶段（1949～1985 年）　新中国成立后，我国政府接管了全部医药教育机构，并对其进行了改造。1952 年进行院系调整；1955 年全国高等药学院系包括南京药学院、沈阳药学院和北京医学院、上海第一医学院、四川医学院的 3 个药学系（即药学教育史上的两院三系），以及华东化工学院的化学制药专业、抗生素专业、第二军医大学药学系；中等药科学校包括重庆药剂士学校、江西南昌药剂士学校、南京药剂士学校、上海制药工业学校等。

在这一阶段由于受到当时国家政策的影响，课程设置曾一度以学习苏联模式为主，即以围绕"药事组织"学习、研究为主。1954 年，原高教部颁布的药学教学计划中，明确将"药事组织"列为必修课程和生产实习内容。1956 年，各药学院校正式成立了药事组织学教研室，开设药事组织学。在"文化大革命"期间，我国的药事管理工作同其他大部分工作一样，停滞不前。

3. 药事管理学发展阶段（1985 年至今） 课程建设。1984 年《药品管理法》颁布后，我国药事管理学学科建设受到了来自政府有关部门和药学界人士的广泛关注。1985 年，华西医科大学药学系开始在本科生中开设"药事管理学"必修课程，标志着我国药事管理学学科发展进入了第三个发展阶段。1987 年，原国家教委将"药事管理学"列入药学专业的主干课程。随后，我国各高等药学院校相继开设此课，并不断完善标准化、规范化的药事管理学教育，从而提高了药事管理学教育质量。

为了满足对药事管理学教材的需求和规范教材内容，1988 年全国高等医药院校药学专业教材评审委员会决定编写《药事管理学》规划教材。1993 年，由人民卫生出版社编辑的第一版《药事管理学》出版，2016 年第六版的《药事管理学》列入普通高等教育"十三五"国家级规划教材。

为了加强全国药事工作的指导，1987 年 12 月 10 日，卫生部决定创办《中国药事》杂志，该杂志成为了我国第一个药事管理方面的学术期刊。此后很多学术期刊先后开设了药事管理专栏，如《中国药房》《中国药业》《中国新药杂志》《医药导报》《药学教育》《中国药学杂志》《亚洲社会药学》等，对药事管理学科的学术交流和科研工作起了很大的推动作用。

第二节 药事管理学基本内容

药事管理主要围绕药品研制、生产、流通、价格、广告和使用这六大环节进行，药事管理学的研究内容主要包括药事组织及药事体制、药品管理立法、药品研究、生产、经营、使用、信息诸方面的监督管理，药品知识产权保护及药学技术人员管理等。在本节中对重点内容略作介绍。

一、药品研究管理

新药是指未曾在中国境内上市销售的药品，已上市药品改变剂型、改变给药途径的，按照新药管理。仿制药是指已有国家标准的药物。国家鼓励研究和创制新药，保护公民、法人和其他组织研究、开发新药的合法权益。我国对新药及仿制药的研究过程和注册实行审批注册许可制度，目的是监管药品研究过程，保证药品的质量，确保人体用药安全有效、质量可控。因此，我国十分重视对药品的注册管理，制定了一系列法规，特别是《药品注册管理办法》（现行为2007 版），该办法符合 WTO 的原则，在药品注册上与国际接轨，同时改革行政审批制度，贯彻了公开、公正、公平、效率的原则。药物的研究分为临床前和临床研究，其过程均受 CFDA 的监督管理，主要表现在下列方面。

1. 药物临床前研究 在药品研发环节，为提高药物非临床研究质量，我国在 1999 年就颁布了《药物非临床研究质量管理规范》（Good Laboratory Practice，GLP），先后经 2003 年、2007 年修订，现行的为 2007 年版，自 2007 年 9 月 1 日实施。按照 GLP 的要求，我国实施了对药物非临床研究机构的 GLP 检查（2007 年 4 月起改为 GLP 认证）的制度。药物临床前研究是指验室阶段的研究。研究新药，必须向 CFDA 如实申报研制方法、质量指标、动物等药理试验结果或毒理试验结果，涉及药物安全性评价的临床前研究必须在取得 GLP 资格的实验机构进行。

临床前研究资料一般有：新药名称、选题目的依据等；研究工作综述；产品包装、标签的设计样稿；药品使用说明书样稿；原料药生产工艺研究资料或制剂处方及工艺的研究资料；化学结构或组分确认的试验资料；质量研究工作的试验资料；质量标准草案；样品及检验报告；稳定性研究资料；产品包装及选择依据；药效资料；一般药理试验资料；急性毒性试验资料；长期毒性试验资料；某些特殊安全毒性试验资料；复方制剂中多组分药效、毒性、药代动力学相互影响试验资料；致突变试验资料；生殖毒性试验资料；致癌试验资料；依赖性试验资料；动物药代动力学试验资料等 20 余项。

药物临床前研究需要进行毒理试验与致突变、致畸、致癌试验，涉及许多微生物、细胞和动物试验，这些实验极易受到环境与操作者的影响，为了保证实验资料的真实性、规范性和可靠性，各国政府均制定了 GLP，以规范非临床研究机构的试验。GLP 通过对药品研究的设备、设施、研究条件、人员资格与职责、操作规程的严格控制来保证药品安全性评价数据的真实性与可靠性。

2. 药物临床研究　药物临床研究是指药物用于人体的试验研究。临床试验分为 4 期。Ⅰ期临床是研究药物在人体的初步药效及人体安全性，用药对象是健康人；Ⅱ期临床是研究药物在患者体内的安全性与有效性及治疗剂量；Ⅲ期临床进一步扩大试验，患者人数增加，同时要求在多个医院进行试验；Ⅳ期临床为药物上市后，继续进行上市后监测，考察药物疗效和不良反应。

我国于 1999 年颁布《药品临床试验质量管理规范》(Good Clinic Practice，GCP)，后于 2003 年修订，并从 2004 年 3 月 1 日起对药物临床试验机构实施 GCP 资格认定。药物临床研究的管理，除了要保证研究资料的科学可靠以外，还要保护受试者的权益并保障其人身安全。GCP 是对临床实验全过程，包括试验方案设计、组织、实施、监察、稽查、记录、分析总结报告进行监督管理的法规性文件。GCP 的主要原则是要求所有以人为对象的研究必须符合 1964 年《赫尔辛基宣言》和国际医学科学组织颁布的《人体生物医学研究国际道德指南》的道德原则，即公正、尊重人格、力求使受试者最大受益、尽可能避免伤害。要求选择临床试验方法必须符合科学和伦理的标准。GCP 规定：临床研究机构必须成立伦理委员会，其成员包括非医药相关专业的工作者、法律专家及其他单位的人员；临床试验开始前，必须充分告知试验信息并与受试者签署知情同意书。

二、药品生产管理

药事管理的重要内容之一是药品生产管理。药品生产包括原料药和药物制剂的生产。各国政府对药品生产采取了严格的法律控制，从开办药品生产企业到药品生产的全过程都作出了严格的规定。药品监督管理部门依法对药品生产条件和生产过程进行审查、许可、监督检查等监督管理活动。

1. 药品生产企业开办许可的条件　与一般生产企业不同，药品生产企业开办前必须经省一级药监部门批准发给《药品生产许可证》，无许可证不可生产药品。申请开办药品生产企业必须具备以下条件：必要的药学技术人员；相应的厂房、设备和卫生环境；质量检验机构、人员和质量管理制度。同时，我国对药品生产企业强制实施《药品生产质量管理规范》(Good Manufacturing Practice，GMP) 制度，企业必须按 GMP 组织生产，GMP 必须经药监部门认证。许可证不可转让出租，有效期为 5 年，每 5 年检查换发一次。

2. GMP 是在药品生产管理过程中逐渐形成的一种规范化管理方法　GMP 最早形成于 20 世纪 60 年代，我国于 1988 年颁布 GMP，历经了 1992 年、1998 年及 2010 年的修订。从 1995 年起，我国开始对药品生产企业进行 GMP 认证。2004 年 7 月 1 日，我国药品制剂和原料药全部实现了在符合 GMP 条件下生产，此后又继续在医用氧、药包材和中药饮片生产企业强制推行 GMP 认证并取得重要进展。自 2010 年 GMP 修订后，CFDA 又要求自 2011 年 3 月 1 日起，凡新建药品生产企业、药品生产企业新建（改、扩建）车间均应符合《药品生产质量管理规范

（2010 年修订）》的要求。现有药品生产企业血液制品、疫苗、注射剂等无菌药品的生产，应在 2013 年 12 月 31 日前达到《药品生产质量管理规范（2010 年修订）》要求。其他类别药品的生产均应在 2015 年 12 月 31 日前达到《药品生产质量管理规范（2010 年修订）》要求。未达到《药品生产质量管理规范（2010 年修订）》要求的企业（车间），在上述规定期限后不得继续生产药品。因此，通过大力推行药品 GMP 认证，使广大药品生产企业的质量管理水平和生产条件发生了根本性变化，并有力地促进了医药行业产品结构调整和兼并重组。同时，我国还是世界上第一个由政府颁布和推行《中药材生产质量管理规范》（Good Agricultural Practice，GAP）的国家，但 GAP 不强制认证，而是备案管理。

GMP 是药品生产管理和质量控制的基本要求，旨在最大限度地降低药品生产过程中污染、交叉污染及混淆、差错等风险，确保持续稳定地生产出符合预定用途和注册要求的药品。因此，GMP 是对药品生产全过程进行管理，最大限度地将产品质量置于可控状态，确保持续地生产出合格药品的一种管理方法。GMP 的所有条款的制定都是为了确保产品生产的均一性，使其符合质量标准。为了消灭任何药品生产的隐患，包括交叉污染与混淆药物，而这种隐患是无法靠成品检验来完全预防的。过去对药品生产的质量管理仅仅局限于产品的质量检验，这种方法属于事后把关，无法在生产过程中对产品缺陷进行有效的控制与预防。GMP 则提出新的理念：药品质量是生产出来的，不是检验出来的，强调全面的、规范化的质量管理。GMP 质量管理不但管结果，更注重管过程；不但管产品质量，更注重管工作质量。

GMP 是通过对药品生产的人，管理机构、所用的厂房、设施、设备、原辅料、生产方法、文件管理、监控制度、产品销售与收回等提出规范化管理标准，来保证药品生产质量的。比如 GMP 规定：药品生产管理部门和质量管理部门的负责人应具有医药或相关专业大专以上学历，负责人不得相互兼任。GMP 要求关键性的药品生产厂房、车间均达到洁净要求，在无菌、无尘粒污染和恒温、恒湿条件下生产药品。GMP 要求设备要经过验证以保证产品生产的一致性。除了硬件要求外，GMP 还高度重视质量管理制度、生产记录、生产文件、管理文件、岗位操作规程等软件的管理规范。

三、药品经营管理

药品经营管理涉及药品经营企业开办许可，药品经营质量管理规范，药品流通秩序等管理内容。

1. 药品经营企业开办与许可　与药品生产企业一样，经营企业必须具有法律规定的开办条件，药监部门审查批准后，发给《药品经营许可证》方可开办。这一类监管方法称为职业准入控制。由于药品的特殊性，世界各国对药品管理的准入控制门槛都是比较高的。

2.《药品经营质量管理规范》　2000 年 7 月 1 日我国颁布了《药品经营质量管理规范》（Good Supplying Practice，GSP），历经了 2013 及 2015 年修订，2016 年 CFDA 为贯彻《国务院办公厅关于加快推进重要产品追溯体系建设的意见》（国办发〔2015〕95 号）精神，以落实企业追溯管理责任为基础，强化企业主体责任，建设来源可查、去向可追、责任可究的药品追溯体系，并于 2016 年 7 月 20 日发布和实施了新修订的《药品经营质量管理规范》。GSP 的基本指导思想与 GMP 相同，都是强调对工作过程的管理，保证工作质量，因为好的产品或服务是好的工作质量的必然结果。GSP 在药品的购进、验收、检验、储存、养护、出库、运输、销售和售后服务等各个环节都提出了严格的质量管理要求，同时还要求药品经营企业要建立一整套完善的质量保证体系，包括组织结构、职责制度、过程管理和设施设备等。比如 GSP 要求经营企业必须配备数量足够、质量优良的执业药师；要求企业在首次经营药品品种时，必须确认其合法性和质量，必要时进行实地考察；要求销售记录必须十分详尽完整，保存 2～3 年，以便发现问题后及时追回药品。GSP 条款制定的根本目的，是在药品经营过程进行规范管理，建立质量保证体系，以保证人民用药安全有效。

3. 药品流通秩序　药品从生产企业销售开始，一直到经营企业营销，医疗机构采购、配制给患者或零售药店出售给消费者个人，这一过程称为药品流通过程。近年来，我国药品流通领域出现了一些违法行为与不正当竞争行为，如制售假药劣药的违法行为未从根本上得到遏制；药品"回扣"之风盛行；药品经营许可证随意出租、转让；个体诊疗所批发零售药品；兽用药品给人使用、更改药品有效期等。国家近年来正在加大整顿药品流通秩序的力度，加快规范医药市场。通过国家食品药品监督管理局审议通过并公布的《药品流通监督管理办法》及各省市出台的相关流通监督管理办法来加强药品流通环节全链条监管，确保药品经营使用质量安全。

案例 9-2

刺五加注射液污染引起的严重不良事件

2008 年 10 月 5 日，云南省红河州第四人民医院使用黑龙江省×××制药厂（黑龙江×××药业股份有限公司，下称×××药业公司）刺五加注射液后发生严重不良事件。经查，这是一起由药品污染引起的严重不良事件。

×××药业公司生产的刺五加注射液部分药品在流通环节被雨水浸泡，使药品受到细菌污染，后被更换包装标签并销售。2008 年 7 月 1 日，昆明特大暴雨造成库存的刺五加注射液被雨水浸泡。×××药业公司云南销售人员张某从×××药业公司调来包装标签，更换后销售；中国药品生物制品检定所、云南省食品药品检验所在被雨水浸泡药品的部分样品中检出多种细菌。此外，×××药业公司包装标签管理存在严重缺陷，管理人员质量意识淡薄，包装标签管理不严，提供包装标签说明书给销售人员在厂外重新贴签包装。

2008 年 10 月 6 日，国家食品药品监督管理局接到云南省食品药品监督管理局报告，云南省红河州 6 名患者使用了标示为黑龙江省×××制药厂（2008 年 1 月更名为黑龙江×××药业公司）生产的两批刺五加注射液（批号：2007122721、2007121511，规格：100ml/瓶）出现严重不良反应，其中有 3 例死亡。

黑龙江省食品药品监管局依据《药品管理法》对此次严重不良事件的查处为：责令×××药业公司全面停产，收回药品 GMP 证书，对该企业违法违规行为依法处罚，直至吊销《药品生产许可证》；依法处理企业直接责任人，在十年内不得从事药品生产、经营活动，并追究企业管理者的管理责任。

×××药业公司销售人员张某等人的行为涉嫌违法犯罪，应由司法机关追究其刑事责任。

四、药品使用管理

药品使用管理包括医疗机构和社会药房，管理的目标是保证药品供应，保证药品使用安全、合理、有效。同时我国医疗机构还自行配制药物制剂，在这方面也有许多管理规定。

1. 医疗机构药事管理　我国医疗机构目前为药品采购、配方的主要部门。医疗机构在长期的药学实践中，已形成了一整套比较规范和完善的药品管理制度。医疗机构的药学任务有七项：药物采购、供应、配方，亦称为药物调剂；药物制剂；药物检验及药品质量管理；临床药学、药学信息及咨询服务；科学研究；药学教育等。

医疗机构药事管理具有专业技术性、经济管理性和法律管理性三项特点。医疗机构药事管理依据国家法律、法规或药品政策的要求，对本机构的药品质量进行监督管理。例如，药事管理委员会建立、药品采购管理、药品价格管理、药品不良反应监测报告、医院制剂等管理、药品处方管理、调配窗口管理、药剂人员管理等。为了加强药品管理，县以上医疗机构均设有医院药事管理委员会，负责审定医院药品目录，药品采购计划，管理药剂质量，制定安全、有效用药的管理制度和方法。

2. 处方调配管理　处方是医师开具的书面文件，是药物调配的依据；处方载有药品数量、金额等经济信息；发生医药事故时，处方还是判定责任、进行法律诉讼的证明文件。因此处方具有法律、技术和经济多方面的意义。法律对处方有多项管理要求。法律规定只有执业医师或执业助理医师才有处方权，药师没有处方权。药师在调配处方时，必须经过仔细核对，对处方所列药品不得擅自更改或者代用，必要时，经处方医师更正或重新签字方可调配；药师对有配伍禁忌或者超剂量的处方，有权拒绝调配；药师在销售或调配药品时必须仔细说明正确的用法用量和注意事项。处方调配后应保存一定年限：普通药品处方保存1年；精神药品等保存2年；麻醉药品保存3年。

处方调配行为可以发生在医疗机构，也可以发生在社会药房。其管理要求是相同的。

3. 医院制剂管理　医疗机构制剂（简称医院制剂）是指医疗机构根据本单位临床需要经批准而配制、自用的固定处方制剂。医院制剂必须是本单位需要，市场上无供应的品种，为临床医疗和科研提供服务；医院制剂是常规配制的固定处方制剂，必须经省级药品监督管理部门审批并取得登记注册文号。所配制剂应坚持本单位自用原则，只能适用于本医疗机构的门诊患者和住院患者。2001年3月颁布实施《医疗机构制剂配制质量管理规范》（试行），该规范是医疗机构制剂配制和质量管理的法规，适用于制剂配制的全过程。其目的是要求医疗机构建立制剂配制的质量管理体系，以规范制剂配制管理，确保制剂质量。2005年又颁布实施了《医疗机构制剂配制监督管理办法》（试行），该规范对医疗机构制剂配制条件和配制过程等进行审查、许可、检查的监督管理活动。

五、药品上市后监测管理

鉴于药品研究的局限性，药品批准上市使用后，仍然需要加强监督管理，随时淘汰安全性差、有效性低或者质量不稳定的药品。药品上市后监测包括药品不良反应监测、再评价工作、药品监督抽验及安全风险评估以及药品安全信息公告。其主要通过药品不良反应报告制度来进行。

20世纪是人类利用药物征服各类疾病最卓有成效的一个世纪，也是药物不良反应危害人类的一个世纪。20世纪上半叶，医药比较发达的一些国家接连发生了许多大范围的药品不良反应危害事件，震惊了世界。例如，1934年发现氨基比林引起严重的白细胞减少症，仅美国就有1981人因继发感染死亡。1935年发现二硝基苯、三苯乙醇引起白内障，发生率约为1%，一些国家服药人数达100万。1961年，用于治疗妇女妊娠呕吐的药物沙立度胺（反应停）引起海豹样畸胎，在17个国家中发现的海豹样肢畸形儿童有万余例。1970年发现氯碘羟喹引起亚急性脊髓视神经病（简称SMON），约有一万余人患SMON病，其中5名患者瘫痪，40名患者视力下降或失明，数百人死亡。以上药物灾害事件虽然大多数发生在国外，但我国药品不良反应并不鲜见。如20世纪90年代初统计，我国有聋哑儿童180余万人，其中链霉素等氨基糖苷类药物所致耳聋者占60%，并同时以每年（2～4）万的绝对人数递增。1960～1970年，我国广泛使用四环素类药品，导致大批该时代的儿童恒齿牙釉质及其钙化区黄染，俗称"四环素牙"。我国卫生部已于1982年淘汰了链霉素及四环素类药品的各种儿童制剂。近期因不良反应而从市场上撤市的品种主要有：2004年9月，在全球范围内治疗类风湿关节炎的COX-2抑制剂罗非昔布（商品名：万络）；相继还有COX-2抑制剂伐地考昔（valdecoxib，bextra）和糖尿病治疗药物曲格列酮。2006年5月，美国和加拿大撤市了喹诺酮类（沙星类）抗菌药品加替沙星片剂和注射剂；2007年，胃肠道疾病治疗药物泽马可（马来酸替加色罗）撤市；治疗晚期肺癌药物易瑞沙（吉非替尼，iressa）在欧洲自动撤市；2008年10月，上市仅2年的新型控制体质量药物"利莫纳班"（选择性CB1大麻受体拮抗剂），由于精神神经系统的安全性问题，在欧盟撤市，并终止了在我国的进口注册申请和全球所有正在进行的国际多中心临床试验。以上国内外药品不良反应产生灾害如此严重，危害的人群如此之广引起世界各国的广泛重视。为保证人类用药安全，必须建立药品不良反应的监测制度，加强信息交流，减少药品不良反应的危害频率与危害程度。

1. 药品不良反应定义与分类　药品不良反应系指合格药品在正常用法用量下出现的与治疗目的无关的或意外的有害反应。药品不良反应与医疗事故、用药不当、药品质量事故、制售假药劣药有本质的区别。药品不良反应的报告内容与统计资料是为了加强药品质量的监督管理、指导合理用药，而绝不能作为医疗纠纷、医疗诉讼和处理药品质量事故的依据。

药品不良反应包括已知的和未知的不良反应，已知的作用包括药物副作用与毒性反应，未知的不良反应包括不可预知的特异高敏性反应、致畸、致突变、致癌等反应。常见的药品毒性反应有以下几大类：①胃肠道毒性反应，服药后恶心、呕吐、胃痛等；②中枢神经系统毒性反应：头痛、眩晕、失眠、耳鸣、耳聋等；③造血系统毒性反应：再生障碍性贫血、颗粒血细胞减少等；④肝肾系统毒性反应：肝大、肝痛、黄疸、肝肾功能衰竭、血尿、蛋白尿等；⑤心血管系统毒性反应：心动过速、心律失常、心肌、心内膜，心包和瓣膜损害，心外血管损害；⑥过敏反应：药疹、剥脱性皮炎、皮肤红斑、光敏感性皮炎，过敏性休克、心血管系统等多系统多器官反应；⑦药物依赖性毒性；⑧致突变、致畸、致癌毒性；⑨其他不良反应：包括药物导致的人体菌群失调和二重感染等。

2. 药品不良反应监测报告　沙利度胺事件后，1963 年 WHO 建议在全世界范围内建立药品不良反应监测报告制度。1968 年成立了"国际药品监察合作中心"，该中心的主要目的是收集世界各国的药品不良反应报告，进行国际交流。我国从 20 世纪 80 年代开始，逐步开展药品不良反应监测工作。1999 年，国家药品不良反应监测中心成立。目前，除国家药品不良反应监测中心外，全国共有省级药品不良反应监测中心 34 个，地市级药品不良反应监测机构 200 余个，有些地方还建立了县级药品不良反应监测机构。

1999 年我国《药品不良反应监测管理办法》（试行）颁布，并于 2004 年、2011 年修订，重新颁布为《药品不良反应报告和监测管理办法》。该法规定了药品不良反应的主管部门、专业监测机构，并规定凡生产、经营、使用药品的单位均应收集本单位药品不良反应的情况，报告不良反应。在全国形成药品不良反应的监测体系。各机构职责如下：药品不良反应监测的主管部门是各级药品监督管理部门与各级卫生行政部门，负责制定规章、标准、工作方针、政策和管理制度并进行监督、组织实施，不定期通报药品不良反应监测情况、公布药品再评价结果与处理决定。药品不良反应的专业监测机构为各级、各地监测中心，它们的主要任务是收集、管理并及时上报药品不良反应，组织专家咨询、宣传、研究监测方法等。药品生产企业有责任、有义务、不间断地监测与本企业有关的药品的不良反应。对上市 5 年以内的药品按规定要报告该药品引起的所有可疑的不良反应，对上市 5 年以上的产品主要报告该药品引起的严重的、罕见的或新的不良反应。药品经营企业要随时收集本单位所经营药品的不良反应，尤其是非处方药品的不良反应，每季度向不良反应监测中心报告。医疗机构、卫生防疫防治机构、保健机构除了应及时报告可疑的药品不良反应外，还应诊治与处理由此引发的病例。国家鼓励个人报告药品不良反应。在药品不良反应报告和监测的基础上，CFDA 编辑了药品不良反应信息通报并定期公开发布，每年 CFDA 还会发布国家药品不良反应年度报告。另外，CFDA 也定期发布国际药物警戒快讯。

3. 药品不良反应的评价与处理　在收到药品不良反应的可疑报告之后，药品监督部门及国家监测中心做好以下几项工作：调查评价确定因果关系；暂停销售使用并提请医生或公众注意；根据因果分析结论做出处理决定。或者要求制药公司修改药品说明书，增加该项不良反应；或者责令停止该药的生产、销售、使用，并监督该药从市场撤出。

例如，2000 年 11 月，我国药监部门从国际药品监察合作中心收到关于含苯丙醇胺（PPA）的感冒药可能会导致出血性脑卒中的不良反应信息后，在短时间内发出在中国市场"暂停使用"该药的报告，经调查研究后，于 2001 年 6 月宣布，该类感冒药停止销售使用。2001 年德国某制药公司生产的拜斯亭（西立伐他汀片）也由于不良反应被停止在中国市场销售使用。因西布曲明会给服用者带来患心脏病和脑卒中的风险，2010 年 10 月 30 日国家食品药品监督管理部门发布通知，停止西布曲明制剂和原料药在我国的生产、销售和使用，已上市销售的药品由生产企业负责召回销毁。

六、特殊药品管理

特殊管理的药品是指麻醉药品、精神药品、医疗用毒性药品与放射性药品。麻醉药品与精神药品容易造成滥用，各国政府均对其实行了严厉的管制。医疗用毒性药品与放射性药品，由于使用的不安全性，我国政府亦将其列入特殊管理范围。新中国第一个涉及药品的规范性文件就是 1950 年中央人民政府颁布的《关于严禁鸦片烟毒的通令》。2005 年 8 月 3 日发布了中华人民共和国国务院令第 442 号《麻醉药品和精神药品管理条例》，该条例自 2005 年 11 月 1 日起施行。该条例所称麻醉药品和精神药品是指列入麻醉药品目录、精神药品目录的药品和其他物质。精神药品分为第一类精神药品和第二类精神药品。2013 年 11 月 11 日，CFDA、中华人民共和国公安部和国家卫生和计划生育委员会公布了《麻醉药品品种目录》（2013 年版）和《精神药品品种目录》（2013 年版），自 2014 年 1 月 1 日起施行。其中麻醉药品 121 种，精神药品第一类 68 种，第二类 81 种。《麻醉药品和精神药品管理条例》规定对药用原植物及麻醉药品和精神药品实行管制。除该条例另有规定的外，任何单位、个人不得进行麻醉药品药用原植物的种植，以及麻醉药品和精神药品的实验研究、生产、经营、使用、储存、运输等活动。自 2007 年 8 月开始药品监督管理部门就决定在全国范围内建设特药网络。在全国范围内实现对麻醉药品和第一类精神药品制剂及小包装原料药的生产、进货、销售、库存数量及流向实时监控，并在逐步实现对上述药品和第二类精神药品等其他特殊药品的数量和流向实时监控。CFDA 负责全国麻醉药品和精神药品的监督管理工作，并会同农业主管部门对麻醉药品药用原植物实施监督管理。公安部门负责对造成麻醉药品药用原植物、麻醉药品和精神药品流入非法渠道的行为进行查处，国务院其他有关主管部门在各自的职责范围内负责与麻醉药品和精神药品有关的监督工作。

1. 麻醉药品管理 麻醉药品（narcotic drug）是指连续使用后易产生生理依赖性，能成瘾癖的药品。这类药品具有镇痛、解痉、镇咳和局部麻醉作用，临床上常用于手术后镇痛、晚期癌症患者止痛，解除痉挛等。常用的品种有阿片制剂、吗啡制剂、可卡因、大麻、罂粟壳、人工合成麻醉药品，如哌替啶、美沙酮、二氢埃托菲等。

麻醉药品滥用后，会使人产生一种暂时的精神松弛与欣快感，同时药物作用于使用者的神经系统，使内源性活性物质受到破坏，只有不断补充该类药品，才能维持正常生理功能。这类药品成瘾后产生戒断症状，轻则失眠、流涕、打哈欠、毛发竖立，重则全身疼痛、呕吐、腹泻、脱水、晕厥，直至死亡。由于药品依赖性太强，使得用药者产生强迫用药行为，一旦毒瘾发作会丧失道德、人格，不择手段补充吸食麻醉药品，甚至铤而走险，走上犯罪道路。

麻醉药品滥用不仅危害个人生命健康，还会危害社会。麻醉药品的滥用、走私贩运不仅是一国社会问题，还是一个世界性的问题。因此早在 1909 年国际社会就在上海召开了第一次世界禁毒大会，开始对麻醉药品进行严格管理，此后又召开海牙会议、日内瓦会议；1946 年联合国麻醉药品管理机构建立；1961 年公布《1961 年麻醉药品单一公约》，至今已有 100 余个国家签约加入；1987 年确定每年的 6 月 26 日为"世界禁毒日"；1988 年公布《禁止非法贩运麻醉药品和精神药品公约》。毒品问题已成为当今世界的头等公害。据统计，毒品的蔓延已涉及全球 200 多个国家和地区，每年全球毒品交易额达 8000 亿～10 000 亿美元，而且出现吸毒人群日益年轻化的趋势。据联合国《2006 年度世界禁毒报告》提供的数据，全球约有 2 亿人在使用毒品，在 15～64 岁的人当中有 47% 的人至少非法使用过一次毒品。全球每年因滥用毒品致死的人数高达 20 万，上千万人因吸毒丧失劳动能力。

麻醉药品生产或种植的单位、生产或种植计划必须经 CFDA 批准，批发、零售经营企业也需经省以上药监部门批准许可方可经营。目前全国只批准某地一家农场按计划种植罂粟，一个省只批准一家企业批发经营罂粟壳。麻醉药品运输时必须先取得公安部门发放的运输凭证。设有病床并具备进行手术或有一定医疗技术的医疗机构，经申请批准后，取得"麻醉药品购用印签卡"，凭卡购用药品。对晚期癌症患者，为了提高这部分特殊患者的生活质量，有关部门准其办理"麻醉药品专用卡"，可以按时、按阶梯提供足够的麻醉药品，以满足其药物镇痛的需要。麻醉药品在医疗机构使用时，规定要使用专用处方，处方剂量也有一定的规定。麻醉药品处方要保存 3 年备查。以上规定如有违反，轻则行政处罚，构成犯罪的，将依法追究刑事责任。

2. 精神药品管理　精神药品（psychotropic substances）是指直接作用于中枢神经系统，使之兴奋或抑制，连续使用能产生依赖性的药品。精神药品品种多、药理作用比较广泛，分别有催眠、镇静、兴奋、镇咳、止痛、解痉、减肥等作用。根据精神药品依赖性强弱和危害人体健康的程度，我国将其分为两大类。第一类精神药品有苯丙胺、咖啡因、布桂嗪（强痛定）、复方樟脑酊等，第二类精神药品有巴比妥、地西泮、三唑仑、氨酚待因等。

精神药品的滥用也是由来已久的，联合国于 1971 年颁布了《1971 年精神药品公约》，公布了 100 余种严厉管制的品种。近年来出现了精神药品滥用的现象。一段时间以来，一些精神药品如"冰毒"、"摇头丸"、"摇头水"、减肥药在我国社会尤其在舞厅泛滥。究其滥用的原因，首先是人们对精神药品滥用的危害性认识不足，放松了对其生产、经营和使用的管理；其次是青少年的好奇心理；当然还有违法犯罪分子的诱使吸食、非法制售的犯罪行为。近年来，我国政府加大了对精神药品的管理力度。药监部门颁布了对生产"冰毒"、"摇头丸"等精神药品的主要原料麻黄碱的管理规定，加强了对药品经营企业销售精神药品的管理；并且停止生产苯丙胺与减肥药安非拉酮，基本上遏制了精神药品滥用的势头。

按法律规定，精神药品生产单位及其生产计划、经营单位及其销售计划均需药监部门批准许可后方可生产或经营；一类精神药品不得零售，只能在县以上医疗机构使用；二类精神药品可以零售，但必须凭盖有公章的处方购买；不得将精神药品销售给未成年人，情节严重者将追究刑事责任。

3. 医疗用毒性药品管理　医疗用毒性药品（poisonous substances）是指毒性剧烈、治疗剂量与中毒剂量相近，使用不当会致人中毒或死亡的药品。该类药品分为毒性中药品种和毒性西药品种。毒性中药品种有砒霜、生马钱子、生川乌、生附子、生半夏、斑蝥、洋金花、蟾酥等 28 种；毒性西药品种有阿托品、洋地黄毒苷、毛果芸香碱等 11 种。毒性中药品种的管理重点是药材的收购、炮制和配制使用。规定由指定单位收购、专用仓库保管；民间配制需由街道或乡镇人民政府开具证明；加工时需按《炮制规范》等药品标准炮制；使用配制毒性中药材时，处方若未写"生"字，当配炮制品等。毒性西药品种的管理重点放在药品生产上，比如规定毒性药品生产时需双人核对，严防混淆；剂量要准确无误；生产记录要保存 5 年备查；生产废弃物需妥善处理，不得污染环境等。毒性西药制剂的使用相对安全一些，故未作特殊要求，按一般药品管理使用。

4. 放射性药品管理　放射性药品（radiopharmaceuticals）是指用于临床诊断或者治疗的放射性核素制剂或者其标记药物，包括裂变产物、堆照制品、加速器制品、放射性核素发生器及其配套药盒、放射免疫分析药盒等。为保证放射性药品生产、经营、使用的安全性，国务院规定放射性药品的生产、经营、使用均采取许可证制度。放射性药品由医疗机构的放射科室采购使用，《放射性药品使用许可证》须经药监、公安、环保部门共同批准。

七、药品包装管理

药品包装包括直接接触药品的包装材料和容器、药品的中包装、外包装、药品标签、说明书。药品的包装材料是否适合药品质量要求，药品标签说明书是否规范、科学、明确，均会影响药品的使用是否安全、有效。因此国家法律法规对药品包装亦作了详细的规定。

1. 药品包装材料和容器管理　直接接触药品的包装材料必须符合药用的规格，经批准后方可使用，药品的中包装与外包装应保证药品在运输、储存、使用过程中的质量。中药材必须有包装才能上市销售。药品包装上必须印有或贴有标签，标签至少应注明品名、规格、生产批号等内容。目前国家于 2000 年 4 月 29 日颁布了《药品包装用材料、容器管理办法》(暂行)，2004年 7 月 20 日颁布了《直接接触药品的包装材料和容器管理办法》。

2. 药品标签与说明书管理　药品标签和说明书是载有药品信息的文本，具有向医生、护士、药师、患者介绍药品安全性、有效性信息和指导合理用药的重要作用。药品说明书是由国家食品药品监督管理总局核准，指导医生和患者选择、使用药品的重要参考，也是保障用药安全的重要依据，具有医学和法律意义的文书。2006 年 3 月 15 日国家颁布了《药品说明书和标签管理规定》，对药品标签和说明书的书写格式、书写内容均有明确的要求。例如，药品说明书应当列出全部活性成分或者组方中的全部中药药味。注射剂和非处方药还应当列出所用的全部辅料名称。药品处方中含有可能引起严重不良反应的成分或者辅料的，应当予以说明。药品说明书应当充分包含药品不良反应信息，详细注明药品不良反应。药品生产企业未根据药品上市后的安全性、有效性情况及时修改说明书或者未将药品不良反应在说明书中充分说明的，由此引起的不良后果由该生产企业承担。非处方药标签还必须印有 "请仔细阅读说明书并按说明使用或在药师指导下购买和使用" 的忠告语，标签内容不得超出其非处方药说明书的内容范围。麻醉药品、精神药品、医疗用毒性药品、放射性药品、外用药品和非处方药等国家规定有专用标识的，其说明书和标签必须印有规定的标识（图 9-3）。

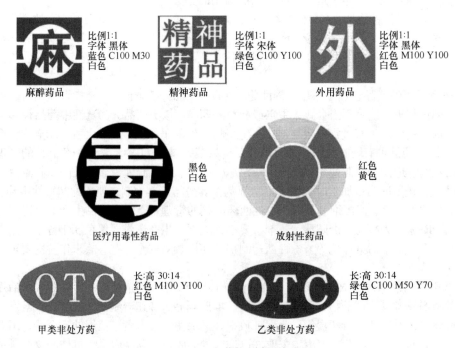

图 9-3　几类药物的专用标识

八、药品价格与广告的管理

1997年《中共中央国务院关于卫生改革与发展的决定》根据中国国情强调指出：要加强对药品价格与广告的管理。在2001年《药品管理法》修订中将药品价格与广告纳入法制的管理范围内。

1. 药品价格的管理　20世纪90年代之前我国药品一直属于国家计划商品，甚至作为一种福利品或救灾物资使用。药品的价格全部由国家定价，必要时，国家可以采取财政补贴方法生产急需的和基本的药品，因此药品价格一般与其商品价值不符。1990年以后，国家放开了一部分药品的价格，摸索按价值规律、市场规律来调节药品价格的方法。由于药品是非常特殊的商品，即使在发达国家，政府认为必要时也可以采取定价、比较定价、参考定价、利润控制、强制削价等手段对药品价格进行管制。

我国在较长一段时间内药品价格分为两种：政府定价或政府指导价和市场调节价。政府定价是指由价格主管部门制定最高销售零售价格。各药品零售单位在不突破政府最高零售价格的前提下销售药品。政府指导价是指由价格主管部门规定基准价及其浮动的范围。市场调节价是按照市场供应关系和价值规律来确定药品价格，但国家仍需对其进行管理和引导，同时国家法律规定要按照公平、合理和诚实信用、质价相符的原则确定这类药品的价格，禁止暴利和价格欺诈行为。

从1996年起14年来，全国统一药品降价有24次，但都未彻底解决药品价格问题。因此，在2015年5月4日国家发展改革委员会等7部门共同制定了《推进药品价格改革的意见》，并规定自2015年6月1日起，除麻醉药品和第一类精神药品外，取消药品政府定价，完善药品采购机制，发挥医保控费作用，药品实际交易价格主要由市场竞争形成。其中：①医保基金支付的药品，由医保部门会同有关部门拟定医保药品支付标准制定的程序、依据、方法等规则，探索建立引导药品价格合理形成的机制。②专利药品、独家生产药品，建立公开透明、多方参与的谈判机制形成价格。③医保目录外的血液制品、国家统一采购的预防免疫药品、国家免费艾滋病抗病毒治疗药品和避孕药具，通过招标采购或谈判形成价格。④麻醉药品和第一类精神药品，仍暂时实行最高出厂价格和最高零售价格管理。⑤其他药品，由生产经营者依据生产经营成本和市场供求情况，自主制定价格。

2. 药品广告的管理　药品广告发布前，其发布内容由药监部门审核批准，并发给药品广告批准文号方可发布；发布后如有违法行为，由工商行政管理部门进行处理。按《广告法》和《药品管理法》规定，药品广告内容必须真实，以药品说明书为准，不得夸大其词，不得含有虚假内容；不得含有不科学的表示功效的断言或保证；不得利用国家机关、医药科研单位、学术机构或者专家、学者、医师、患者的名义和形象作证明；非药品不得宣传为有药品功效。《药品管理法》规定，处方药不得在大众媒介发布广告或以其他方式进行以公众为对象的广告宣传，只能在批准的医药专业刊物上向医药专业人员宣传介绍药品。2007年4月5日国家发布了《药品广告审查办法》和《药品广告审查发布标准》并于2007年5月1日执行。

九、药品的知识产权保护

从药品开发的历史与发展中可见，药品的研发是一项高投入、高风险和高回报的事业，它的高回报是建立在对药品的知识产权法律保护的基础上的。各国政府和医药行业都十分重视药品的知识产权保护。我国加入WTO前后，与一些国家的政府达成了共识，签署了与贸易相关的知识产权协议。医药贸易、医药经济技术合作、药品进出口、技术引进都不可避免地涉及知识产权问题，药品的知识产权保护已成为药事管理的重要内容。

1. 知识产权保护的基本概念 知识产权（intellectual property rights）是指包括著作权、专利权、商标权、发明权、发现权、商业秘密、商号、地理标记等科学技术成果权在内的一类民事权利的统称。知识产权是一种财产权，是一种无形资产，它与动产、不动产构成人类财产的三大形态。知识产权是一种智力成果，具有专有性、地域性、时间性和无形性四大特征。

20 世纪科学技术发展日新月异，当技术发明创造作为商品进入市场后，如果智力成果没有一定的利润回报，研发者的积极性、可持续发展性必将受到影响，保护知识产权的重要性日显重要。我国自改革开放以来逐渐建立起一整套知识产权保护的法律制度。1980 年，我国正式加入世界知识产权组织；1982 年颁布《中华人民共和国商标法》，并于 1993 年修订；1984 年颁布《中华人民共和国专利法》并于 1992 年、2000 年、2008 年做出重大修订，现行《中华人民共和国专利法》由第十一届全国人民代表大会常务委员会于 2008 年 12 月 27 日通过并公布，自 2009 年 10 月 1 日起施行；1987 年颁布《中华人民共和国著作权法》，1993 年颁布《中华人民共和国反不正当竞争法》；1997 年修订《中华人民共和国刑法》，在第三章专门增加了"侵犯知识产权罪"一节。2001 年中国加入 WTO，中国政府与多国政府签署了与贸易相关的知识产权协议，药品的知识产权管理已经摆到一个重要的位置。医药知识产权的保护除了适用上述各类国家法律外。国务院还颁布了一些行政法规，以加强药品知识产权的保护，如 1993 年 1 月 1 日起施行了《药品行政保护条例》及《中药品种保护条例》。药品知识产权保护的意义非常重大，它保护和鼓励了药品的创新和开发，推动了我国制药产业的战略性转变，促进了药学科学的技术进步，扩大了药品国际贸易和技术交流。

2. 与药品相关的知识产权 药品知识产权智力成果形式呈多样化特点，具体有五大类别。第一类为新药，包括新的物质、新生产技术、新的生产工艺、新的处方、动植物、微生物和矿物新的药用品种及其新的生产方法等。第二类为注册商标，包括药品商标、药品商品名、地道药材的产地名称。第三类为管理信息，包括医药企业的计算机软件、GLP、GMP 管理系统软件等。第四类为著作权，如药学书籍、药学年鉴等。第五类为产品信息，医药企业的商业秘密包括药品说明书、未公开披露的有关产品研发、市场营销、技术转让、投资等信息。

3. 药品的专利保护 按《中华人民共和国专利法》规定，专利共分为 3 种形式：发明、实用新型、外观设计。发明和实用新型专利必须具有新颖性、创造性和实用性，外观设计应与公开发表使用的外观设计不相同或不相近。对发明专利，保护期为 20 年，采用延迟审查制度，发明专利申请后，授予专利前要进行实质性审查，无异议后方可授权，我国目前专利从申请到授权平均需要 5 年左右。对实用新型和外观设计专利保护期为 10 年，采用形式审查制度（又称为登记制度），即只要专利行政部门经过初步审查，认为该申请手续完备且符合法律规定的形式，就授予专利权。发明是指对产品、方法或其改进所提出的前所未有的技术方案，包括产品发明和方法发明。医药产品的发明专利亦分为产品发明和方法发明两类。产品发明是指新化合物，如活性成分、非活性成分、药用辅料、中间体、代谢物、药物前体、已知化合物新的医药用途、药剂组合物等。方法发明是指药物生产工艺、工作方法和用途发明。但专利法规定对下列各项不授予专利：科学发现；智力活动的规则和方法；疾病的诊断和治疗方法；动物和植物品种；用原子核交换方法获得的物质。实用新型专利在医药产品中多见于医疗器械产品、新的给药容器及容器新形状、新结构、开关技巧等。外观设计专利适用于药品包装容器、包装盒等。

4. 药品的行政保护 药品行政保护包括中药品种保护和涉外药品行政保护。《中药品种保护条例》的主要目的是加强对中医药企业的知识产权保护，维持其合法权益，给予研制创新中药制剂的企业以适当的经济回报，同时有利于提高中药品种质量，提高中药企业的可持续发展能力，最终促进我国中药事业的发展。该项保护法规颁布实施十几年来，取得了较大成效。受保护的中药品种可分别享受 30 年、20 年、10 年、7 年不等的保护期限，可以独占市场。获得中药保护品种证书的品种在保护期内不允许其他厂家仿制。《药品行政保护条例》颁布于 1993 年，是涉外药品行政保护法规，实际上是对 1993 年前我国专利法修订前不保护药品产品发明专利的一种补充。

5. 药品的商标保护　《中华人民共和国商标法》规定了人用药品必须使用注册商标。商标是识别商品与服务的标记，是指商品的生产者（包括制造、加工、拣选）和经营者在商品或商品的包装、容器上使用显著特征，用以区别自己的商品与他人生产经营的同类商品的标记。药品的商品名与商标属于同一性质的知识产权。商标注册的行政主管部门为国家商标局，商标采用注册登记、在先申请原则。商标注册后，权利人享有独占权、禁止权、转让权、许可使用权。商标权保护期为10年，期满前可申请续注册，效期仍为10年，可持续申请续注册。商标法规定，国家和国际组织的名称、旗帜、国徽、军旗等禁止作为商标注册；商品的通用名称、表示质量、功效、特点的图形文字、县以上行政区划地名或公众知晓的外国地名不得作为商标注册。

第三节　药事管理学的分支学科

药事管理学科的应用性很强，由于各个时期、各国各地区药学事业及其管理的差异，在药学学士学位教育中开设的药事管理学科课程有所不同，构成了药事管理的分支学科。目前国内外药学院开设课程名称很多，按其基本内容性质，概括为以下几类。

一、药事法规类

国内外药学院校普遍开设了药事法规课程。该课程的基本内容主要包括本国的法律体系机构、药品管理法、药师法、控制物品管制国际公约及本国法规、医疗卫生有关法规，以及药师职业道德规范。国内外均将药事法规作为执业药师必须掌握的知识，是执业药师必考的药事管理科目中的重要内容。

二、管 理 学 类

管理学（management）课程是指运用管理学基本理论知识和方法，研究其药房、制药公司等管理过程活动的规律。目前，国内外药学院校开设的管理类课程主要有以下几种。

1. 药房管理学（pharmacy management）　包括"社会药房管理学"和"医院（医疗机构）药房管理学"。在美国这门课程的名称多种多样，从主要选用教材《药房管理的原理和方法》《医疗机构药学实践手册》、《医院药房》来看，是对药房提供药品、药学服务、药品信息服务的各项业务活动中，管理职能（计划、组织、人事、领导、控制）的分析研究。

2. 医药企业管理　中国部分药学院校开设了医药企业管理专业，1999年合并入工商管理专业。开设有"医药生产企业管理""药品生产质量管理""医药商业企业管理"等课程。

3. 药事组织　前苏联及东欧国家的药学院，普遍开设了药事组织课程，内容侧重于药事机构单位的行政管理。

4. 药品质量管理（pharmaceutical quality management）　日本和中国的部分药学院校开设有此课程。

三、经 济 学 类

由于药品的商品属性，早期药事管理学源于商业药学。以后开设的药房会计学、药物市场学、药物经济学、医药贸易及国际医药贸易等课程，均属经济学类课程。其主要研究药品、药事的经济活动，基本属微观经济学范畴。

近几年来，随着药物及其他治疗手段的发展，医疗费用逐年增长，有限的卫生资源已难以满足人们日益增长的卫生需求，如何有效分配和利用有限的卫生资源，以获得最大的经济效益；特别是如何在众多的治疗药物和治疗手段中选择疗效好、治疗成本低的药物或治疗手段是所有国家、组织、医疗单位、家庭及个人面临的问题，一个能协助这些决策过程，使有限的卫生资源达到合理利用的学科——"药物经济学"应运而生。"药物经济学"可指导使用者运用现代经济学的研究手段，结合流行病、决策学、生物统计学等多学科研究成果，全方位地分析不同药物治疗方案与其他方案（如手术治疗），以及不同医疗或社会服务项目（如社会养老与家庭照顾等）的成本、效益或效果及效用，评其经济学价值，从而为医疗保健体系的所有参与者：政府管理部门、医疗提供单位、医疗保险公司、医生及患者提供决策的依据。因此，"药物经济学"已经成为国内外药事管理学教学和学习中的重要分支学科。因此，本章对其重点介绍。

1. 药物经济学的研究方法　药物经济学研究的方法主要通过4种方法开展研究：最小成本分析（cost-minimization analysis，CMA）、成本-效果分析（cost-effect analysis，CEA）、成本-效用分析（cost-utility analysis，CUA）及成本-效益分析（cost-benefit analysis，CBA）。

最小成本分析是在临床效果完全相同的情况下，比较何种药物治疗（包括其他医疗干预方案）的成本最小。它首先必须证明两个或多个药物治疗方案所得结果无显著性差异，然后通过分析找出成本最小者。由于它要求药物的临床治疗效果，包括疗效、不良反应、持续时间完全相同，应用范围较局限。

成本-效果分析是较为完备的综合经济评价形式之一，比较健康效果差别和成本差别，其结果以单位健康效果增加所需成本值（即成本/效果的比值）表示。其特点是治疗结果不用货币单位来表示，而采用临床指标，如抢救患者数、延长的生命年、治愈率等。成本-效果分析的比值通常采用两种表示方法：①成本与效果比值法：成本与效果比值，即每产生一个效果所需的成本。②边际成本与边际效果比值法：是指如果给予一额外成本，是否能产生额外效果呢？成本-效果分析虽然受到其效果单位的限制，不能进行不同临床效果之间的比较，但其结果易于为临床医务人员和公众接受，是药物经济学的常用手段。

成本-效用分析是成本效果的发展，与成本-效果分析有许多相似之处。从某种程度上讲，两者均用货币来衡量成本，并且测量结果也都采用临床指标作为最终结果的衡量参数，所不同的是成本-效果分析为一种单纯的生物指标（如延长寿命时间、增加体重量等）。相反，成本-效用分析中的结果却与质量密切相关，注意到患者对生活质量的要求，采用效用函数变化（常用单位是生命质量调整年（quality adjusted life years，QALY）同时测量了健康产出的数量和质量，是当前国际药物经济学界应用最广泛的一种研究方法。

成本-效益分析与成本-效果分析所不同的是结果以货币形式表现出来，也就是说成本-效益分析是一种成本和结果均以货币单位测量的经济学分析方法。它不仅具有直观易懂的优点，还具有普遍性——既可以比较不同药物对同一疾病的治疗效益，还可以进行不同疾病的比较，治疗措施间的比较，甚至疾病治疗与其他公共投资项目（如公共教育投资）的比较，适用于全面的卫生及公共投资决策。然而，许多中、短期临床效果变化（例如患病率、死亡率、残疾状态）难以用货币单位衡量，有关长期效果的数据资料很少或者很不全面，而且经济学家以外的临床医疗人员和公众很难接受以货币单位衡量的生命、健康的货币价值。所以，成本-效益分析在药物经济学研究上的应用少于成本-效果分析。

2. 药物经济学在新药开发中的作用　在新药开发过程中，一般应在临床试验阶段就开始药物经济学评价，以便新药或新制剂被批准上市前得到有关的经济学情报。在Ⅰ期临床试验阶段的同时进行疾病治疗的成本评价，一方面有助于决定药物研究是否继续，另一方面也为下一步的经济学评价积累资料。Ⅱ期临床试验阶段开始在小样本患者中研究药物作用，这时可以开始或继续进行疾病治疗的成本评价，也可开展药物对患者生活质量影响的初步研究。Ⅲ期临床试验样本数扩大，并且已取得了一定的原始资料，是设计和实施药物经济学的有利时机，结合前瞻性临床试验进行药物经济学，可以比较新药与其他同类药物或治疗方法在经济学方面的优劣，预测新药的市场前景。在药物上市后（即Ⅳ期临床）阶段，可以计划和实施系统的回顾性和前瞻性药物经济学，在实际用药人群中借用流行病学的方法，收集资料，分析评价。药物上市后的经济评价没有临床研究的种种局限性，容易反映真实的情况，研究结果带有普遍意义。

通过上述过程中的药物经济学评价，将经济学原理应用到药学研究中，赋予了药物开发以新的涵义，扩大了药物开发范围。药物开发不单指研制具有新的治疗效果或较低毒副作用的新药，还可以发现有药物资源的利用率，降低治疗成本，提供治疗的成本-效益比值等方面寻找药物开发的方向。通过药物经济学研究，可以为这种广义的药物开发提示新的思路。

3. 药物经济学在药品费用控制中的作用　药品费用是指提供人们预防保健和防治疾病所需药物资源的总费用，是每个患者所需药物资惊的费用之和。药品费用近年来的急剧上涨已成为一个全球性的问题。我国药品费用占卫生费用的比例高达 50% 左右，占国民生产总值的比例在 1.9 左右。从医院业务收入的构成分析，市级医院药品收入占到 50% 以上，区、县级以下医院药品收入所占比例则更高。造成药品费用急剧增长的原因很多，但归纳起来不外乎两个方面：一是合理因素，如人口增加和老龄化、疾病谱改变、慢性病增加、居民保健意识增加、药品成本提高、生物制品和进口药品在临床的大量应用；二是不合理因素，如药品价格管理存在漏洞、医院补偿机制不完善以药养医，用药管理松懈、现行的公费医保医疗制度存在着弊端和不合理用药。控制药品费用的急剧上涨特别是不合理上涨已成为各国关注的焦点。

药物经济学研究通过对成本和相应的效益两方面进行测量和对比，选出最佳治疗方案。它主要用来帮助解决以下问题：①哪些药物应包括在医院处方手册中？②对一个特定的患者，什么是最好的药物？③对药品制造商来说开发哪个药最好？④对医院来说哪种给药系统最好？⑤对一个特定的疾病来说哪个药最好？⑥每获得一个生命质量年的成本是多少？

它在控制药品费用的增长方面的作用主要体现在：

（1）指导新药的研制生产：我国实行的是社会主义的市场经济，在市场经济中，商品的需求取决于商品的价格和质量。药品虽作为一种特殊商品，但其仍具有一般商品的特征，其需求同样取决于药品的价格和质量（效果）。药品的成本-效果（效益）越大，其需求量也越大。因此，对研制生产药品的厂商来说，必须尽可能研制生产出成本效果好的药品，从而获取所需的利润。药品生产厂商可根据药物经济学研究结果作出是否生产某种药品或在遵循药品价格制定原则的前提下适当降低药品的价格以提高药品的成本-效果。

（2）用于制定《国家基本医疗保险药品目录》：《国家基本药物目录》主要是根据临床医疗需要来考虑的，即药物的安全性和有效性，经济因素、价格因素考虑较少。该药物目录适用于全民，主要是指导和规范临床用药行为。《国家基本医疗保险药品目录》的药物遴选是以《国家基本药物目录》为基础进行的。《国家基本医疗保险药品目录》既考虑临床需要，又考虑经济等综合因素。其经济因素主要指药物的疗程价格，它没有考虑药物治疗过程中的其他费用，如检查化验费、住院费等；它也不考虑药物的成本效果比或成本-效益比，因而存在着一定的缺陷。目前国外如澳大利亚和加拿大在确定药品报销范围时，除了要求厂商提供药物的安全性和有效性数据外，还要求厂商提供该药与国内治疗同样疾病的最常用药物或以适当的非药物治疗措施作为对照比较物的药物经济学结果，国家指导委员会参考药物经济学的结果来作出是否给予报销的决定。

（3）帮助医院制订医院用药目录规范医生用药：目前我国许多省、市为了控制医疗费用的迅速上涨，开始实行"总量控制、结构调整"政策。其基本思想是提高医务人员的劳务价值，降低医院的药品收入，使药品费用的增长幅度控制在一定的范围内。这一政策的推行，对医院的药品使用提出了新的要求。它要求医院尽可能使用疗效好、价格低的药物，也即成本-效果好的药物，将成本效果好的药物纳入医院的用药目录中，以便药物费用的增长幅度控制在政策规定的范围内。药物经济学的研究结果有助于医院将那些成本-效果好的药物选进医院用药目录中。同时，医院用药目录的制定可规范医生的用药行为，阻止不合理用药。

（4）确定药物的适用范围：任何药物都不是万能的，都有一定的适用范围。对患某种疾病的某一人群有效的药物对另一人群不一定有效，其成本-效果也是低的。例如，降胆固醇药物用于治疗具有一定危险因素的高胆固醇血症患者，是公认成本效果好的治疗措施，而用于单纯高胆固醇血症的患者则成本-效果不佳。若将降胆固醇药物用于治疗许多没有危险因素的单纯高胆固醇血症患者，则不但不能降低医疗费用，相反将引起医疗费用的上涨，药物经济学研究的是特定人群特定疾病药物治疗的成本效果，因而其针对性较强，目的比较明确。

（5）帮助患者正确选择药物：随着经济的发展，人民生活水平和文化素质的提高及医疗体制的改革，患者的自我保健意识将逐步增强，医疗服务市场的特殊性也将因此有所改变，不会纯粹是医疗服务的供方市场，尤其是药品服务，越来越多的患者将会自己到医药商店选择和购买药品。因此，患者对有关药品信息的需求将会增加，尤其是药品的价格、效果和成本-效果。患者希望得到成本效果比较好的药品，药物经济学研究可满足患者这方面的需求。

四、社会和行为科学类

社会和行为科学（social and behavioral science）方面的课程是临床药学兴起后发展起来的。主要研究药学实践环境、人（药师、患者、其他医务人员）与药物治疗合理性关系的规律。其研究方面有使用药品过程中药师、医护人员、患者的心理与行为，以及交流沟通；药房在卫生保健系统中的使命、任务、活动；环境（历史、文化、社会、经济、政策和法律等）因素分析，环境因素与药物治疗合理性关系分析。

开设的课程有药学的社会与行为（social and behavioral aspects of pharmacy）、药学交流学（communication of pharmacy）、卫生保健组织（healthcare organization）、药物社会经济学（pharmaceutical socialeconomics）等，大多数课程是为药学博士（Pharm. D.）学位学生开设的。

五、研究方法学类

如生物统计学（biological statistics）等。

六、信息科学类

有关药物信息的获取、整理和评价、应用，是药房管理课程的重要内容，如医药信息情报学。

上述六大类分支学科目前在我们国家前三类为药学本科院校广为开设，后面三类目前开设的院校较少。

第四节　药事管理学前沿研究动态及发展方向

21 世纪以后，药品、药学事业和药事管理实践产生了巨大的发展变化，所取得的成就超过历史任何时期。药事管理学科的研究十分活跃，学科体系日趋完善，主要反映在以下方面。

一、从研究有形商品——药品，发展到无形商品——药学服务

20世纪时，在我国药事管理学科研究是以有形商品药品为核心展开的。现代药事管理学科研究除继续重视药品管理外，无形商品管理已备受关注，进入研究范围。无形商品又称为广义的服务商品，药学无形商品可统称为药学服务，如药物信息评价及咨询服务、药物治疗方案设计、临床药学服务、卫生保健系统评价等。随着医药卫生科技和模式的发展变化，社会生活方式的变化，药学服务范围不断扩大。将药学服务包括到药事管理学科研究领域，可以更好地为患者服务，可以应用药事管理学科的原理与方法，提高药学服务质量、效率、效果，确定药学服务的报酬，推动药学事业的发展，如现在我国在医改中推行的药事服务。

二、重视和研究合理利用药品资源

随着药物及其他治疗手段的发展，医疗费用逐年增长，有限的卫生资源已难以满足人们日益增长的卫生需求，同时社会的卫生保健经费成倍增长，政府和人民已感到难以承受。另一方面，新药研究开发的难度和投资与日俱增，以及药物滥用日益严重。为此，合理利用药品资源，合理用药，用药经济分析和生命质量研究，药物利用评价等，成为近几年药事管理学科研究热点和重要内容，药物经济学成为药事管理学的研究热点。

三、理论联系实际，研究成果付诸实践促进了药事管理标准化、法制化、科学化发展

半个世纪以来，许多药事管理的重要措施、法规、制度，都是从事药事管理活动的药师、管理人员、专家教授的研究成果。目前我国正在开展药师法的立法工作研究，其不久将来的颁布将会促进我国药师制度的建设和发展。

四、重视研究方法，科研水平不断提高

药事管理学科在很大程度上具有社会科学性质，其研究方法亦不同于药物化学、药剂学等学科，而采用社会研究方法。由于其研究对象常涉及药品，故十分重视引入自然科学研究方法中"量化"方法。自20世纪80年代以来，部分国家的高等药学教育计划增设药学软科学研究方法课程和药学文献评价模型课程，药事管理研究生课程增加数理统计学，使药学生既掌握自然科学方法在药学中应用的能力，又熟悉社会研究方法在药学中的应用。

第五节　药事管理学学习指导

药事管理学是药学专业必修课之一，是药学学科的分支学科。药事管理学运用管理学、社会学、法学、经济学等学科的方法和手段研究药品研制、生产、经营和使用中非专业技术性方面的各种问题，包括安全性、有效性、经济性及合理性等方面，从而促进药学事业的发展。因此，同学们通过药事管理学的学习，主要达到下列目的：①熟练掌握我国药事各环节管理的法律法规要求，做到在药事各环节中知法、懂法、守法和捍卫法律；②熟悉运用管理学、社会学、法学、经济学等学科的方法和手段来促进药品使用的安全、有效、经济及合理。

药事管理学的学习方法主要包括：①通过课堂，结合教材或借助于网络，学习我国药事管理体制、药物政策及法律法规，熟悉药事各环节我国药事管理法律法规的要求；②通过实践或

追踪社会的药事热点、案例，运用社会调查或案例分析，熟悉运用药事管理法律法规分析和解决药事问题；③运用药学其他技术科学的学科知识，结合药事管理学的知识，学会如何促进药品应用的安全、有效、经济及合理。

思 考 题

1. 阐述药事、药事管理、药事管理学科的概念。
2. 概述自己所知晓的药事环节。
3. 比较药事管理学与其他药学专业学科如药剂的异同。
4. 阐述药物经济学的作用。
5. 试就药事管理学的研究内容调研一个药事环节如药店、医疗机构或一则药品广告。

（徐月红）

参 考 文 献

白东鲁，2011. 陈凯先.高等药物化学. 北京：化学工业出版社，5.

毕开顺. 2015. 药学导论. 3 版. 北京：人民卫生出版社.

曹德英. 2009. 药物剂型与制剂设计. 北京：化学工业出版社.

崔福德. 2011. 药剂学. 7 版. 北京：人民卫生出版社.

崔燕宁. 2014. 药物安全与药物警戒. 北京：人民卫生出版社，1-14.

胡晋红，王卓. 2003. 临床药学，任重道远——我国临床药学的发展现状. 世界临床药物，24（2）：68-75.

胡晋红. 2010. 医院药学. 上海：第二军医大学出版社，171-226.

姜凤超. 2007. 药物设计学. 北京：化学工业出版社，1.

蒋华学. 2013. 药学导论. 北京：清华大学出版社.

蒋学华. 2007. 临床药学导论. 北京：人民卫生出版社，1-20.

蒋学华. 2013. 药学概论. 北京：清华大学出版社.

劳伦斯著. 2015. 抗体偶联药物. 高凯译. 北京：科学出版社.

雷小平，徐萍. 2010. 药物化学. 北京：高等教育出版社，3.

李焕德. 2011. 临床药学研究与学科发展. 中南药学，9（1）：1-3.

陆彬. 2005. 药物新剂型与新技术. 2 版. 北京：人民卫生出版社.

马国，张鹏，王雨铮，等. 2013. 美国 Pharm. D. 教育及其对我国临床药学教育的启示. 中国临床药学杂志，22（6）：379-384.

孟繁浩，余瑜. 2010. 药物化学. 北京：科学出版社，3.

屈建，刘高峰，朱珠，等. 2014. 我国医院药学学科的建设与发展（下）. 中国医院药学杂志，34（17）：1423-1433.

屈建. 2008. 临床药学的回顾与展望. 中国医院药学杂志，28（22）：1897-1905.

孙利华，2015. 药物经济学. 3 版. 北京：中国医药科技出版社.

唐星. 2007. 口服缓控释制剂. 北京：人民卫生出版社.

王华飞. 2010. 临床药师通过药学信息服务参与合理用药的实践和体会. 中国执业药师，7（6）：19-21.

王晓波. 2007. 药物运释系统. 北京：中国医药科技出版社.

吴春福. 2008. 药学概论. 2 版. 北京：中国医药科技出版社.

吴春福. 2015. 药学导论. 北京：中国医药科技出版社.

吴永佩. 2012. 我国临床药学建设与发展趋势（下篇）. 中国职业药师，9（11）：3-7.

西尼尔、拉多米斯基. 2005. 可注射缓释制剂. 郑俊民译. 北京：化学工业出版社.

许景峰，黄祥. 2008. 使用临床药学. 北京：人民军医出版社，11-26.

杨世民，2016. 药事管理学. 6 版. 北京：人民卫生出版社.

杨世民，余蓉. 2010. 药学概论. 北京：科学出版社.

姚文兵. 2015. 生物技术制药概论. 3 版. 北京：中国医药科技出版社.

余蓉，郭刚. 2016. 生物制药学. 北京：科学出版社.

张磊，郑明月，柳红. 2015. 多样性合成及其在药物发现中的应用.药学学报，50（4）：419-433.

张伶俐，梁毅，胡蝶. 2011. 循证药学定义和文献的系统评价. 中国循证医学杂志，11（1）：7-13.

张伟，周宏灏. 2011. 药物基因组学和个体化医学的转化研究进展. 药学学报，46（1）：1-5.

张晓乐，丁玉峰. 2012. 国家基本药物政策与基层医疗机构用药管理. 北京：人民卫生出版社，12-16.

张永文. 2011. 辨析药品注册中中药和天然药物的差异. 世界科学技术.

郑俊民. 2006. 经皮给药新剂型. 北京：人民卫生出版社.

中国药典委员会. 2015. 中国药典. 北京：中国医药科技出版社.

周建平，唐星. 2014. 工业药剂学. 北京：人民卫生出版社.

【美】菲利普. 希尔茨著. 2012. 保护公众健康，美国食品药品百年监管历程. 姚明威译. 北京：中国水利水电出版社.

ACCP. 2007. Academic pharmacy's vital statistics. www. accp. org.

ASHP . 2003. ASHP guidelines on documenting pharmaceutical care in patient medical records. Am J Hosp Phar，60：705-707.

Bertram G. Katzung，Anthony J. 2014. Trevor. Basic & Clinical Pharmacology. The McGraw-Hill Companies，Inc. Thirteenth Edition.

Brunton LL，Chabner BA，Björn C. Knollmann. 2011. Goodman & Gilman's The Pharmacological Basis of Therapeutics. The McGraw-Hill Companies，Inc. Twelfth Edition.

Camille-Georges Wermuth.The Practice of Medicinal Chemistry.

Chen Q，Zhang W，Zhang Y，et al. 2013. Identification and Quantification of Active Alkaloids in Catharanthus Roseus by Liquid Chromatography-Ion Trop Mass Spectrometry. Food Chem，139，845-852.

FDA. 2013. Table of Valid Genomic Biomarkers in the Context of Approved Drug Labels. http：//www. fda. gov/Drugs/ScienceResearch/ResearchAreas/Pharmacogenetics /ucm083378. htm.

Hu M，Yee G，Zhou NT. 2014. Development and Current Status of Clinical Pharmacy Education in China. American Journal of Pharmaceutical Education，78（8）：157.

Kaname O，Mitsuhiro W，Yoshihito O，et al. 2004. Rapid Separation of Barbiturates and Benzodiazepines by Capillary Electrochromatography with 3-（1，8-naphthalimido）propyl-modified Silyl Silica Gel. Biomed. Chromatogr，18，396-399.

Lazarou J，Pomeranz BH，Corey PN. 1998. Incidence of adverse drug reactions in hospitalized patients：a meta-analysis of prospective studies. JAMA，279（15）：1200-1205.

Li HD . 2008. Actuality an d thinking of clinical pharmacy research in China . The 8th. Asian conference on clinical pharmacy：64.

Whalen K，Finkel R，Panavelil TA. 2014. Lippincott Illustrated Reviews Pharmacology. 6th ed. Wolters Kluwer Companies，Inc.

Ye N，Qin J，Shi W，et al. 2007. Cell-based High Content Screening Using an Integrated Microfluidic Device. Lab on a Chip，7，1696-1704.

Zhang W，Zhang J，Bao T，et al. 2013. Universal Multilayer Assemblies of Graphene in Chemically Resistant Microtubes for Microextraction. Anal. Chem，85，6846-6854.

Zhang W，Zhou W，Chen Z. 2014. Graphene/Polydopamine-Modified Polytetrafluoroethylene Microtube for the Sensitive Determination of Three Active Components in Fructus Psoraleae by Online Solid-Phase Microextraction with High-Performance Liquid Chromatography. J. Sep. Sci，37，3110-3116.